U0215613

老视手术矫正

第五次浪潮

SURGICAL CORRECTION OF PRESBYOPIA

THE FIFTH WAVE

主　编　王明旭（Ming Wang）
副主编　Tracy Schroeder Swartz
　　　　Nathan Rock

主　审　瞿　佳
主　译　周激波
副主译　黄锦海　车丹阳
译　者（以汉语拼音为序）

蔡劲锋　上海爱尔眼科医院
曹伊婷　上海交通大学医学院附属第九人民医院
车丹阳　上海交通大学医学院附属第九人民医院
陈雪阳　温州医科大学附属眼视光医院
高蓉蓉　温州医科大学附属眼视光医院
黄锦海　温州医科大学附属眼视光医院
李康寯　西安爱尔眼科医院
罗　岩　北京协和医院

倪寿翔　山东省立医院
普蔼君　重庆爱尔眼科医院
王　华　湖南省人民医院
王宇晨　北京协和医院
周激波　上海交通大学医学院附属第九人民医院
周奇志　重庆爱尔眼科医院
张　泳　山东省立医院

人民卫生出版社

图书在版编目(CIP)数据

老视手术矫正:第五次浪潮/(美)王明旭
(Ming Wang)主编;周激波主译. —北京;人民卫生
出版社,2020
　　ISBN 978-7-117-29400-3

　　Ⅰ.①老… Ⅱ.①王…②周… Ⅲ.①老视-眼外科
手术 Ⅳ.①R778.1

　　中国版本图书馆 CIP 数据核字(2019)第 282584 号

人卫智网　**www.ipmph.com**	医学教育、学术、考试、健康,
	购书智慧智能综合服务平台
人卫官网　**www.pmph.com**	人卫官方资讯发布平台

版权所有,侵权必究!

图字:01-2019-5299

老视手术矫正:第五次浪潮

主　　译:周激波
出版发行:人民卫生出版社(中继线 010-59780011)
地　　址:北京市朝阳区潘家园南里 19 号
邮　　编:100021
E - mail:pmph @ pmph.com
购书热线:010-59787592　010-59787584　010-65264830
印　　刷:北京盛通印刷股份有限公司
经　　销:新华书店
开　　本:889×1194　1/16　印张:10
字　　数:324 千字
版　　次:2020 年 2 月第 1 版　2020 年 2 月第 1 版第 1 次印刷
标准书号:ISBN 978-7-117-29400-3
定　　价:138.00 元
打击盗版举报电话:010-59787491　E-mail:WQ @ pmph.com
质量问题联系电话:010-59787234　E-mail:zhiliang @ pmph.com

主　审

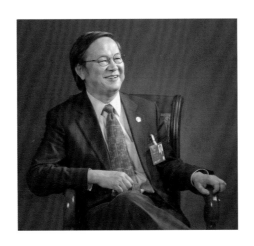

瞿佳，眼科学与眼视光学教授，主任医师，博士研究生导师。

温州医科大学附属眼视光学院院长，温州医科大学附属眼视光医院院长，北京大学医学部眼视光学院院长，国务院学位办临床医学学科评议组专家，教育部教学指导委员会眼视光医学委员会主任委员，温州医科大学原校长（2002年5月—2015年10月），浙江省首批特级专家，国家"万人计划"专家，国家级教学名师。

长期从事眼科和视觉科学医教研工作，倡导并领导建立了眼视光学学科和专业，并在全国成功推广。现任眼视光学和视觉科学国家重点实验室主任，国家眼视光工程技术研究中心主任，国家临床医学研究中心（眼耳鼻喉疾病）主任，教育部近视防控与诊治工程研究中心主任，中国医师协会眼科医师分会眼视光学专委会主任，中华医学会眼科学分会副主委，中国老年医学学会眼科分会主任委员等。主持973项目（首席科学家）、国家自然科学基金重点项目等。发表SCI论文205篇[第一和通讯作者101篇，眼科和视觉科学影响因子最高杂志 *IOVS*（基础）和 *Ophthalmology*（临床）22篇]。获国家科学技术进步二等奖2项（均排名第一），国家级教学成果二等奖3项（排名2项第一、1项第二），中华医学科技一等奖（排名第一）。获得何梁何利奖（2018年）和谈家桢生命科学奖（2018年）。连续3年入选爱思唯尔中国高被引学者（临床医学）榜单。H因子28，多年列全国眼科第一。

主　译

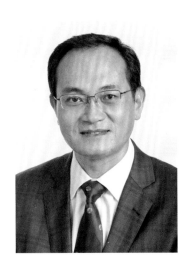

周激波,医学博士,主任医师,博士研究生导师。上海交通大学医学院附属第九人民医院眼科副主任、眼视光中心主任。

中华医学会眼科学分会眼视光学组委员,中国医师协会眼科医师分会眼视光专业委员会委员,上海市医学会眼科专科分会视光和屈光手术学组副组长,中国医药教育协会医疗器械管理眼科分会副主任委员,中国医师协会眼科医师分会摄影书画分委会委员。美国约翰霍普金斯大学 Wilmer 眼科研究所、美国哥伦比亚大学附属 Weill Cornell 医院访问学者。

临床专业工作重点为角膜和晶体屈光手术。迄今在国内外专业期刊发表学术论文 60 余篇,其中 SCI 论文 25 篇;参编专业教材 5 部;主译专著 1 部。曾获省级卫生新技术引进成果一等奖、厅局级科技成果二等奖各 1 次;获国家自然科学基金等多项科研基金资助。

主 编

王明旭（Ming Wang），医学博士，激光物理学博士，美国爱尔公司 CEO，Wang Vision 白内障 & LASIK 中心/美国爱尔眼科中心主任，梅哈里医学院临床教授。

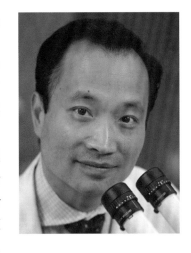

王明旭教授在马里兰大学获激光光谱学博士学位，后毕业于美国哈佛医学院和麻省理工学院，以优异的成绩获得医学博士学位；在 Wills 眼科医院完成了他的住院医师经历，并在 Bascom Palmer 眼科研究所完成角膜和屈光手术专科培训。

王明旭教授曾任美国食品药品管理局（FDA）眼科设备专家组的前任专家成员和范德堡大学激光视觉中心的创始主任，于世界知名期刊 *Nature* 杂志发表论文。编写著作有：《角膜营养不良和变性：分子遗传学方法》（*Corneal Dystrophy and Degeneration—A Molecular Genetic Approach*）、《波前时代角膜地形图的临床应用》（*Corneal Topography in the Wavefront Era—A Guide for Clinical Application*）、《不规则散光诊断与治疗》（*Irregular Astigmatism—Diagnosis and Treatment*）、《圆锥角膜与角膜膨隆——预防、诊断和处理》（*Keratoconus and Keratoectasia—Prevention，Diagnosis and Treatment*）、《波前时代角膜地形图的临床应用（第 2 版）》（*Corneal Topography—A Guide for Clinical Application in the Wavefront Era，Second Edition*）、《角膜地形图图谱及临床应用指南》（*Atlas and Clinical Reference Guide for Corneal Topography*）、《屈光性晶状体置换术：老视手术矫正》（*Refractive Lens Exchange—A Surgical Treatment for Presbyopia*），以及《老视手术矫正：第五次浪潮》（*Surgical Correction of Presbyopia：The Fifth Wave*）。发表论文 120 多篇，参与编写著作多部。

王明旭教授因其在用以恢复视力的新生物技术上的发明而拥有多项美国专利，包括羊膜接触镜、用于检测眼部畸变的自适应红外视网膜设备，以及用于虚拟临床试验的数字眼库。羊膜接触镜的发明已被全世界 10 000 多名医生用于治疗眼表疾病，以恢复患者视力。王教授是美国 FDA 临床试验——采用巩膜间隔手术治疗年龄相关的近视力丧失（老视），以及紫外线联合治疗圆锥角膜的研究员。王教授向中国介绍了飞秒激光技术，于 2005 年进行了中国首例无刀片全激光 LASIK 手术。他还进行了世界上首例飞秒激光辅助人工角膜植入术（Alphacor），并在美国首次使用新型 Intacs 治疗进展期圆锥角膜。

王明旭教授曾荣获美国眼科学会荣誉奖、美国华裔医师协会终身成就奖、Kiwanis Nashvillian 年度奖，以及特里夫卡拿撒勒大学荣誉博士学位。

王明旭教授是美国爱尔公司的首席执行官。美国爱尔公司是爱尔眼科医院集团在美国的拓展。爱尔眼科医院集团是世界上最大的眼科医院集团，在全球五大洲中的三个洲拥有 300 多个医疗机构，为全球超过 20 亿人提供眼科医疗服务。王明旭教授也是美国田纳西州中国商会的创始会长，田纳西州移民和少数民族团体的联合创始人。

在美国，王教授率先引入了许多先进技术，包括 SMILE、无刀片全激光 LASIK、KAMRA、Raindrop、激光屈光性晶状体置换术来治疗老视，激光白内障手术、Intacs 和交联术治疗圆锥角膜，以及羊膜接触镜治疗眼表疾病。他完成了 55 000 多例手术（包括 4 000 多位医生），同时运营着 LASIK 术后和白内障手术后并发症的国际化转诊中心。他成立的王氏复明基金会作为 501c（3）非营利性慈善机构，已帮助来自美国 40 多个州和全球 55 个国家的患者免费进行了复明手术。

副 主 编

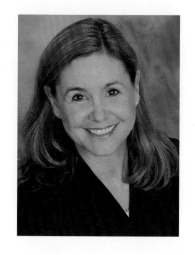

Tracy Schroeder Swartz,OD,MS,目前是美国亚拉巴马州 Madison 和 Huntsville 市从事眼前节疾病研究的视光师。Swartz 博士来自威斯康星州,在印第安纳大学完成本科学业。在视光学院学习期间,她担任生物学系的助理讲师,并对儿科和斜视产生兴趣。在完成博士学位后,Swartz 博士又攻读了生理光学硕士学位,专攻儿科领域。Swartz 博士在印第安纳大学视光学院担任教职 4 年,于 1996 年获得美国视光学会印第安纳分会 Gordon Heath 奖学金。

在完成硕士学位后,Swartz 博士开始专门从事屈光和角膜手术,并获得了美国视光学会奖学金。之后,她加入 Wang Vision 白内障 & LASIK 中心,担任临床操作主任、视光学住院医师计划的住院主任以及印第安纳大学视光学院的兼职教师。她与王明旭教授共同编写了两本著作:《波前时代角膜地形图的临床应用》和《不规则散光诊断与治疗》,并参与编写了许多关于屈光手术、角膜地形图、像差测量和前段疾病的书籍。2003—2008 年,她曾担任"今日白内障和屈光手术"文献综述专栏的联合编辑。

Swartz 博士于 2008 年成为 Vision America 的中心主任。她编写了《圆锥角膜与角膜膨隆——预防、诊断和处理》《角膜手册》和《波前时代角膜地形图的临床应用(第 2 版)》。她于 2013 年加入 Madison 眼科医疗中心,并于 2015 年加入激光眼科中心。她是角膜、白内障和屈光技术视光学委员会的成员,并担任该组织的教育主席。她目前为 *Optometry Times* 和 ODsonFacebook. com 撰写博客。

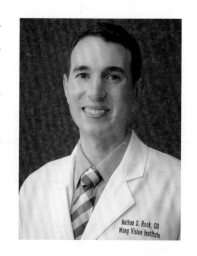

Nathan Rock,OD,FAAO,目前是田纳西州 Nashville 市从事屈光和白内障手术、前段疾病研究的视光师。Rock 博士来自密歇根州,并在奥克兰大学完成本科学业。在视光学院,Rock 博士参加了尼加拉瓜、危地马拉、洪都拉斯,以及美国田纳西州和肯塔基州农村的眼科医疗志愿者服务。他获得了杰出临床医师奖,并从南方视光学院光荣毕业。Rock 博士在波特兰退伍军人事务医疗中心完成了为期 1 年的全科住院医师计划,专攻眼部疾病,并从太平洋大学获得证书。Rock 博士于 2014 年加入 Wang Vision 白内障 & LASIK 中心。他于 2015 年入选为美国视光学会会员。

（曹伊婷　周激波　译）

8

编 者 名 录

Amar Agarwal, MS, FRCS, FRCOphth (Chapter 5)
Chairman
Dr. Agarwal's Group of Eye Hospitals
Chennai, India

Jay Bansal, MD (Chapter 9)
Medical Director
LaserVue Eye Center
Santa Rosa, California

Y. Ralph Chu, MD (Chapters 7 and 13)
Founder and Medical Director
Chu Vision Institute
Bloomington, Minnesota

Paul J. Dougherty, MD (Chapter 1)
Clinical Instructor of Ophthalmology
UCLA Stein Eye Institute
Los Angeles, California

Michael Duplessie, MD (Chapter 3)
Los Angeles, California

Michael Endl, MD (Chapter 5)
Partner, Fichte Endl & Elmer Eyecare
Amherst, New York
Medical Director
Ambulatory Surgery Center of Niagara
Niagara Falls, New York

David I. Geffen, OD, FAAO (Chapters 1 and 6)
Gordon Schanzlin New Vision Institute
La Jolla, California

Arun C. Gulani, MD, MS (Chapter 12)
Founding Director and Chief Surgeon
Gulani Vision Institute
Jacksonville, Florida

Brad Hall, PhD (Chapter 14)
Ace Vision Group
Silver Lake, Ohio

Jessica Heckman, OD (Chapters 7 and 13)
Vice President of Clinical Affairs
Chu Vision Institute
Bloomington, Minnesota

AnnMarie Hipsley, PhD, DPT (Chapter 14)
Ace Vision Group
Silver Lake, Ohio

Soosan Jacob, MS, FRCS, DNB (Chapter 5)
Director and Chief
Dr. Agarwal's Refractive and Cornea Foundation
Senior Consultant
Cataract and Glaucoma Services
Dr. Agarwal's Group of Eye Hospitals
Chennai, India

Li Jiang, MD (Chapter 15)
Assistant to CEO of Aier-USA
Wang Vision Cataract & LASIK Center—An Aier-USA
Eye Clinic
Nashville, Tennessee

Robert M. Kershner, MD, MS, FACS (Chapter 11)
Eye Physician and Surgeon
Refractive and Cataract Surgery
President and CEO
Eye Laser Consulting
Professor and Chairman
Department of Ophthalmic Medical Technology
State College
Bioscienece Technology Complex
Palm Beach Gardens, Florida

Terry Kim, MD (Chapter 2)
Professor of Ophthalmology
Duke University School of Medicine
Chief, Cornea and External Disease Division
Director, Refractive Surgery Service
Duke University Eye Center
Durham, North Carolina

David H. K. Ma, MD, PhD (Chapter 14)
Department of Ophthalmology
Center for Tissue Engineering
Chang Gung Memorial Hospital
Department of Chinese Medicine
Chang Gung University
Taoyuan City, Taiwan

Shareef Mahdavi, BA (Chapter 15)
President
SM2 Strategic
Pleasanton, California

Lisa Martén, MD, MPH (Chapter 1)
Medical Director
South Texas Eye Institute
San Antonio, Texas

Kristin Neatrour, MD (Chapter 8)
Medical University of South Carolina
Charleston, South Carolina

Samuel Passi, MD (Chapter 2)
Department of Ophthalmology
Duke University School of Medicine
Durham, North Carolina

Jay S. Pepose, MD, PhD (Chapter 4)
Medical Director
Pepose Vision Institute
Professor of Clinical Ophthalmology
Washington University School of Medicine
St. Louis, Missouri

Mujtaba A. Qazi, MD (Chapter 4)
Director, Clinical Studies
Pepose Vision Institute
Chesterfield, Missouri

Karolinne M. Rocha, MD, PhD (Chapter 14)
Director, Cornea and Refractive Surgery
Storm Eye Institute
Medical University of South Carolina
Charleston, South Carolina

Amanda J. Setto, OD (Chapter 1)
Clinical Research Optometrist
Dougherty Laser Vision
Westlake Village, California

Lisa Sitterson, MD (Chapter 8)
Cornea and Refractive Surgery Fellow
Tufts University/Ophthalmic Consultants of Boston
Boston, Massachusetts

Barrie Soloway, MD (Chapter 13)
New York Eye and Ear Infirmary
New York, New York

Atalie C. Thompson, MD, MPH (Chapter 2)
Department of Ophthalmology
Duke University School of Medicine
Durham, North Carolina

David Varssano, MD (Chapter 10)
Director, Cornea Unit
Director, Anterior Segment
Department of Ophthalmology
Tel Aviv Sourasky Medical Center
The Sackler Faculty of Medicine
Tel Aviv University
Tel Aviv, Israel

George Waring IV, MD, FACS (Chapter 8)
Founder and Medical Director
Waring Vision Institute
Mount Pleasant, South Carolina

Monica Youcefi, OD (Chapter 1)
Los Angeles, California

序

老视几乎是每个中老年人不能回避的问题。人们崇尚年轻、追求生活便捷,老视矫治有极大的社会需求。但是,老视状态随着年龄增长不断变化,同时还伴随着晶状体透明度的变化,每个人眼睛自身的屈光状态又不同,多种因素混杂在一起,使老视在不同人、不同年龄具有不同的特点,因此,应选择不同的方法来进行老视矫治。然而,目前眼科界还没有形成具有广泛共识的老视矫正临床路径。

王明旭教授是从中国走出去的世界著名眼科专家,在角膜和晶状体屈光手术专业领域颇有建树。他组织相关领域的国际专家编写了这本老视手术著作,集中展示了当今眼科和视光专业在老视矫正方面的前沿成果——既有基于成熟的老视眼镜验配的改进技术,更有初露头角的角膜、晶状体和巩膜老视矫正手术。这些技术体现了人们对老视矫治的极大需求,也反映出眼科和视光专业人士对这种需求做出的积极尝试与努力。其中有些技术应用了当今电子和材料科技的最新发明,思路颇为奇特,让人耳目一新,体现了科学技术的进步对医学专业发展的推动,为我国的医学科研创新提供了学习榜样。

在原著面世后的极短时间内,周激波医师组织国内的眼科专家翻译了这本专著,使得国内同行能够方便地跟踪这一领域的国际前沿。我把这本书推荐给大家,期望本书的出版能推动国内相关专业的发展。

范先群

2020 年 1 月

前　言

2018年春天，在美国纳什维尔访学期间，我得知王明旭教授正在编写一本老视方面的专著，我当即请求把这本书介绍到中国。当这本书在美国正式出版后，王教授很快把书和电子文档带给我，我立即着手邀请国内同道一起参加到翻译工作中来。

当我和我的学生一起逐字逐句校对完全部译稿之后，感觉如释重负。确实，翻译这本反映当今老视手术治疗前沿技术的专著有不少困难，困难有些源自对新技术的不熟悉，有些源自语言文化的差异，所幸，我们处在一个通讯便捷的时代，我可以和大洋彼岸的王教授即时沟通，向他请教。

我努力回忆过往和王教授关于老视治疗问题的谈话，有一个词他多次提及：蓝海。现存的专业和市场可以分为红海和蓝海：红海代表现今已经存在的、已知的市场和专业空间；而蓝海则代表当今还处在萌芽状态、没有规模化的产业，是未知的市场和专业空间。我们开展专业工作，会常常感觉到竞争的压力，感到能争取的市场份额有限，那是因为身在红海，想摆脱这些困扰，就要去蓝海领域耕耘。毋庸置疑，老视就是屈光手术治疗的蓝海。

如果能健康地活着，几乎每个人都不能回避老视的问题。最简单的矫正方法是老花眼镜，但是老花眼镜无时无刻不在暗示自己和周遭：老了，哪怕你仍然拥有年轻的身姿和容颜，哪怕你内心依然燃烧着青春的激情……如此反复的心理暗示对于人无疑是一种伤害，尤其在一个追求青春和年轻的年代。老视的矫治确实具备了蓝海的特征，具有极大的市场需求而没有出现固定的模式，现在，从眼镜到角膜激光手术、从巩膜植入物到眼内人工晶状体都在蓬勃开展，以满足不同患者的需求。哪项技术将成为这个领域的主流？人们拭目以待。我个人则比较看好眼内晶状体手术未来的发展。这本专著比较全面地介绍了老视矫正领域的工作，尤其是近几年来出现的新方法，我相信本书能够助力那些有志在蓝海领域开拓的眼科医师，也会帮助大家了解老视矫正领域的过去和现在。

对于翻译过程中可能出现的错误，过去怀着忐忑之心努力避免，现在以诚恳之心期待同道们的批评指正。

周激波

2020 年 1 月

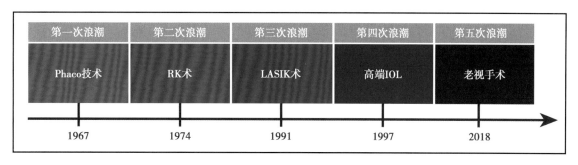

第一次浪潮	第二次浪潮	第三次浪潮	第四次浪潮	第五次浪潮
Phaco技术	RK术	LASIK术	高端IOL	老视手术
1967	1974	1991	1997	2018

原 著 序

世界上40%的人口患有老视。《老视手术矫正：第五次浪潮》一书的重点是详细介绍和讨论最近可用或正在积极进行临床研究以矫正老视的技术。老视被视为眼科界的"圣杯"或最难攻克的"最后的前沿"，我们在本书中将其称为屈光和晶状体手术的"第五次浪潮"。

我们在了解老视的机制上取得了很大进展。19世纪末和20世纪公认的调节理论是德国生理学家 Hermann von Helmholtz 的理论。他在1865年提出，调节是因为悬韧带拉动晶状体导致其中心位置变厚，产生了更大的放大倍数。Helmholtz 的朋友 Franz Cornelius Donders 在1884年出版的经典教科书《眼部调节和屈光》(*Accommodation and Refraction of the Eye*)中支持了这一理论。由于这一宣传和支持，多年来没有人对 Helmholtz 的理论提出质疑。

1924年，南非德班的眼科医生 Lindsay Johnson 博士在1924年6月的《眼科年鉴》(*Annals of Ophthalmology*)上发表文章提出了对 Helmholtz 的挑战。Johnson 提出，在调节晶状体时，由于悬韧带拉动并由玻璃体推动，晶状体在眼睛中向前移动，产生放大倍数和近焦点。

在20世纪70年代和80年代，纽约的 Jackson Coleman 博士利用精妙的实验证明了玻璃体在调节时由悬韧带向前拉动，使晶状体被向前推动。而通过不断努力，许多科学研究证实了晶状体在调节时的向前运动。

现今，我们已有针对老视的各种治疗方法。本书讨论的老视手术治疗有角膜治疗方案，包括激光治疗和角膜镶嵌；也有晶状体解决方案，包括人工晶状体；还有巩膜解决方案，如巩膜植入和消融。本书讨论了这些方案的适应证、益处、结果和风险，并密切关注其临床应用。讨论复杂病例的章节侧重于展现通过患者和手术方式的选择以及术后管理来改善患者结局。

在老视，特别是平光老视的市场营销方面，眼科医生和验光师通常很难发挥他们的影响力，因为这些患者通常不会去看眼科医生，这是一类独特的新挑战。我们将讨论针对该领域的一些创新想法。

本书将是第一部对老视所有的先进手术治疗方案进行全面审视的专著，不仅涵盖了目前可用的手术方案，还包括了正在积极进行临床研究的方法。本书的目标读者是眼科医学生、眼科医生、验光师、眼科技师和视光师。老视是最常见的屈光状态，越来越多的患者和医生在积极寻求手术解决方案。本书受众广泛，是眼科专业人员必备的桌面参考书。

王明旭,MD,PhD
美国爱尔公司 CEO
梅哈里医学院临床教授
Wang Vision 白内障 & LASIK 中心/美国爱尔眼科中心主任

Spencer P. Thornton,MD,FACS
美国白内障和屈光手术协会前任主席
田纳西大学眼科学临床教授

（曹伊婷　周激波　译）

原著前言

老视通常被视为眼科学的"圣杯"。究竟什么是圣杯？亚瑟王和他的骑士以及他们寻找圣杯的传说多不胜数。传说在圣经时代，圣杯是耶稣基督在最后的晚餐中所使用的酒杯。然而，今天通常用"圣杯"来表达人们非常渴望或追求的梦想。眼科学已从技术进步中获益匪浅，现今我们已经为许多疾病，包括近视、远视、散光和老视(在一定程度上)提供了出色的解决方案。然而，老视的普遍解决方案尚未出现，因此说，寻找最佳解决方案的过程就像寻找圣杯一样。

老视是一个重要的问题，主要因为其市场巨大。我们每个人都会发展为老视，可以说老视解决方案的市场会逐渐增长。在任一时期，地球上都有近20亿的老视患者。而对于这些老视患者来说，与以往任何时候相比，他们的视觉需求越来越接近工作环境下的视觉距离——越来越多的人在工作中需要使用电脑，在家中使用笔记本电脑，人人不离手持设备。对视近的需求从未像现在这样大，这为老视患者带来了挫败感。更具讽刺意味的是，老视患者通常需要戴着老花镜才能找到他的老花镜。只有在没有使用任何视觉辅助工具的情况下，在远、中、近距离都具有足够视野，才称得上具有功能性视野。当然，这是我们渴望和追求的，因此称之为"圣杯"。

除了会带来烦恼之外，老视也表明"你正在衰老"。在这个追求永恒的青春的年代，人们比以往更加需要尽可能久地显得更年轻。戴着一副老花镜仔细阅读菜单，可能会被划分到不太被欣赏的年龄类别中。因此，除了关键的视功能问题，还有容貌形象问题。而不依赖眼镜阅读的第三个重要原因是，保留近视力可能是避免老年痴呆症的最重要因素之一。能够在不需要眼镜的情况下视近，从而阅读报纸，使用移动设备和个人通信工具，与外部世界保持联系，都有助于保持思维活跃。如果不能看清他人脸上的表情，如果不能深入了解书籍中的世界，如果不能通过掌上设备了解社会新闻，你可能会感到同周围的世界脱离了。

老视的解决方案是多方面的，但是目前没有任何解决方案可以令人满意地治疗所有的老视。阅读眼镜和放大镜是传统的解决方案，但其导致的挫折感是众所周知的。手术选择方案众多，许多都非常成功，但成功在很大程度上取决于非常具体的患者选择。毫无疑问，选择患者的过程存在"艺术性"，而缺乏"科学性"以帮助作出决策。多焦点人工晶状体、焦深延展型人工晶状体、小光圈人工晶状体、可调节性人工晶状体、角膜植入物、角膜老视手术、巩膜植入物、激光巩膜微消融，以及滴眼剂都是目前无需阅读眼镜就能解决老视问题的武器。事实上，有这么多可能的解决方案，证实了当前没有普遍解决方案的事实，因此，为患者选择最合适的解决方案是至关重要的。最后，更多针对功能丧失的晶状体的解决方案正在出现。

我认识王明旭教授多年，他是一位受人尊敬的同事，而最近同他一起在 Kellogg 管理学院学习医疗首席执行官课程，使我有机会加深了对他的了解。可以说，他是一位深刻的思想家，也是一个非常有条理的人。在阅读本书目录时，我可以看到这本书如何组织编排，通过不同的方案，把读者从起点一路带向这个领域的未来。因为这部著作所呈现的独特思路，我认为读者在阅读或研究之后会收获很多，且能将所学的知识化为自己的一部分思维过程。

本书由王明旭任主编，Tracy Swartz 和 Nathan Rock 任副主编，编者为在各自领域内业绩突出的一流专家和学者。我坚信本书将成为老视手术治疗领域的"金标准"著作。

Arthur Cummings, MD
爱尔兰惠灵顿眼科医院

(曹伊婷　周激波　译)

致　谢

我对副主编 Tracy Schroeder Swartz 博士的辛勤工作和奉献精神,以及 Nathan Rock 博士在协助 Tracy 方面所做的工作致以衷心的感激和谢意。我也要感谢由 Tony Schiavo 领导的 SLACK Incorporated 团队。

我还要感谢 Wang Vision 白内障 & LASIK 中心/美国爱尔眼科诊所的全体工作人员:Sarah Connolly、蒋丽、Nathan Rock、David Zimmerman、Heather Brown、Jake Cox、Cameron Daniels、Suzanne Gentry、Alana Grimaud、Scott Haugen、Chloe Jenkins、纪安乐、Amanda Knight、Ana Martinez、Shannon McClung、Crystal Micillo、Skyler Nelson、Eric Nesler、Beth Nielson、Ashley Patty、Kayla Sinyard、Clare Stolberg、Leona Walthorn、Rebekah Whitehead、Haley Wilson、James Wright,以及整个中田纳西眼科手术中心(Eye Surgery Center of Middle Tennessee)团队。

我有幸在我的职业生涯中能向一些优秀的老师们学习,他们是:我的博士课题(激光光谱学)导师 John Weiner 教授;指导我以优异成绩完成医学博士课题的导师和 Nature 杂志共同作者,哈佛医学院和麻省理工学院的 George Church 教授;我的眼科住院医师导师,Wills 眼科医院的 Larry Donoso 教授和已故的 William Tasman 教授;我的角膜和屈光手术专科培训导师,Bascom Palmer 眼科研究所的 Richard Forster 教授、Scheffer Tseng 教授、Eduardo Alfonso 教授、Carol Karp 教授、William Culbertson 教授和 Lori Ventura 教授;我范德堡大学的同事,三位已故的教授——Dennis O'Day 教授、James Elliott 教授和 Donald Gass 教授;以及我在田纳西州立大学的同事 Barrett Haik 教授、Natalie Kerr 教授和 James Fleming 教授。

我也要感谢我的各位同事和国际同行们。他们是:Arun Gulani 教授、Jay Basal 教授、Ilan Cohen 教授、David Chang 教授、Ron Krueger 教授、Aleksandar Stonjavic 教授、Guiseppe D'lppolito 教授、Francis Muier 教授、Steve Klyce 教授、Marguerite McDonald 教授、Dan Durrie 教授、Jason Stahl 教授、Steve Slade 教授、George Waring III 教授、George Waring IV 教授、Terry Kim 教授、Karl Stonecipher 教授、Brian Boxer-Wachler 教授、Terrence O'Brien 教授、Jay Pepose 教授、Guy Kezirian 教授、Noel Alpins 教授、Thomas Johns 教授、Jack Holladay 教授、Richard Lindstrom 教授、Arlene Howard 教授、李力教授、陈邦教授、张咏梅教授、Chloe Chen 教授、Nikki Li 教授、龙珍教授、王丽华教授、刘宝松教授、周辉教授、王小兵教授、杜之渝教授、王勤美教授、郑历教授、David Liu 教授、蔡劲锋教授、周激波教授、David Dai 教授、刘祖国教授、曾骏文教授、周臻教授、David Fischer 教授、Heather Ebert 教授、David Dunham 教授、John Mickner 教授、Tony Ashley 教授、Tony Roberts 教授、Max Li 教授、Dave Dalton 教授和 Jan Dalton 教授、Jim Hiatt 教授和 July Hiatt 教授、Richard Nelson 教授和 Christine Nelson 教授、Mike Fair 教授、王博旸教授、Charles Grummon 教授、Jerry Moll 教授、Carlos Enrique 教授、杨辰华教授、Kenny Markanich 教授、Kip Dotson 教授、Kane Harrison 教授、John Bransford 教授。

"三人行必有我师",我很幸运多年来自己一直拥有众多的医生同伴:Shin Kang、Ilan Cohen、Uyen Tran、Walid Haddad、Mouhab Aljaheh、余克明、江洋子、林瑞安、Lav Panchal、Lisa Marten、Lance Kugler、Michael George、Meagan Celmer、杨阳、杨瑞波和蒋丽。这些年来,我从我们的验光师那里同样学到了很多知识,他们是:Helen Boerman,David Coward,Shawna Hill,Tracy Winton,Dora Sztipanovits,Kevin Jackson,Ryan Vida,Bryce Brown 和 Sarah Connolly。

最后,我要感谢我的家人一直以来对我的支持和关爱:我的妻子纪安乐,我已故的父亲王振生教授,我的母亲徐阿莲教授,我的兄弟王明宇博士,我的儿子 Dennis Wang,我的教母 June Rudolph 和我的教父 Misha Bartnovsky。

王明旭,MD,PhD

(曹伊婷　周激波　译)

目　录

第一部分

屈光和晶状体手术的历史

第一章

屈光手术的历史

Lisa Martén，MD，MPH；David I. Geffen，OD，FAAO；
Tracy Schroeder Swartz，OD，MS，FAAO，Dipl ABO；
Monica Youcefi，OD；Amanda J. Setto，OD；Paul J. Dougherty，MD

屈光手术的目的是为了提高患者的裸眼视力，减少其对框架眼镜和角膜接触镜的依赖。人类的第一次眼科手术是公元前 5 世纪在古希腊进行的白内障摘除手术[1]。白内障（"cataract"）这个词来源于希腊语，原意是水落下，暗指古人白内障过熟最后沉入玻璃体腔[1]。针拨白内障手术第一次被文献记录是公元前800 年，一位印度外科医生用弯曲的针头将晶状体推入玻璃体腔[2]，这是几个世纪以来治疗白内障的唯一手术方法。直到 1747 年，法国外科医生 Jacques Daviel（1696—1762 年）进行了第一次囊外白内障摘除[3]，当时没有细缝合线，所以术后不允许患者活动，以避免暴发性出血。术后数天内必须用沙袋固定患者头部，这导致患者死亡率增加。可卡因等局部麻醉剂的频繁使用使得手术过程更加舒适[2]。19 世纪 50 年代，为了减少近视度数，出现了晶状体切除术，这标志着屈光手术的开始。

在人工晶状体（intraocular lens，IOL）出现之前，白内障手术会导致患者处于无晶状体状态，出现严重的远视和视力受损。据记载，在第二次世界大战期间，受伤的飞行员眼睛里残留玻璃和塑料，但却没有引起眼内炎症反应，这启发了英国眼科医生 Harold Ridley 使用聚甲基丙烯酸甲酯制作 IOL 应用于白内障手术中[4]，并于 1949 年开展了首例 IOL 植入术。在其后的几年里，也有其他材料被用于制作 IOL。1966 年举行了一场关于 IOL 和眼内植入物的国际研讨会，会议后成立了眼内植入物社团，Ridley 医生是第一任主席[2]，他通过创新性的工作改变了眼科手术的未来。随着IOL 的出现，白内障手术成为屈光性手术。

"超声乳化之父"Charles D. Kelman 的发明使白内障手术出现了一个更大的跨越[5]。白内障囊外摘除术的愈合过程及住院时间较长、切口较大、有缝合线，且有出现更多并发症的风险。在其牙医使用超声清洁仪的启发下，Charles D. Kelman 发明了一种利用超声波乳化晶体核以吸除白内障的技术。超声波技术联合具有灌注和抽吸功能的手柄，通过一个更小的切口进行手术[2,3]。

A 超技术的进步实现了通过眼轴测量和光学公式来计算 IOL 屈光力，以减少术后屈光不正并提高视力。现代白内障超声乳化术、折叠式 IOL、生物测量、IOL计算公式和术中测量相结合，使白内障手术进一步发展成为理想的屈光手术。因为门诊手术的便利性、视觉效果的可预测性、简单的术后护理，以及对术后活动影响很小，白内障手术已经成为眼科所有领域中开展最普遍的手术[3]。

角膜屈光手术

随着晶状体手术的不断完善，角膜手术也在不断发展。18 世纪末，人们采用在角膜表面做水平切口来矫正散光[6]。而大概与此同时，L. J. Lans 在荷兰提出了放射状角膜切开术（radial keratotomy，RK）的基础理论。1898 年，他在一篇论文中讨论了如何利用切口减少角膜不规则。直到 20 世纪 30 年代，这一理论才得以实践，一位日本眼科医生 Tsutomo Sato 开始对空军飞行员施行手术，使用角膜切口矫正屈光不正。但是他的切口深达角膜内表面，导致角膜混浊和失代偿，而

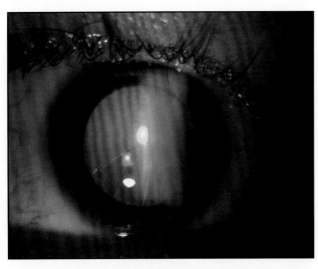

图 1-1　角膜放射状切口矫正近视

限制了其应用。20 世纪 60 年代,俄罗斯眼科学家 Slava Fyodorov 改良了手术方法,他制作的角膜前表面切口保留了透明的中央光学区,术后即刻矫正了 8.0D 的近视。20 世纪 70 年代,Leo Bores 将该手术引入美国,引起了美国眼科医师的兴趣(图 1-1)[3]。

1982 年,放射状角膜切开术的前瞻性研究报告 (prospective evaluation of radial keratotomy,PERK)发表了,这是第一次研究 RK 的安全性和有效性,以及术后角膜曲率随时间的变化。在几篇同行评议的论文发表之后,RK 被确定为一种安全的手术,但仍有一些并发症,包括视力波动、不规则散光和长期远视漂移(图 1-2)。通过不同类型的角膜切口,手术医生能够减少近视、远视和散光。20 世纪 80 和 90 年代,由于简单、易学、受众广泛,该手术越来越受欢迎。此外,在保险赔付额下降的情况下,这种现金支付的手术具有经济优势[4]。

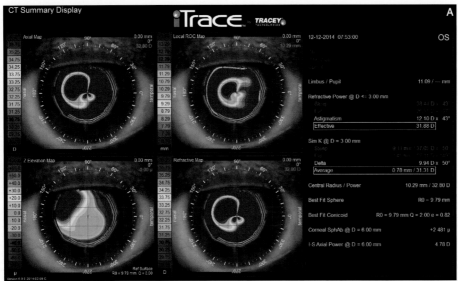

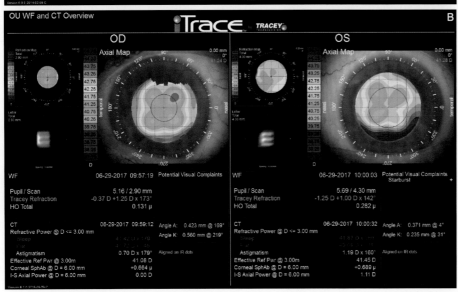

图 1-2　(A)RK 术后,角膜扁平化的中心区域通常是偏心区域。此例扁平 K 值过度扁平(右眼 26.34D),伴有严重的角膜散光 (12.10D)。还要注意屈光角膜曲率计和模拟角膜曲率计读数的差异,在不规则散光的情况下两者不同。注意局部曲率(也称为切向)地形图上的中心不规则性。高度图显示了角膜形状的变化。(B)视功能分析显示了典型花瓣状的 4 切口 RK 术,字母 E 模拟了最佳框架眼镜矫正视力丢失的情况

RK 之后,Chiron Inc 发明了自动板层角膜移植术,即使用微型角膜板层刀在角膜上制作一个深切口,以控制角膜中央变陡。术后 3 个月出现近视进展,长期的屈光状态不稳定,最佳矫正视力下降[7],其他严重并发症包括下方角膜逐渐变陡导致医源性圆锥角膜、不规则散光和角膜扩张[8]。术后严重角膜扩张的患者需要角膜移植治疗。由于效果极差,该手术已不再开展。

准分子激光出现于 20 世纪 80 年代,可以安全地应用于角膜表面。激光最初是用于制造高精度的计算机芯片。相较于 RK,这种方法的安全性和精确性使得眼科医生能够更好地精确切除角膜组织来矫正屈光不正[3]。准分子激光屈光性角膜切削术(photorefractive keratectomy,PRK)是第一种在角膜表面进行切削的屈光手术,这项技术需要去除角膜上皮,然后用准分子激光切削角膜前弹力层和基质。上皮细胞可以再生,愈合过程会造成一些不适且有产生基质瘢痕的风险,优化的方案提高了手术的预测性,视力结果超过了人们预期。到 1995 年,美国食品药品管理局(Food and Drug Administration,FDA)批准了两种准分子激光器用于 PRK 手术[10]。

为了减少手术疼痛、恢复更快,人们研制了显微角膜板层刀,可以更加精确地切入角膜前基质层,形成一个可以掀起并恢复到原位的薄角膜瓣,这种手术被称为 LASIK 手术,包括角膜瓣制作和准分子激光切削角膜前基质层以矫正屈光不正(图 1-3 和图 1-4)。该技术使得术后疼痛最小,愈合速度更快,而且术后第 1 天就能获得惊人的视力。虽然显微角膜板层刀最早用于角膜瓣的制作并沿用至今,但现代 LASIK 已经采用飞秒激光技术制作角膜瓣,这极大地减少了制瓣过程中产生的并发症[11-13]。

准分子激光技术也在不断发展,从宽束激光到裂隙扫描再到飞点扫描,然后结合波前像差引导技术。波前像差引导技术不仅能够矫正屈光不正,而且可以去除那些极大影响术后视觉质量的高阶像差。不同的个性化治疗技术,包括虹膜定位、自动验光、眼球跟踪和缩短治疗时间,使屈光性激光手术得到了改进和革新。

准分子治疗的实践也让医生知道了这些手术的局限性。对于严重近视或远视的患者,改变角膜形状以矫正这些屈光不正是有问题的。超过 -10.00D 的近视患者应该首选有晶状体眼的 IOL 植入术,高度远视患者推荐屈光性晶状体置换术。

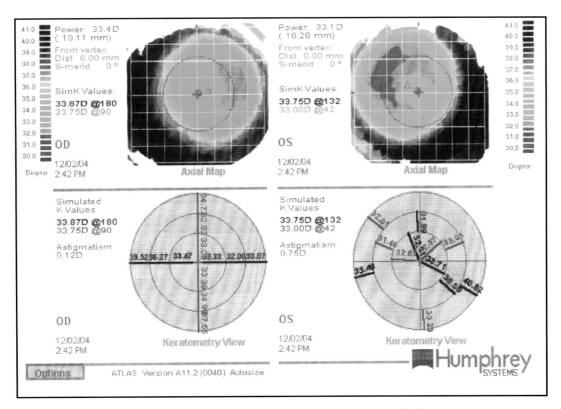

图 1-3　近视 LASIK 手术使中央角膜变平。切削量越多,角膜越平

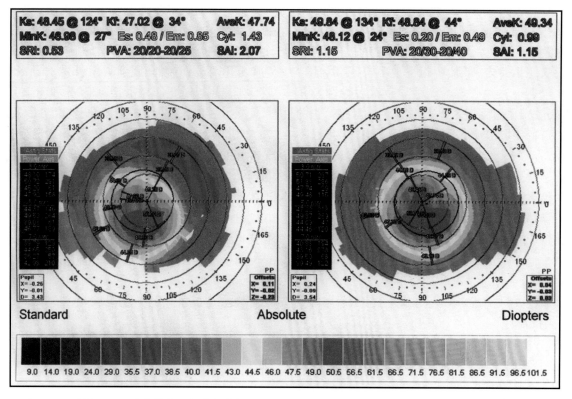

图1-4　远视 LASIK 手术使中央角膜变陡产生近视漂移。但是角膜变陡可能使最佳矫正视力下降,所以矫正量受限

老视屈光手术

首例矫正老视的屈光手术是 RK。虽然 RK 通常采用放射状切口来治疗近视,但也有尝试用六边形切口来治疗远视:在角膜周围切开 6 条环绕中央角膜的直线形成六边形,引发角膜中央变陡来矫正远视(图1-5)。该手术结果的预测性极差,长期的并发症包括明显的不规则散光和导致视力丢失的角膜扩张[14],有时需要使用硬性透气性角膜接触镜(rigid gas-permeable lenses,RGP)甚至角膜移植进行治疗。因为这些并发症,该手术已被摒弃。

LASIK 和 PRK 采用传统的单眼视来矫正老视,通常优势眼矫正成正视,非优势眼矫正成近视以聚焦近处物体。单眼视矫正老视手术的成功率在 72% ~ 92.6%[15]。单眼视有诱发屈光参差、降低双眼视力和立体视的风险[16],患者可能无法适应两眼之间的差异,这可能导致视疲劳和视力下降。老视激光手术的并发症可能包括光学和视觉畸变、效果不稳定、干眼、角膜扩张和混浊等。

传导性角膜成形术(Refractec 公司,ViewPointCK 系统)是一种用于治疗远视、远视散光和老视的手术(图1-6)。该手术在非主导眼进行,利用来自尖头细

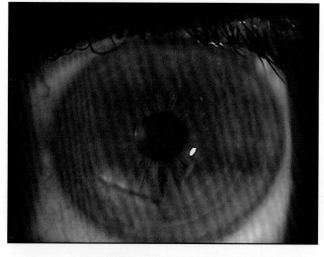

图1-5　六边形角膜切开术尝试造成角膜中央变陡,以引起近视漂移矫正远视

针的射频能量,在周边角膜基质中制作环形图案[17],射频斑点之间的胶原蛋白收缩、拉紧,导致中央角膜变陡。该手术是微创的,可以在诊室里进行,并发症包括屈光矫正量小、角膜瘢痕、几年后出现屈光回退[18]。由于随着时间的推移,效果基本消失,该手术已不再用于远视和老视的矫正,仅偶尔与角膜基质环 Intacs (Addition Technology,Inc)联合用于治疗圆锥角膜。

过去还有一种类似于传导性角膜成形术的治疗方

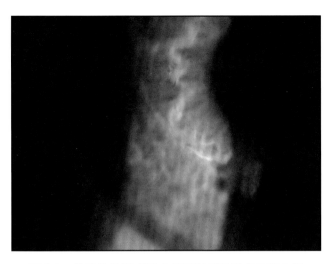

图 1-6　传导性角膜成形术使用射频波引起角膜收缩形成近视漂移。客观测量晶状体功能异常患者眼内像差以确定晶状体功能异常指数，白内障患者中该指数降低。混浊度图显示了混浊部位阻挡光线照射到视网膜，射频部分随着混浊的进展而变白

法，其是由已倒闭的 Sunrise 公司（Priavision 公司）发明的激光角膜热成形术，旨在矫正低度远视、老视和散光。超离子激光角膜热成形系统使用激光束应用于角膜塑形和收缩。手术中角膜组织没有被移动或切开，整个过程在几秒内完成，因此并发症的风险很低。手术短期有效，但随着时间的推移会导致视力下降。因为效果不稳定，该手术已不再开展[19]。

随着手术医生对准分子激光手术的满意度的提高，双眼同时手术的需求也在增加。人们尝试使用老视 LASIK/PRK 手术和多焦点治疗模式来让患者实现近距离阅读，但是多焦点往往会降低远距离视力。

人工晶状体老视矫正术

老视的白内障手术或屈光性晶状体置换术发展缓慢，因为其创伤更大。多焦点 IOL 使用同时视的方法矫正老视，人工晶状体设计要求患者能感知聚焦的图像，而忽略未聚焦的模糊图像[20]。

第一种双焦点 IOL 植入物是折射型 IOL，包括 Array 和 ReZoom（Abbott Medical Optics 公司，现为 Johnson & Johnson Vision 公司），IOL 设计具有不同折射率的同心圆区域。此后相继出现了 Restor（Alcon 公司）和 Tecnis（Abbott Medical Optics 公司）等衍射型 IOL。其原理是光线遇到障碍物时会减速并改变方向。衍射区位于 IOL 表面，当光线进入这些区域时，受到阶跃高度的影响，相应地被定向到远、中、近焦点，而阶跃高度与光线波长成比例[20]。此外，双焦点衍射型 IOL 设计

可以分为变迹和非变迹，在 Restor 变迹衍射型双焦点 IOL 中，从中心向周边衍射阶跃高度逐渐降低，随着瞳孔直径的增大，阶跃高度较小的衍射区会更多地暴露出来，进入的光线主要聚焦于远距离焦点，理论上在低亮度环境下可产生更好的远距离视力。

调节性 IOL 尝试通过睫状肌收缩使玻璃体前移来恢复调节能力，理论上会导致玻璃体前移并改变调节性 IOL 的形状以增加屈光度，从而获得良好的中距离视力，偶尔也可能获得近视力。调节性 IOL 分为单光学区和双光学区两类，单光学区设计通过 IOL 向前移动及其结构的变化来改变图像焦点。Crystalens 和 Crystalens Trulign-Toric（Bausch + Lomb 公司）是美国 FDA 批准的唯一单光学区设计的调节性 IOL。

老视的现代治疗包括 IOL 植入术、角膜基质透镜植入术和准分子激光手术，这些手术可以联合使用，后续章节将深入介绍。

（黄锦海　高蓉蓉　陈雪阳　译）

参 考 文 献

1. Ascaso FJ, Huerva V. *The history of cataract surgery*. In: Zaidi FH, ed. *Cataract Surgery*. London, United Kingdom: IntechOpen; 2013.
2. Cataract surgery across time. *Unite for Sight*. http://www.unite-forsight.org/global-health-university/cataract-surgery. Accessed October 20, 2017.
3. Refractive eye surgery history. *Air Force Center of Excellence for Medical Multimedia*. https://www.rcfractivccycsurgcry.org/Refractive-Surgery/History. Accessed January 12, 2018.
4. Takhchidi KP, Agafonova VV. The history of radial keritotomy: a tribute to Svyatoslav Fyodorov. In: Goes FJ, ed. *The Eye in History*. New Delhi, India: Jaypee Brothers Medical Publishers; 2013:423-449.
5. Linebarger EJ, Hardten DR, Shah GK, Lindstrom RL. Phacoemulsification and modern cataract surgery. *Surv Ophthalmol*. 1999;44(2):123-147.
6. Bellan L. The evolution of cataract surgery: the most common eye procedure in older adults. *Geriatrics and Aging*. 2008;11(6):328-332.
7. Automated lamellar keratoplasty. *Eur J Implant Refract Surg*. 1994;6(4):232-241. doi:10.1016/s0955-3681(13)80285-7.
8. Lyle WA. Hyperopic automated lamellar keratoplasty. *Arch Ophthalmol*. 1998;116(4):425. doi:10.1001/archopht.116.4.425.
9. The history of refractive surgery. *Improve Your Vision*. http://www.improveyourvision.com/refractive-surgery-center/history_of_refractive_surgery.html. Accessed January 15, 2018.
10. FDA-approved lasers for PRK and other refractive surgeries. *US Food and Drug Administration*. https://www.fda.gov/MedicalDevices/ProductsandMedicalProcedures/SurgeryandLifeSupport/LASIK/ucm192110.htm. Updated March 12, 2018. Accessed December 12, 2017.
11. Chen S, Feng Y, Stojanovic A, Jankov MR II, Wang Q. IntraLase femtosecond laser vs mechanical microkeratomes in LASIK for myopia: a systematic review and meta-analysis. *J Refract Surg*. 2012;28(1):15-24.
12. Patel SV, Maguire LJ, McLaren JW, Hodge DO, Bourne WM. Femtosecond laser versus mechanical microkeratome for LASIK: a randomized controlled study. *Ophthalmology*. 2007;114(8):1482-1490.
13. Xia LK, Yu J, Chai GR, Wang D, Li Y. Comparison of the femtosec-

ond laser and mechanical microkeratome for flap cutting in LASIK. *Int J Ophthalmol.* 2015;8(4):784-790.

14. Murthy S, Rathi V, Mehta P. Deep anterior lamellar keratoplasty for the management of iatrogenic keratectasia occurring after hexagonal keratotomy. *Indian J Ophthalmol.* 2012;60(2):139. doi:10.4103/0301-4738.94058.

15. Fawcett SL, Herman WK, Alfieri CD, Castleberry KA, Parks MM, Birch EE. Stereoacuity and foveal fusion in adults with long-standing surgical monovision. *J AAPOS.* 2001;5(6):342-347.

16. Baumeister M, Kohnen T. Accommodation and presbyopia: part 2: surgical procedures for the correction of presbyopia. *Ophthalmologe.* 2008;105(11):1059-1073; quiz 1074.

17. Paley GL, Chuck RS, Tsai LM. Corneal-based surgical presby-opic therapies and their application in pseudophakic patients. *J Ophthalmol.* 2016;(2016):1-6. doi:10.1155/2016/5263870.

18. Hersh PS. Optics of conductive keratoplasty: implications for presbyopia management. *Trans Am Ophthalmol Soc.* 2005;103:412-456.

19. Koch DD, Kohnen T, Mcdonnell PJ, Menefee R, Berry M. Hyperopia correction by noncontact holmium: YAG laser thermal keratoplasty. *Ophthalmology.* 1997;104(11):1938-1947. doi:10.1016/s0161-6420(97)30003-7.

20. The final cut: surgical correction of presbyopia. *Review Group: Vision Care Education.* https://www.reviewofoptometry.com/ce/the-final-cut-surgical-correction-of-presbyopia. Accessed June 26, 2017.

第二章

老视及其治疗概述

Atalie C. Thompson，MD，MPH；Samuel Passi，MD；Terry Kim，MD

老视（presbyopia）是指随着年龄的增长，晶状体的调节力逐渐丧失。患者通常在接近中年时出现症状，在近距离工作时出现视物模糊、头痛、视疲劳、眯眼和眼胀等症状[1]。老视的鉴别很重要，它是中老年人容易矫正的一种视力下降，有许多经济的非手术和手术治疗方案。在发展中国家，由于眼保健水平的限制，老视普遍未被矫正[2]。在发达国家，有多种治疗供患者选择以提高中近距离视力，非手术治疗包括便宜的非处方药附加老视眼镜、处方框架眼镜（包括双焦点镜或渐变镜）、眼药水，以及多焦点或单眼视角膜接触镜[1]。

对于正视眼的老视患者，依赖老视眼镜生活可能会让他们很烦恼。医生应安抚患者，告诉他们这种视力变化是正常生命过程的一部分，并将患者转诊给视光或眼科医生寻求进一步评估和治疗。指导患者选择最佳的方式矫正其老视可能需要一些时间，需要患者和医务人员的耐心，因为过程需要反复调试。所有决定都应以患者为中心进行，目的是改善患者的视功能。

本章将介绍全球的老视流行病学、老视发生的可能生理过程，以及老视患者的非手术治疗方案。

老视的流行病学

所有中老年人都可以出现老视。老视通常在38岁左右出现，发病高峰是在42~44岁左右[3]，几乎所有患者在52岁时都会出现症状[4]。尽管老视很常见，但由于各种原因，评估老视的患病率和发病率具有很大挑战性：首先，很难评估这种慢性疾病的确切发病时间；其次，并非所有老视患者都会找眼科医生检查以确诊，在发展中国家尤其如此，这些国家中94%的未矫

正视力损伤是由于老视[2]；第三，老视的定义及其测量方法都没有标准化[5]，人口普查资料常依赖患者主观的视觉体验，几乎没有分析调查方法与临床诊断相关性的研究[6]。

但是随着预期寿命的增加，全球范围内老年人口的比例不断增加。据联合国估计，2015年全球60岁及以上的老年人口有9.01亿人，比2000年增加了48%，2050年预计将增加1倍，达到近21亿，预计老视的患病率也会随之上升[7]。

通过对多项调查数据的分析，Holden等人[2]估计2005年全球约有10.4亿老视患者，其中一半以上没有配戴眼镜或没有得到正确矫正，4.1亿人在近距离工作时有视功能障碍[2]。全球卫生研究人员应继续努力去普及费用低廉的老视非手术矫正方式，特别是老花镜，这些干预措施将会在全球范围内减轻老年人视觉障碍的负担。

老视的危险因素

除了年龄，其他几种情况也可能引起老视症状。女性的老视出现年龄通常较早，且需要的矫正镜片度数可能比男性更高[8]，可能因为女性手臂长度较男性短，而非眼球的解剖差异[9]；正常情况下，远视患者比一般人有更大的调节需求，因此可能更早地出现因老视导致的视功能障碍；职业或爱好涉及长时间近距离工作的患者，可能会在近中年时开始出现视疲劳；许多药物也存在使患者眼调节力下降的副作用，包括抗抑郁药、抗精神病药、抗痉挛药、抗组胺药、抗胆碱能药和抗焦虑药等；晶状体、睫状肌或悬韧带的外伤也可导致晶状体早期失去调节力和早期白内障的发生[1]。

调节生理学

半个多世纪以来,调节机制一直是科学探究的热点。1855 年,德国物理学家 Hermann von Helmholtz 对调节与睫状肌之间的关系的解释,成为调节的主流理论[10-12]:当人注视远处时,睫状肌松弛,睫状环内径最大,使悬韧带保持静止张力。晶状体赤道部的张力导致晶状体变平并降低其屈光力,远处物体聚焦于视网膜上;调节发生时,睫状肌收缩,睫状环内径缩小,悬韧带松弛,晶状体囊膜随悬韧带松弛而收缩,导致晶状体赤道直径减小、前后表面变凸,晶状体变得更圆,增加了眼球的屈光度,使近处物体(即调节)聚焦在视网膜上[10]。

1895 年,丹麦眼科医生 Marius Tscherning 提出了一种相反的调节理论,即睫状肌收缩会增加悬韧带的张力,推动晶体核周围的皮质,在不改变晶状体厚度的情况下重塑晶状体的形状[13]。后来 Ronald Schachar 改进了 Tscherning 的理论,他提出,在调节期间,睫状肌收缩优先增加晶状体赤道部的悬韧带张力,而非减少,晶状体赤道部被拉向巩膜,晶状体曲率增加[14]。Schachar 认为晶状体赤道部直径随着年龄的增长而持续增长,引发晶状体和睫状体间的距离减小,悬韧带越来越松弛。在他的模型中,悬韧带的松弛导致晶状体调节力下降[14-16]。

然而,最近关于人和灵长类动物调节力的研究对 Tscherning-Schachar 的调节理论提出了质疑。例如,Glasser 和 Kaufman[17] 使用超声生物显微镜(ultrasound biomicroscopy,UBM)和房角成像仪记录发现,猴子的调节过程中晶状体赤道部和睫状体都远离巩膜。随着光学相干断层扫描(optical coherence tomography,OCT)、Scheimpflug 成像和磁共振成像(magnetic resonance imaging,MRI)等更先进的技术的出现,研究人员已经能够记录调节过程中晶状体和睫状肌的体内动态变化。Baikoff 等人[18] 采用 OCT 对 19 岁白化病患者的调节过程进行观察,发现晶状体厚度增加,睫状体直径减少。Strenk 等人[18] 采用 MRI 确认睫状肌在调节过程中向内移动。在另一项研究中,OCT 显示调节过程中晶状体的直径和表面积减小,但体积保持恒定,表明晶状体不可压缩但囊袋有弹性[20]。这些发现似乎支持 von Helmholtz 的理论,即在调节期间晶状体变厚,睫状体直径收缩。

Goldberg 等人[21] 收集了生物测量、视频超声生物显微镜图像(video ultrasound biomicroscopy,UBM)和内窥镜检查的数据,以设计调节和老视的计算机动画模型(Computer-Animated Model of Accommodation and Presbyopia,CAMA 2.0),借以说明在调节和放松过程中晶状体、睫状肌和悬韧带的相互作用。在该模型中,前部悬韧带和后部悬韧带在晶状体囊袋上具有相互作用。例如,在睫状肌收缩过程中,前部悬韧带松弛并释放前囊上的张力,导致晶状体变得更圆,同时,后部悬韧带拉紧并储存能量以用于放松调节;因为后部悬韧带附着在具有弹性的 Bruch 膜和脉络膜上,在睫状肌松弛过程中反弹。在非调节过程中,前部悬韧带和后部悬韧带同时增加张力,并在相互作用中拉动晶状体[21]。

调节和老龄化

虽然老视是由于晶状体到中年失去了调节能力,但实际上在儿童早期晶状体的调节力就已开始逐渐下降,调节幅度平均每 4 年下降 1.0D,40 岁左右下降到 6.0D±2.0D,40~48 岁之间以每 4 年 1.5D 的更快速度下降,48 岁以后下降速度变慢,为平均每 4 年 0.5D[22]。

调节幅度随着时间自然下降的原因尚不完全清楚,可能是多因素的。组织病理学证据表明,随着时间的推移,睫状肌萎缩,结缔组织取代肌肉,导致最初一些人认为老视源于睫状肌减弱[23,24]。然而,这种与年龄相关的组织变化可能是老视的结果而非病因。此外,调节幅度的减少始于儿童时期,早于睫状肌发生的任何萎缩性变化[25]。通过阻抗描记术测量得知,70 岁后人睫状肌保持着相对恒定的收缩力[26]。MRI 研究也发现年龄与睫状肌收缩力之间并不存在任何关系[27]。睫状肌收缩力的长期稳定性说明睫状肌对调节力下降或老视没有很大影响。

老视更常见的原因是年龄相关性晶状体变化。在人的一生中,前晶状体上皮细胞作为祖细胞,分化为细长晶状体纤维,如同树的年轮分层包绕着晶状体的核。使用 MRI 和 Scheimpflug 成像的研究已证实,晶状体的前后径随着年龄增长而增加,成人非调节状态下的晶状体赤道部直径稳定在 9mm 左右[27,28]。随着晶状体蛋白因慢性氧化损伤,并在翻译后发生变化,晶状体变厚、变硬、变混浊,最终发展成白内障[29]。老年人的晶状体明显比年轻人硬[30]。然而,一个有趣的发现是,随着时间的变化,晶状体内部各部分变硬的程度并不同步。年轻人的晶状体,核比皮质软;大约 40 岁时,核和皮质同样硬;50 岁时晶状体核变得比皮质更硬[17,30]。

晶状体随时间变硬可能是导致其失去调节力的主

要因素,晶状体囊袋的变化也可能有一些作用。Fincham[12]首次提出晶状体囊袋有助于保持晶状体形状,取下囊袋后晶状体似乎改变了形状。后来 Von Helmholtz[10]怀疑,由于年龄增长导致的晶状体囊袋的弹性丧失,可能也是老视形成的部分原因。已发表的晶状体囊袋的生物力学特性变化似乎在一定程度上证实了这一理论。例如,Krag 等人[31]发现,年轻人的晶状体囊袋更薄、更韧、延展性更好,而老年人的晶状体囊袋更厚、更脆、延展性更小,35 岁后晶状体囊袋弹性开始显著下降。晶状体及其囊袋的变化特征可能是年龄相关性调节力下降的主要生理因素,这导致了老视的发生。

老视患者的现代视觉需求

使用数字移动设备的人越来越多,美国人每周使用数字屏幕的时间普遍超过 60 小时[32]。84%的移动设备使用者在看电视的同时使用其他电子产品[33]。根据 Citrix Workplace 的预测报告,到 2020 年,公司员工将从 6 个不同的设备访问公司网络,三分之一的员工将在家庭、现场或其他地点工作,而不再局限于传统的办公室[34]。平板电脑具有很好的便携性,它的出现改变了计算机使用环境,但可能存在人体工程学问题。平板电脑可以放置在任何角度以便阅读,但是打字时平放平板电脑对颈部和脊柱不利,完全垂直放置则对手腕不利,折中方案是在打字或使用触摸屏时,将平板电脑保持在 30°角[35]。人体工程学家建议,为笔记本电脑和平板电脑配置键盘配件,以便保持更好的身体姿势,这增加了眼睛到电脑屏幕的工作距离,并可能提升屏幕的高度。

为了使眼睛更舒适,人体工程学家建议将智能手机放在视线水平,将字体大小、屏幕分辨率、亮度和浏览器设置放大,同时保持手臂长度的阅读距离[36]。还有人建议躺下时使用固定装置将手机放在脸的上方[37]。这些建议可能有助于保持正确的姿势,但会给渐变镜的配戴带来一些问题,传统的双焦点镜片(双光镜)和渐变镜需要眼睛向下注视,使视线通过镜片底部以便阅读。带有防蓝光的电脑眼镜或"办公室眼镜"直接解决了这个问题,但患者会对配戴多副眼镜感到苦恼,更倾向于选择手术矫正。

除了引起姿势问题外,过多使用智能手机还会增加眼表疾病的发生。Nielsen 公司 2016 年的报告显示,美国人平均每天使用屏幕超过 8 小时[38]。长时间使用屏幕导致各种症状,包括眼睛干涩、眼疲劳、头痛、视物模糊和颈肩痛等[39]。使用屏幕会减少眨眼次数,

而且睁眼时眼睛处于第一眼位而不是向下看。试验表明,蓝光 LED 除了造成视网膜损伤外[40],还会增加小鼠的眼表疾病[41]。Lee 等研究表明使用 630nm、525nm 和 410nm 波长的 LED 照射小鼠,与对照组和红色波长组相比,蓝色波长组小鼠的泪膜破裂时间显著降低,角膜荧光素染色评分、角膜的白细胞介素-1β 和白细胞介素-6 含量、2′,7′-二氯荧光素二乙酸酯(dichlorof luorescin diacetate, DCF-DA)检测的活性氧含量,以及流式细胞仪检测的炎症 T 细胞均增加,由此可见,过度暴露于短波长的蓝光可以诱发角膜氧化损伤和细胞凋亡,这些病理过程可能表现为眼表炎症和干眼症加重[40]。在另一项研究中,智能手机使用的增加和户外活动的减少与小儿干眼病密切相关,减少智能手机使用后,症状得到改善[42]。

角膜接触镜是避免中老年人使用眼镜的常见视力矫正方法,但是眼表疾病的增加降低了使用角膜接触镜的舒适度。目前,老视角膜接触镜的验配较过去几年更成功,现代材料通常含有水凝胶和硅氧烷基团,被称为 SiHi 镜片。虽然这些材料透氧性更好、更疏水,比传统的水凝胶镜片更硬,但是该材料容易导致脂质沉积,湿润性更差,舒适度降低并出现眼表的机械性损伤[43]。虽然更多患者对老视角膜接触镜感兴趣,但眼表疾病限制了配戴时间,而且接触镜容易脱落[44],这也增加了人们对手术矫正老视的兴趣。

老视的非手术治疗

老视的非手术治疗包括框架眼镜、角膜接触镜和药物。选择合适的治疗方案需要仔细考虑患者的目标视力和脱镜愿望。

框架眼镜

有几种不同的矫正老视的框架眼镜。对于那些不依赖眼镜就可看远的患者,单焦点眼镜(单光镜)是首选。正视的患者可以购买相对便宜的非处方的低近附加老花镜。人们可以通过测量以米为单位的阅读距离,然后取倒数来估计眼镜度数(例如 33cm 的阅读距离选择+3.00D 镜片)。有远视或散光的屈光不正患者,配戴的老花镜度数等于在远用球镜上增加阅读距离的近附加度数;近视患者的焦点本身位于近处,所以摘下眼镜可能更容易阅读而不必配戴老花镜。

对于想只戴一副眼镜就能看清不同距离的患者而言,有几种方案可以选择(图 2-1)。传统的双光镜保

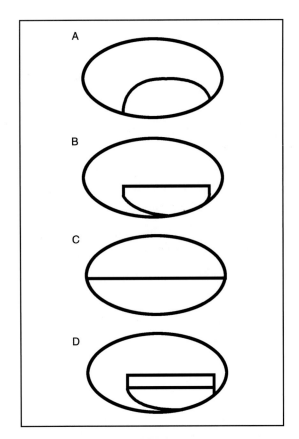

图 2-1　用于矫正老视的眼镜包括有分界的双光镜或无分界线的渐变镜。有分界双光镜包括(A)圆顶双光镜;(B)平顶双光镜;(C)一线双光镜;(D)平顶三光镜(图由 Atalie C. Thompson 医学博士绘制)

留了镜片的顶部用于看远,同时镜片下部用于看近。熔合型双光镜则将近附加片融合到镜片的凸面部分,目前一体型双光镜比熔合型更常见。不同形状的近附加片可能会在看远时引起不同程度的像跳或图像位移。像跳是由双光片顶部的棱镜效应引起的,如果双光镜的光学中心靠近近附加的底部,则像跳更严重。平顶设计和一线双光镜由于其光学中心靠近顶部可使像跳最小化。图像位移是由主片和近附加片产生的混合棱镜效应引起的,比像跳对患者的干扰更大。对于戴远视镜片的远视患者,圆顶近附加片可以减少图像位移但会加剧像跳;对于戴近视镜片的近视患者,平顶近附加片可以减少像跳和图像位移[45]。

三焦点镜片(三光镜)具有类似的近附加镜片形状,但由三个部分组成:最大的顶部用于看远,较小的中间部分用于看中距离,底部用于看近(图 2-1D)。三光镜的中间近附加度数通常是近用近附加的一半,使患者的视线聚焦在大约手臂长度的距离处[45]。

渐变多焦点镜片(progressive addition lens,PAL)具有狭窄的渐进式过渡区,过渡区在镜片的视远区和视近区之间平滑过渡,可以为患者提供连续视程的清晰视力。PAL 的一个缺点是通过镜片狭窄过渡区实现中距离视力(图 2-2),患者可能会注意到散光造成的周边视场扭曲[45]。虽然一些患者可能难以适应渐变镜,但大部分患者更喜欢这种无缝隙连接,而非有分界双光镜和三光镜[46]。在为新的老视患者验配镜片时,可能需要试用几种不同设计的镜片,才能找到一副让患者既舒适又能满足其视觉需求的镜片。

多数制作单光镜的材料也可用于制作双光镜。对于镜片屈光度超过 3.00D 的患者,优选高折射率材料。此外,独眼患者或职业、爱好涉及车间工作的患者应使用聚碳酸酯镜片以防眼外伤。

角膜接触镜

对于希望配戴角膜接触镜的老视患者,有几种方案供选择。戴接触镜矫正远视力的患者在近距离工作时可戴单光镜提高近视力。由于许多老视患者不喜欢配戴眼镜,其他选择包括单眼视、双焦点、多焦点和交替视型角膜接触镜。

单眼视角膜接触镜

增加老视患者视程的一种常用方法是:单眼视角膜接触镜,即非优势眼用角膜接触镜矫正近视力,同时优势眼用角膜接触镜矫正远视力,但给患者保留少量近视度数[47]。只要能够抑制更模糊的图像,患者就可以在一定范围内拥有清晰视力,通常双眼可以耐受1.5D 的屈光参差[48,50],且双眼视力通常与优势眼视力一致。两眼的焦深范围应该重叠,且患者在高照明时有更好的视觉功能,因为缩小的瞳孔将进一步增加其焦深。如果患者希望进一步增强其焦深、双眼视力和立体视,可以单眼或双眼配戴双焦点或多焦点角膜接触镜。为了增强和延伸单眼视的效果,一只眼睛戴单焦点角膜接触镜,以提高患者最重要范围内的视觉功能,而另一只眼睛配戴多焦点或双焦隐形眼镜。比如,如果患者希望增强近视力,那么优势眼被矫正用来看近,而给另一只眼提供多焦点或双焦点角膜接触镜;反之,如果患者希望再提高远视力,则优势眼被矫正用来看远,并且给另一只眼配戴多焦点或双焦点角膜接触镜。应用部分单眼视(即减少其中一只眼睛的近附加度数)可以改善中距离视力。改良的单眼视选用双焦点或多焦点镜片,使优势眼以远距离为中心,非优势眼以近距离为中心。虽然存在多种单眼视验配组合以增加视程,但并非所有患者都能够适应单眼视。对于近附加超过+2.50D 的患者,立体视和空

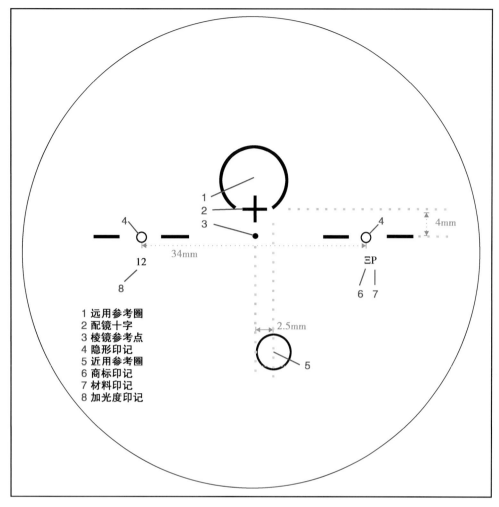

1 远用参考圈
2 配镜十字
3 棱镜参考点
4 隐形印记
5 近用参考圈
6 商标印记
7 材料印记
8 加光度印记

图 2-2　渐进多焦眼镜可以从远到近全程矫正。当视线在镜片中下移时,镜片屈光度从远距离矫正逐渐变化到近距离矫正(经美国 Essilor 许可转载)

间定向障碍的干扰尤为常见[50,51],可能增高患者跌倒的风险[52],其他负面影响包括驾驶困难[53,54]和对比敏感度降低[51]。据报道,单眼视矫正老视的成功率为60%~80%[48,49,55]。

　　双焦点和多焦点角膜接触镜有多种设计(图 2-3)。双焦点可采用同心圆、衍射环或交替视型设计。多焦点可以是衍射或折射型设计(具有多个逐步改变屈光力的同心圆),或者非球面设计[1]。大多数双焦点和多焦点镜片在设计中应用了同时视原理,但是交替视型角膜接触镜是个例外。

同时视角膜接触镜

　　同时视角膜接触镜将远用区和近用区放置在瞳孔的不同位置上形成 2 个叠加图像,聚焦的图像将在视网膜上成像,而镜片的另一部分在上方形成第 2 个离焦图像。在高对比度情况下,视力应该是最佳的。同心型同时视接触镜中心区域聚焦于近距离(中心看近)或远距离(中心看远),其周围环绕着相反焦点的环。例如,对于中心看近的双光镜,瞳孔收缩时,近处的光线聚焦在视网膜上;瞳孔扩张时,远处的图像聚焦到视网膜上,而近处图像的对比度和清晰度下降[1]。

　　通过瞳孔大小和调节的相互作用,折射型角膜接触镜可以实现不同距离的聚焦。瞳孔收缩有助于将光线聚焦在最内圈(即近用焦点),以提高近视力,反之瞳孔扩张将光线聚焦在远用焦点。衍射型角膜接触镜具有中心衍射区,其中通过折射提供远距离聚焦,通过衍射提供近距离聚焦。同时视角膜接触镜可通过调节晶状体进一步扩展焦深。非球面设计的角膜接触镜类似于渐进眼镜,通过镜片曲率的逐渐变化产生近附加的效果[1]。

　　患者在配戴同时视角膜接触镜时可能会出现一些副作用,包括球差、图像边缘阴影以及对比敏感度降低[56]。如果同心多焦点接触镜由于非对称的点扩散函数而偏心,则阴影会更严重[1]。

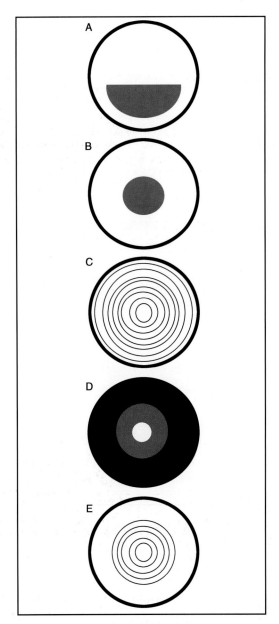

图 2-3　用于矫正老视的角膜接触镜包括(A)交替视型双焦点(B)同心两区型双焦点(C)衍射型双焦点(D)同心型多焦点和(E)衍射-折射型多焦点(该图由 Atalie C. Thompson 医学博士绘制)

交替视型双焦点角膜接触镜

交替视型双焦点角膜接触镜的设计是当患者的焦点从远到近改变时,镜片与瞳孔的相对位置也随之改变。当直视前方时,瞳孔通过镜片的远用部分来看远;向下看时,下眼睑推动镜片使镜片上移,瞳孔通过镜片下半的近用部分来看近。下眼睑推动镜片棱镜或者截断部分使镜片向上移动[47]。然而,镜片最终的活动度可能和预期不符。如果远用区和近用区同时移到瞳孔,则成像质量会降低。

尽管有各种的软性和硬性角膜接触镜可供老视患

者选择,但在中老年人中并不是特别受欢迎。一项在 38 个国家进行的国际调查发现,处方接触镜数量在年龄较人的组中急剧下降,35～44 岁之间出现第一个最大幅度下降[57]。老年人更加难以配戴角膜接触镜的原因很可能是多因素的:泪膜的数量和质量不佳、睑裂变小、眼睑肌张力降低或伴有角膜营养不良等症状[1];老年人手的灵活性下降、卫生条件差、经济条件有限等可能进一步减少接触镜的使用。无论是每天配戴还是仅在某些情况下配戴,患者都需要积极的保持角膜接触镜的卫生。有关接触镜配戴副作用的患者教育也很重要,要确保患者了解干眼症和对比度敏感下降的可能性,以及夜间配戴接触镜睡觉产生角膜溃疡的风险。

药物治疗

通过刺激睫状体收缩和瞳孔缩小,药物制剂可以缓解早期老视患者的症状或降低对镜片的依赖。然而,只有少数同行评议文章评估老视患者是否从药物治疗中获益。Abdelkader[58]进行了一项随机安慰剂对照临床试验,测试 2.25%卡巴胆碱和 0.2%溴莫尼定滴眼液对提高中年患者裸眼近视力(uncorrected near visual acuity,UNVA)的疗效,用乙酰胆碱激动剂诱导瞳孔缩小和调节,同时延长 α_2 激动剂的作用。接受治疗的患者停止使用老花镜。在滴眼药水 1 小时后,Jaeger 视力表视力平均改善 4 行,效果持续约 8～10 小时[58]。

一项老视患者的前瞻性试验研究中采用复合药物(毛果芸香碱 0.247%,去氧肾上腺素 0.78%,聚乙二醇 0.09%,奈帕芬胺 0.023%,非尼拉敏 0.034%,萘甲唑啉 0.003%),在不降低患者远用视力的前提下,UN-VA 平均提高了 2～3 行[59]。药物成分中的毛果芸香碱可以刺激瞳孔缩小、增加调节,去氧肾上腺素、非尼拉敏和奈帕芬胺有助于抑制睫状肌痉挛并减少毛果芸香碱引起的充血,萘甲唑啉刺激乙酰胆碱的释放并抑制去甲肾上腺素的释放以增强毛果芸香碱的作用。

一种较新的药物 Presbyeyedrops(老视滴眼液)混合了 2 种副交感神经药和非甾体抗炎药,关于它的队列研究显示其可以改善裸眼的远、近视力[60]。Presby-Plus(老视加地滴眼液)混合了 2 种副交感神经药和 1 种副交感神经阻滞剂,为期 1 年的前瞻性研究表明 90%的受试者 Jaeger 近视力表视力增加 3 行[51,61]。PresbiDrops(老视贝滴眼液)是另一种正在研发的新药,它的油基配方中含有一种副交感神经药和非甾体抗炎药。其他组合使用 1%毛果芸香碱和 0.1%双氯芬酸[62]。Liquid Vision（真视液）含有两种专利药物，可引起瞳孔缩小，但不会刺激睫状肌收缩[63]，通过针孔效应改善患者的焦深和视力，而不会产生影响远视力调节所致的近视漂移。这些滴眼液用于双眼，起效快（30分钟内），药物作用时间超过5小时。临床前数据表明，患者近视力可增加3~7行[63]。

有些老视治疗药物并非针对睫状肌和虹膜，而是作用于自身的晶状体。Dioptin（滴添视）含有EV06，这是一种硫辛酸的前药，可以通过减少结晶蛋白质二硫键的形成来软化晶状体[64]，有望增加调节幅度。Ⅰ期和Ⅱ期的前瞻性随机双盲多中心研究结果表明前景良好，每日2次，给药3个月后与安慰剂相比，在远视力得到矫正的前提下，患者的近视力都有改善，且该药物耐受性良好，没有受试者因不良反应或安全问题而退出[64]，但仍需要更大样本的Ⅲ期临床试验来评估其老视疗效。

（黄锦海　高蓉蓉　严梦迪　译）

参 考 文 献

1. Mancil GL, Bailey IL, Brookman KE, et al. *Optometric Clinical Practice Guideline Care of the Patient with Presbyopia: Reference Guide for Clinicians*. St. Louis, MO: American Optometric Association Original Consensus Panel on Care of the Patient with Presbyopia; 2011.
2. Holden BA, Fricke TR, Ho SM, et al. Global vision impairment due to uncorrected presbyopia. *Arch Ophthalmol*. 2008;126(12):1731-1739.
3. Kleinstein R. Epidemiology of presbyopia. In: Stark L, Obrecht G, eds. *Presbyopia: Recent Research and Reviews From the Third International Symposium*. New York, NY: Professional Press Books; 1987:12-18.
4. Kleinstein R. Epidemiology of presbyopia. In: Stark L, Obrecht G, eds. *Presbyopia: Recent Research and Reviews From the Third International Symposium*. New York, NY: Professional Press Books; 1987:14-15.
5. Patel D. Community Eye Health MSc dissertations. *Community Eye Health*. 2007;20(61):6-7.
6. Walline JJ, Zadnik K, Mutti DO. Validity of surveys reporting myopia, astigmatism, and presbyopia. *Optom Vis Sci*. 1996;73(6):376-381.
7. *World Population Ageing 2015*. New York, NY: The United Nations; 2015.
8. Pointer JS. Broken down by age and sex. The optical correction of presbyopia revisited. *Ophthalmic Physiol Opt*. 1995;15(5):439-443.
9. Millodot M, Millodot S. Presbyopia correction and the accommodation in reserve. *Ophthalmic Physiol Opt*. 1989;9(2):126-132.
10. Von Helmholtz H. Uber die akkommodation des auges. *Archiv Ophthalmol*. 1855;1:1-74.
11. Fincham E. The changes in the form of the crystalline lens in accommodation. *Trans Opt Soc*. 1925;26(5):239-269.
12. Fincham E. The mechanism of accommodation. *Br J Ophthalmol*. 1937;8(suppl):1-80.
13. Tscherning M. Recherches sur les changement optiques des l'oeil pendant l'accommodation. *Arch de physiol norm et pathol*. 1895;7:158-180.
14. Schachar RA, Tello C, Cudmore DP, Liebmann JM, Black TD, Ritch R. In vivo increase of the human lens equatorial diameter during accommodation. *Am J Physiol*. 1996;271(3):R670-R676.
15. Schachar RA. Cause and treatment of presbyopia with a method for increasing the amplitude of accommodation. *Ann Ophthalmol*. 1992;24(12):445-447, 452.
16. Schachar RA. The mechanism of accommodation and presbyopia. *Int Ophthalmol Clin*. 2006;46(3):39-61.
17. Glasser A, Kaufman PL. The mechanism of accommodation in primates. *Ophthalmology*. 1999;106(5):863-872.
18. Baikoff G, Lutun E, Wei J, Ferraz C. Anterior chamber optical coherence tomography study of human natural accommodation in a 19-year-old albino. *J Cataract Refract Surg*. 2004;30(3):696-701.
19. Strenk SA, Strenk LM, Semmlow JL, DeMarco JK. Magnetic resonance imaging study of the effects of age and accommodation on the human lens cross-sectional area. *Invest Ophthalmol Vis Sci*. 2004;45(2):539-545.
20. Martinez-Enriquez E, Perez-Merino P, Velasco-Ocana M, Marcos S. OCT-based full crystalline lens shape change during accommodation in vivo. *Biomed Opt Express*. 2017;8(2):918-933.
21. Goldberg D, Chen J, Waring G. Biomechanics of accommodation and presbyopia: dysfunctional lens syndrome. In: Wang M, ed. *Refractive Lens Exchange: A Surgical Treatment for Presbyopia*. Thorofare, NJ: SLACK Incorporated; 2016.
22. Azar DT, Azar NF, Brodie SE, et al. Clinical refraction. In: Cantor LB, Rapuano CJ, Cioffi GA, eds. *Clinical Optics*. San Francisco, CA: American Academy of Ophthalmology; 2015:115.
23. Tamm S, Tamm E, Rohen JW. Age-related changes of the human ciliary muscle. A quantitative morphometric study. *Mech Ageing Dev*. 1992;62(2):209-221.
24. Pardue MT, Sivak JG. Age-related changes in human ciliary muscle. *Optom Vis Sci*. 2000;77(4):204-210.
25. Borish I. *Clinical Refraction*. Chicago, IL: The Professional Press Inc; 1975.
26. Swegmark G. Studies with impedance cyclography on human ocular accommodation at different ages. *Acta Ophthalmol (Copenh)*. 1969;47(5):1186-1206.
27. Strenk SA, Semmlow JL, Strenk LM, Munoz P, Gronlund-Jacob J, DeMarco JK. Age-related changes in human ciliary muscle and lens: a magnetic resonance imaging study. *Invest Ophthalmol Vis Sci*. 1999;40(6):1162-1169.
28. Cook CA, Koretz JF, Pfahnl A, Hyun J, Kaufman PL. Aging of the human crystalline lens and anterior segment. *Vision Res*. 1994;34(22):2945-2954.
29. Michael R, Bron AJ. The ageing lens and cataract: a model of normal and pathological ageing. *Philos Trans R Soc Lond B Biol Sci*. 2011;366(1568):1278-1292.
30. Weeber HA, Eckert G, Pechhold W, van der Heijde RG. Stiffness gradient in the crystalline lens. *Graefes Arch Clin Exp Ophthalmol*. 2007;245(9):1357-1366.
31. Krag S, Olsen T, Andreassen TT. Biomechanical characteristics of the human anterior lens capsule in relation to age. *Invest Ophthalmol Vis Sci*. 1997;38(2):357-363.
32. The Digital Consumer Report 2014 (Rep.). *Nielsen*. http://www.nielsen.com/content/dam/corporate/us/en/reports-downloads/2014%20Reports/the-digital-consumer-report-feb-2014.pdf. Published February 2014. Accessed May 28, 2018.
33. Problems and conditions. *The Vision Council*. https://www.thevisioncouncil.org/content/digital-eye-strain. Accessed June 15, 2017.
34. Middlesworth M. Ergonomics, mobile devices and the workplace of the future. *Ergonomics Plus*. http://ergo-plus.com/ergonomics-mobile-devices-workplace/. Accessed May 28, 2018.
35. Gordon W, Dachis A. You're holding it wrong: here's how to hold your touch screen gadgets correctly. *Lifehacker*. http://lifehacker.com/5876996/youre-holding-it-wrong-heres-how-to-hold-your-touch-screen-gadgets-correctly. Published January 17, 2012. Accessed May 28, 2018.
36. Risk Services. *University of California: Office of the President*. http://www.ucop.edu/risk-services/loss-prevention-control/ergonomics/ergo-mobile.html. Accessed May 28, 2018.
37. Berry M. Cell phone ergonomics: how to avoid the "smart phone slump." *Breaking Muscle*. https://breakingmuscle.com/fitness/

cell-phone-ergonomics-how-to-avoid-the-smart-phone-slump. Accessed May 28, 2018.

38. The Total Audience Report: Q1 2016. *The Nielsen Company*. http://www.nielsen.com/us/en/insights/reports/2016/the-total-audience-report-q1-2016.html. Published June 27, 2016. Accessed July 25, 2018.

39. Computer Vision Syndrome. *American Optometric Association*. https://www.aoa.org/patients-and-public/caring-for-your-vision/protecting-your-vision/computer-vision-syndrome. Accessed July 25, 2018.

40. Kuse Y, Ogawa K, Tsuruma K, Shimazawa M, Hara H. Damage of photoreceptor-derived cells in culture induced by light-emitting diode-derived blue light. *Sci Rep*. 2014;4:5223. doi:10.1038/srep05223.

41. Lee HS, Cui L, Li Y, et al. Influence of light emitting diode-derived blue light overexposure on mouse ocular surface. *PLoS One*. 2016;11(8):e0161041. doi:10.1371/journal.pone.0161041.

42. Moon JH, Kim KW, Moon NJ. Smartphone use is a risk factor for pediatric dry eye disease according to region and age: a case control study. *Ophthalmology BMC Series*. 2016;16(1):188. https://doi.org/10.1186/s12886-016-0364-4.

43. Srinivasan S. Today's contact lens materials and designs. *Review of Optometry*. 2017;154:36-45.

44. Nichols J, Willcox M, Bron A, et al. The TFOS international workshop on contact lens discomfort: executive summary. *Invest Ophthalmol Vis Sci*. 2013;54(11):TFOS7-TFOS13.

45. Azar D, Azar N, Brodie S, et al. Clinical refraction. In: Cantor L, Rapuano C, Cioffi G, eds. *Clinical Optics*. San Francisco, CA: American Academy of Ophthalmology; 2015:120-125.

46. Boroyan HJ, Cho MH, Fuller BC, et al. Lined multifocal wearers prefer progressive addition lenses. *J Am Optom Assoc*. 1995;66(5):296-300.

47. Charman WN. Developments in the correction of presbyopia I: spectacle and contact lenses. *Ophthalmic Physiol Opt*. 2014;34(1):8-29.

48. Evans BJ. Monovision: a review. *Ophthalmic Physiol Opt*. 2007;27(5):417-439.

49. Jain S, Arora I, Azar DT. Success of monovision in presbyopes: review of the literature and potential applications to refractive surgery. *Surv Ophthalmol*. 1996;40(6):491-499.

50. Johannsdottir KR, Stelmach LB. Monovision: a review of the scientific literature. *Optom Vis Sci*. 2001;78(9):646-651.

51. McGill E, Erickson P. Stereopsis in presbyopes wearing monovision and simultaneous vision bifocal contact lenses. *Am J Optom Physiol Opt*. 1988;65(8):619-626.

52. Chapman GJ, Vale A, Buckley J, Scally AJ, Elliott DB. Adaptive gait changes in long-term wearers of contact lens monovision correction. *Ophthalmic Physiol Opt*. 2010;30(3):281-288.

53. Josephson JE, Caffery BE. Monovision vs. aspheric bifocal contact lenses: a crossover study. *J Am Optom Assoc*. 1987;58(8):652-654.

54. Collins M, Goode A, Brown B. Distance visual acuity and monovision. *Optom Vis Sci*. 1993;70(9):723-728.

55. Westin E, Wick B, Harrist RB. Factors influencing success of monovision contact lens fitting: survey of contact lens diplomates. *Optometry*. 2000;71(12):757-763.

56. Back A, Grant T, Hine N. Comparative visual performance of three presbyopic contact lens corrections. *Optom Vis Sci*. 1992;69(6):474-480.

57. Morgan PB, Efron N, Woods CA; International Contact Lens Prescribing Survey Consortium. An international survey of contact lens prescribing for presbyopia. *Clin Exp Optom*. 2011;94(1):87-92.

58. Abdelkader A. Improved presbyopic vision with miotics. *Eye Contact Lens*. 2015;41(5):323-327.

59. Renna A, Vejarano LF, De la Cruz E, Alio JL. Pharmacological treatment of presbyopia by novel binocularly instilled eye drops: a pilot study. *Ophthalmol Ther*. 2016;5(1):63-73.

60. Patel S, Salamun F, Matovic K. Pharmacological correction of presbyopia. Poster presented at: XXXI Congress of the ESCRS; 2013; Amsterdam, the Netherlands.

61. Angelucci DD. Presbyopia eye drop targets miosis and accommodation. *Refractive Surgery Outlook*. https://www.isrs.org/resources/february-2016. Published February 2016. Accessed May 28, 2018.

62. Benozzi J, Benozzi G, Orman B. Presbyopia: a new potential pharmacological treatment. *Med Hypothesis Discov Innov Ophthalmol*. 2012;1(1):3-5.

63. Lipner M. A unique drop. *Eyeworld*. https://www.eyeworld.org/article-a-unique-drop. Published October 2014. Accessed May 5, 2017.

64. Crawford KS, Garner WH, Burns W. Dioptin: a novel pharmaceutical formulation for restoration of accommodation in presbyopes. *Invest Ophthalmol Vis Sci*. 2014;55(13):3765.

第二部分

基于角膜的老视治疗

第三章

准分子激光和飞秒激光

Tracy Schroeder Swartz,OD,MS,FAAO,Dipl ABO；
Michael Duplessie,MD

一旦手术医生体会到角膜屈光手术在提高远视力方面所具有的稳定性和准确性后,他们自然而然地会想到把它运用于老视的矫正。而相对 LASIK 而言,老视的其他角膜屈光治疗如传导性角膜热成形术(conductive keratoplasty,CK)[1]已经被证明并不成功,也不够稳定。

近视患者享受远视力矫正的同时,其裸眼近视力出现明显下降。其中令人担心的一点是,近视伴有老视的患者,角膜屈光手术矫正了远视力,同时会将患者调节储备不足的问题暴露出来,从而引起患者满意度的下降,对于那些习惯于不戴眼镜阅读的低度近视患者更是如此。一项研究报道,LASIK 术后有 60.4% 的患者近附加度数增加了 0.50D 以上,并且近附加的增加与年龄和 LASIK 矫正量之间存在显著的相关性[2]。

与近视患者不同的是,远视患者则对手术后近视力的提高感到满意。一项远视性老视患者的研究报道显示,采用非球面波前像差引导的 LASIK 手术,在术后 12 个月,100% 的患者双眼的裸眼远视力达到 20/25 以上,近视力则达到 J3(Jaeger)。负球差和术后近视力提高有很高的相关性[3]。

借助准分子激光和/或飞秒激光,有多种老视的治疗方法已经被开发出来,包括单眼视、多焦治疗和多区治疗。

单 眼 视

单眼视是将主导眼矫正为正视,同时非主导眼保留近视,使双眼能同时看远看近。大脑必须学会交替支配,抑制双眼在同一个距离上产生的两个物像中模糊的一个,单眼视才能实现[4]。

并非所有患者都能很好地适应单眼视。由于牺牲了双眼视,单眼视并不是一个完美的解决方案。在患者选择时,其工作经历和社交至关重要。面对性格严谨,如职业是工程师的患者,医生应慎重选择这种手术。另外,单眼视手术带来的低对比度下的视力降低、全程对比敏感度下降、立体视觉不良、小角度内斜,会给那些在日常工作中需要良好立体感的患者带来工作上的困难[5]。

对于之前没有体验过单眼视的患者,应使用试镜架或隐形眼镜来模拟单眼视。如果患者在使用试镜架模拟时感到舒适,通常他们能够在手术后很好地适应单眼视。如果患者平时采用单眼视的隐形眼镜验配方案没有不适,则不需要进行临床试验,患者所习惯的单眼视的屈光终点通常就是屈光手术的目标(图 3-1)。

视近眼的矫正目标通常为-1.50D,具体取决于年龄、单眼视病史和工作距离。Barisic 等人[6]报道了年龄<50 岁的患者行单眼视 LASIK,设定其非主导眼的屈光度为-0.50~-1.25D,患者在所有距离上都获得了良好的视力,并且立体视也未受到影响。双眼物像尺寸差异越大(物像差),则过渡越困难。Barisic 等人[6]发现,相对于多焦点人工晶状体(multifocal intraocular lens,IOL)组所进行的屈光性晶状体置换,单眼视组有更好的远视力和中距离视力,且眩光和光晕较少。

在改良的单眼视手术中,有时候对于主要在电脑前工作的患者,其近视的矫正目标会设在-0.75D。和阅读无法改变字体大小的传统书籍相比,在电脑屏幕前工作的人所需要的调节力相对小一些。

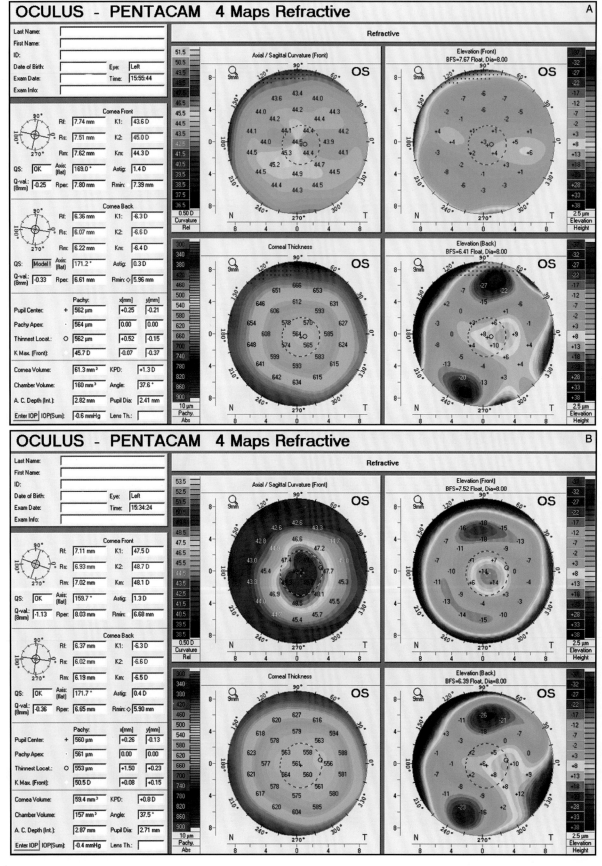

图 3-1　单眼视是指一眼为正视眼，非主导眼通过远视消融引起近视。（A）术前。（B）术后。注意高度图的中心（经 Clark Chang 博士授权转载）

如果视远眼的屈光度在-0.5D以内,单眼视的患者通常都会感到满意[5]。由于不同距离依赖不同的眼别,单眼视的物像放大率更高,通常为10%~17%[5]。

文献中报道的单眼视成功率各不相同,这是因为对成功的定义和测量视力的方法并不一致。成功率的范围为85%~97%(表3-1)。更先进的算法把欠矫(迷你单眼视)和多焦切削相结合,以提高患者的满意度。

表 3-1　单眼视矫正的成功率

文章	样本	成功率
Levinger E,Trivizki O,Pokroy R,Levartovsky S,Sholohov G,Levinger S. Monovision surgery in myopic presbyopes: visual function and satisfaction. Optom Vis Sci. 2013; 90(10):1092-1097.	40 例单眼视屈光手术患者	85.2%
Goldberg DB. Laser in situ keratomileusis monovision. J Cataract Refract Surg. 2001; 27(9):1449-1455.	114 例行单眼视 LASIK 的近视和远视患者	96%
Jain S,Ou R,Azar DT. Monovision outcomes in presbyopic individuals after refractive surgery. Ophthalmology. 2001;108(8):1430-1433.	42 例行单眼视屈光手术的患者	88%
Reilly CD,Lee WB,Alvarenga L,Caspar J. Surgical monovision and monovision reversal in LASIK. Cornea. 2006;25(2):136-138.	82 例单眼视 LASIK 的患者	97%

Presbyond

这项技术将非线性非球面切削模式和微单眼视相结合,利用焦深增大提高看近时的功能视程。MEL80(Zeiss公司)准分子激光软件通过增加特定的角膜像差 Z(4.0)来增加景深。Z(4.0)的增加结合少量的近视可以减少视近模糊[7],并在调节过程中增加瞳孔缩小带来的伪调节。

主导眼设计为平光,非主导眼则设计为轻度近视,理想的目标屈光度为-1.50D。根据年龄、老视程度和患者耐受性,这个数值可以在-0.75~-1.75D之间变化。景深的增加会使两眼的清晰视程在中距离上出现叠加,单眼视方法在两段清晰视程间会存在一个间隙,这是 Presbyond 和单眼视设计的一个差别。

图 3-2 介绍了一例 54 岁男性患者 Presbyond 的治疗过程。术前显然验光与矫正远视力(corrected dis-

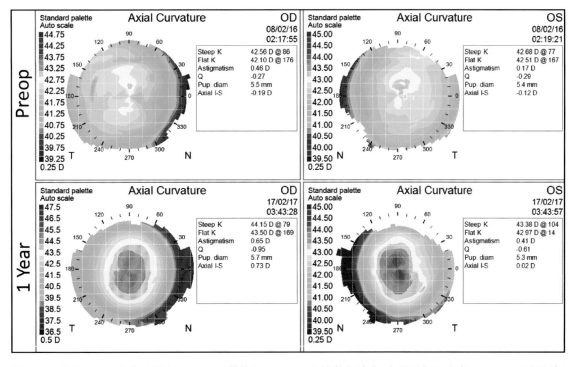

图 3-2　采用 MEL90 准分子激光 Presbyond 模块和 VisuMax 飞秒激光治疗,右眼目标屈光度-1.50DS,左眼目标屈光度为平光。术后 1 年,患者远视力(20/16)[+1],中视力 J2,近视力 J1。手术前后的对比敏感度无差异(经 Daniel Reinstein 医学博士授权转载)

tance visual acuity，CDVA）：右眼+1.00 DS/-0.25DC× 75=20/16；左眼+0.75DS（20/16）。采用 Zeiss 公司的 VisuMax 飞秒激光和 MEL90 准分子激光 Presbyond 模块治疗，右眼目标屈光度-1.50D，左眼目标屈光度为平光。术后1年，患者双眼裸眼视力（uncorrected visual acuity，UCVA）远距离（20/16）[+1]，中距离 J2，近距离 J1。单眼视方面，右眼裸眼远视力（uncorrected distance visual acuity，UDVA）（20/63）[-1]，显然验光度数为-1.50DS/-0.25DC×166，稍优于预期。左眼 UDVA（20/16）[-1]，显然验光 0.00DS/-0.25DC×64=20/16。患者用了3个月来适应这种脱镜后的交叉模糊状态。手术前后的对比敏感度无差异。

一项近视性老视患者的研究使用微单眼视 LASIK 治疗，样本为40人80只眼，平均年龄43.4岁，双眼均采用非球面微单眼视治疗。视远眼目标屈光度为0，视近眼目标屈光度范围为-0.75～-2.25D。95%的患者 UDVA 达到了 20/20 和 20/25 或者更好[8]。

Reinstein[9] 等人的更大规模的回顾性研究中，共治疗了148人296只老视眼，术后的目标屈光度为-1.00～-1.88D。双眼视力检测：98%的患者术后 UDVA 达到 20/20 以上，99%的患者非矫正近视力（uncorrected near visual acuity，UNVA）达到 J3 以上。没有矫正视力下降超过2行的患者，并且在6周/度、12周/度、18周/度三个频段上的对比敏感度没有明显变化[9]。

多焦点切削模式

多焦点切削的目的是为了同时矫正老视患者的远近视力，不同的方案都可以实现这个目的。中心区域远视切削会在角膜上形成一个较陡的部分，提高患者视近阅读能力，而将周边区作为视远区。周边性切削则将中央区角膜用来视远，而在周边区负性非球面形

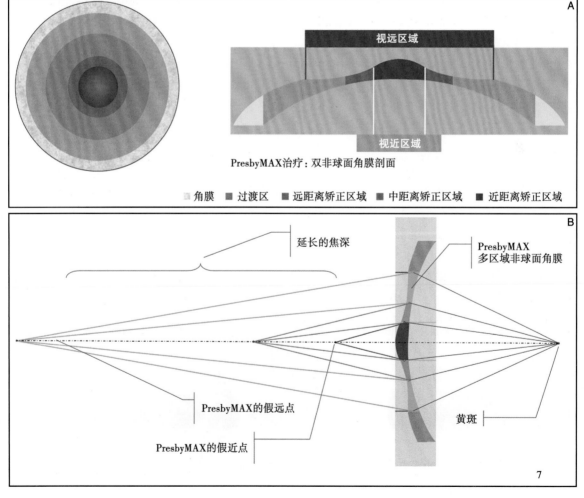

图 3-3　（A）PresbyMax 的双非球面近视多区切削方案。左图显示角膜冠状面，右图显示角膜横断面。最优化的切削方案是基于光传播算法的预测模型。（B）显示 PresbyMax 怎样制造出不同的焦深，使人可以看到远近不同的物体（经 Schwind 公司授权转载）

态可以增加景深[10]。这种方法更加困难,因为它需要准分子激光束能够补偿周边切削时的能量损耗[10]。这些技术包括 PresbyMax(Schwind Eye-Tech-Solutions GmbH 和 Co. KG),Supracor,多焦点 LASIK 和 Intracor。

PresbyMax

PresbyMax 采用了中央老视切削模式来同时矫正远近视力。这种双非球面技术用角膜中央区阅读,旁中央区则用来视远,从而治疗远视、正视和近视患者。图 3-3 简述了这种切削方案。

一项 60 只眼(远视、正视、近视各 20 只眼)的研究显示,术后 6 个月近视性老视患者的双眼 UNVA 有所下降,而其他组都保持着满意的远近视力[11]。

Luger[12] 等人报告了 31 位患者 1 年的结果。70% 的患者 UDVA 达到 0.1(logMAR 视力)以上,84% 的患者 UNVA 达到 0.1(logMAR 视力近视力表)以上。尽管结果看起来很好,但作者发现,某些患者在适应这种视力状态的时候感到困难,或者对于远视力的轻度下降感到不满。他们推荐术前采用多焦点隐形眼镜或试镜架模拟轻度的离焦和术后的视觉感受,从而评估患者的接受度[12]。

一项更大样本的研究包含 358 名老视患者,采用双非球面 PresbyMax 和单眼远视力矫正方案,在术后 6 个月时,76% 的患者 UDVA 达到 0.1(logMAR 视力)以上,91% 的患者 UNVA 达到 0.1(logMAR 视力)。然而双眼的远近矫正视力都出现下降(远视力从 20/20 降为 20/25,近视力从 0.2 降为 0.047(logMAR 视力近视力表))[13],提示在治疗时引入了高阶像差。

Supracor

Supracor 使用 Technolas 217 或 Teneo 317 准分子平台(Bausch+Lomb Technolas 公司),是一种同时解决远视力屈光不正和老视的治疗方案。这个软件会在角膜中央 3mm 区形成一个大约 $12\mu m$ 高的负性球差区域,角膜中周区则会环绕一圈经过优化的非球面区域。这种中央区的扁长椭圆形态会增加眼睛的焦深(图 3-4 和图 3-5)。眼球发生调节和瞳孔收缩时,中央区域会被更大程度地利用。当患者视远时,瞳孔扩大,优化的非球面角膜中周区则提供远视力。为了使中央视近区最大化,推荐的目标屈光度为 $-0.75D$。

Saib[14] 等人报告了用 Technolas 217P 准分子激光治疗远视性老视患者,采用中央型老视 LASIK 切削联合微单眼视方案。术后平均等效球镜,主导眼

为 $0.00\pm0.58D$,非主导眼(视近用)为 $0.51\pm0.54D$。中央陡峭区域的曲率平均为 $2.35\pm1.00D$。术后中央 5mm 区的负球差和垂直彗差显著增大($P<0.05=$[14]。另一项 23 人 46 只眼的研究结果显示,经过双眼多焦点角膜切削后 6 个月,尽管 100% 的患者 CDVA 都可以达到 0.2(logMAR 视力)或更好,但有 6% 的患者出现矫正视力下降 2 行或更多。作者建议将非主导眼的目标屈光度设定为 $-0.5D$,可以提高患者满意度[15]。

Doyle[16] 等人报告了使用 Supracor 的二次手术率。经过治疗的 38 人 76 只眼,平均的随访时间为 12 个月,42% 的患者(16 人)至少需要再进行一次治疗[16]。初次手术后 6 个月,和术前相比,7 只眼的 CDVA 下降 1 行,1 只眼下降 2 行。治疗结束后,和术前矫正视力相比,9 只眼下降 1 行,2 只眼下降 2 行。术后 6 个月平均 UDVA 为 20/25.8,且经过二次治疗并没有改善。术后 6 个月 92% 的患者 UDVA 达到 20/30 或以上,在全部治疗完成后,这个比例下降到 91%。如此高的二次手术比例和最佳矫正视力(best-corrected vision,BCVA)的下降理论上应该与融合区偏小(由于采用了节约角膜组织的算法)、中央区过高以及瞳孔居中性有关[16]。

渐进多焦点 LASIK(WaveLight Q 值调整)

渐进多焦点 LASIK 是通过 LASIK 来形成多焦点或非球面的角膜形态。通过增强扁长椭圆形态或者说增大负性 Q 值,从而增加负性球差来达到增加焦深的效果。本质上来说,这就是在进行近视治疗的同时进行相应的远视治疗。

一项回顾性研究报告了 102 名患者进行渐进多焦点 LASIK 治疗的结果。运用 Wavelight 准分子平台(Alcon 公司)治疗,术后 3 个月 81% 的患者双眼 UDVA 达到 20/20 或以上,98% 的患者达到 20/25 或以上。此外,44% 的患者双眼近视力达到 J1,60% 达到 J2,96% 达到 J3[17]。

Wang Yin[18] 等人报告了中央型老视 LASIK 治疗远视患者的研究,共 69 名患者 130 只眼,这些患者的主导眼按照标准算法治疗用来视远,非主导眼则采用 Q 值调整以视近。术后 1 年双眼 UDVA 平均为 20/20,双眼 UNVA 平均为 J2,双眼 UIVA 为 20/20。非主导眼的平均 K 值显著高于主导眼的平均 K 值,这与远视治疗的预期是一致的($45.85\pm1.47D$ vs.$43.93\pm1.77D$,$P=0.002$)。术后 3 个月超过 95% 的患者感到满意,术后 6 个月 100% 的患者表示愿意向他人推荐这种治疗[18]。

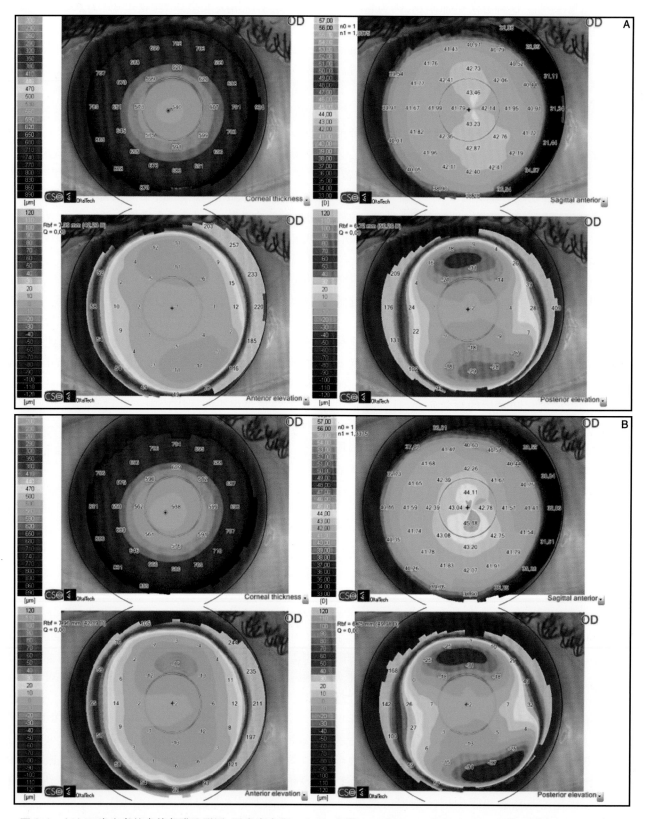

图 3-4　(A)63 岁患者的术前角膜地形图,屈光度右眼:+1.00;左眼:+3.00DS/-0.75DC×175。目标近附加+1.50D,使用 Amaris 500(Schwind 公司)准分子激光治疗,以角膜顶点为切削中心。(B)Presby LASIK 治疗术后 6 个月显示中央陡峭。术后屈光度右眼:+0.5DS/-1.0DC×5=20/20;左眼:-1DS/-1.00DC×175=20/25。双眼裸眼远视力 0.9[(20/25)⁺],裸眼近视力 J1(经 Jorge L. Alio 医学博士授权转载)

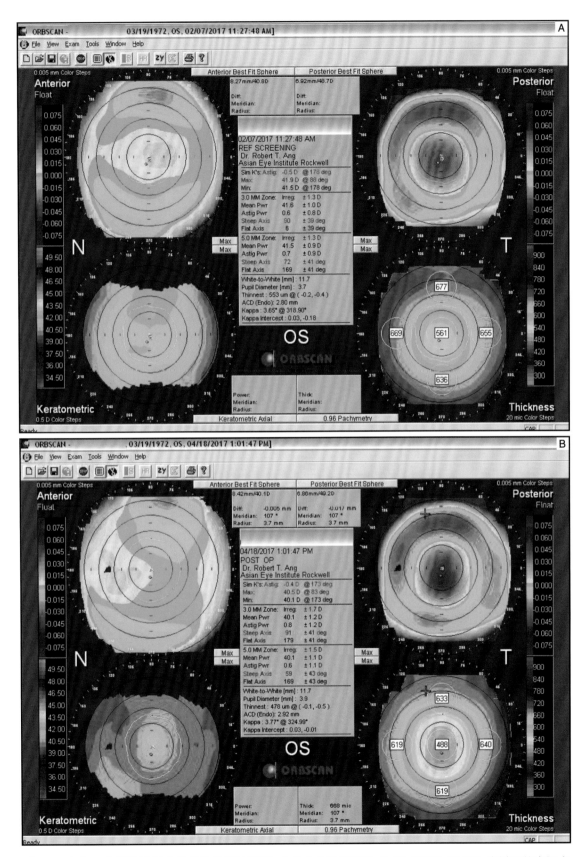

图 3-5 （A）45 岁男性近视患者术前角膜地形图,术前主觉验光度数−2.5D,UDVA 20/200,未矫正的中视力（uncorrected intermediate visual acuity,UIVA）20/50;UNVA J1。（B）近视 Supracor 手术后角膜地形图,1 个月术后主觉验光−0.5DS/−0.5DC×160,UDVA 20/25;UIVA 20/20;UNVA J1。

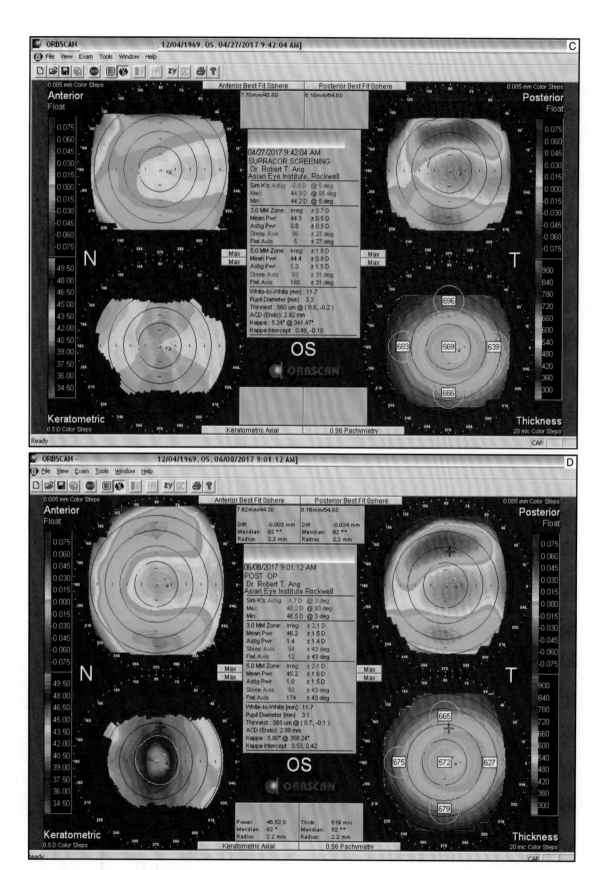

图 3-5(续) （C)47 岁男性远视患者术前角膜地形图,主觉验光+1.25DS/−0.5DC×175,UDVA 20/25;UIVA 20/40;UNVA J6。(D)远视 Supracor 手术后 1 个月角膜地形图,主觉验光−0.5DS/−0.25DC×150,UDVA 20/25;UIVA 20/25;UNVA J1(经 Robert Ang 医学博士授权转载)

CustomVis 多区老视治疗

Pulzar Z1(CustomVis 公司)的固态激光老视治疗软件会产生三个区域:中心视远区、中间视近区和周边视远区。这个平台的算法旨在实现不同区域间的平滑过渡,同时实现切削角膜组织的最小化。主导眼用于视远,非主导眼进行多区老视治疗(图 3-6)。

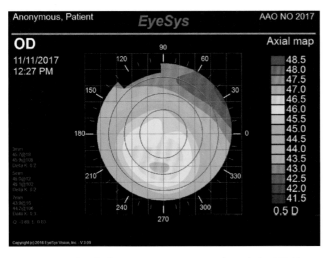

图 3-6　轴向曲率图显示 CustomVis 的多区治疗后的状况。中央视远区不明显,可能是地形图中央的分辨率不足从而无法检测。可见视近区占据大部分光学区,比远视矫正区域更大

一项包含 36 名患者随访 12 个月的报告显示,术前平均 UNVA 为 20/72.5,术后 100% 的患者近视力达到 20/40 或以上,89% 达到 20/30 或以上,58% 达到 20/20。平均术后近视力为 20/22.9。术前平均 UDVA 为 20/28,92% 的患者远视力达到 20/40 或以上,术后 82% 达到 20/40 或以上,平均 UDVA 为 20/34。

Intracor 飞秒激光

使用这项技术的是 Victus 飞秒激光系统(Bausch+Lomb 公司)而并非准分子激光,通过在角膜基质内的切割使角膜发生局部变形。以视轴为中心,在 2~4mm 的后基质层范围内制作 5 个同心圆的切割,使这些切割向角膜前表面延伸,但不超过前弹力层。这将形成一种多焦点长椭圆形态,其中央整体变陡且角膜中心会前移,而并非是中央的某个区域变陡。这种方法的优势在于无须制作角膜瓣也无须切削角膜,这对于干眼的患者来说或许更加有利。术后屈光度稳定,手术过程很快,大约 20 秒,据报道,几乎没有疼痛感且视力恢复迅速[19]。

Khoramnia[20] 等人报告了治疗 20 只远视眼的结果,采用改良的 Intracor 法随访 36 个月。Intracor 制作过程是采用了改良的基质内环状切割,制作 6 个同心圆。根据不同的内环直径(1.8mm/2.0mm/2.2mm)分为 A,B,C 三组进行对比。结果如表 3-2 所示。患者的总体满意度为 80%,但作者也指出,CDVA 降低的可能性意味着必须慎重选择患者[20]。

Thomas[21] 等人报告了 20 位正视眼患者进行改良 Intracor 治疗的结果,采用 5 个同心圆和 8 个放射状切口。术后 12 个月 UNVA 中位值显著提高,从 20/80 提升为 20/25。而 CDVA 下降 1 行的中位值也存在显著差异(P=0.000 5),15% 的眼 CDVA 下降了 2 行。

表 3-2　INTRACOR 治疗后 36 个月结果

最小内环直径	A 组:1.8mm	B 组:2.0mm	C 组:2.2mm
中距离 UNVA(logMAR 视力)	0.7 提高到 -0.1	0.7 提高到 0.1	0.7 提高到 0.1
UDVA(logMAR 视力)	0.1 下降到 0.2	0.2 下降到 0.3	0.1(没有变化)
双眼 CDVA　下降 2 行眼数	0	25%	0
中央等效球镜的变化	术前 +0.75D 术后 -0.19D	术前 +0.75D 术后 +0.13D	术前 +0.75D 术后 -0.19D

Khoramnia R,Fitting A,Rabsilber TM,Thomas BC,Auffarth GU,Holzer MP. Intrastromal femtosecond laser surgical compensation of presbyopia with six intrastromal ring cuts:3-year results. Br J Ophthalmol. 2015;99(2):170-176. doi:10.1136/bjophthalmol-2014-305642.

多焦点治疗的并发症

任何提高近视力的过程都是以牺牲远视力为代价的。如果中央隆起区的居中性存在问题,则会导致最佳矫正远视力的下降、高阶像差增大[22]、对比敏感度下降[23]、夜间眩光增多(图 3-7)。而中央隆起区的回退则又会导致阅读近视力下降。多焦点切削导致角膜不规则散光,也会增加 IOL 计算的难度,所以角膜多焦点激光切削后不推荐多焦点 IOL 植入[24]。经过老视 LASIK 治疗后满意的患者,可能在超声乳化术后不再感到满意。由于多焦点切削直接影响角膜地形图数

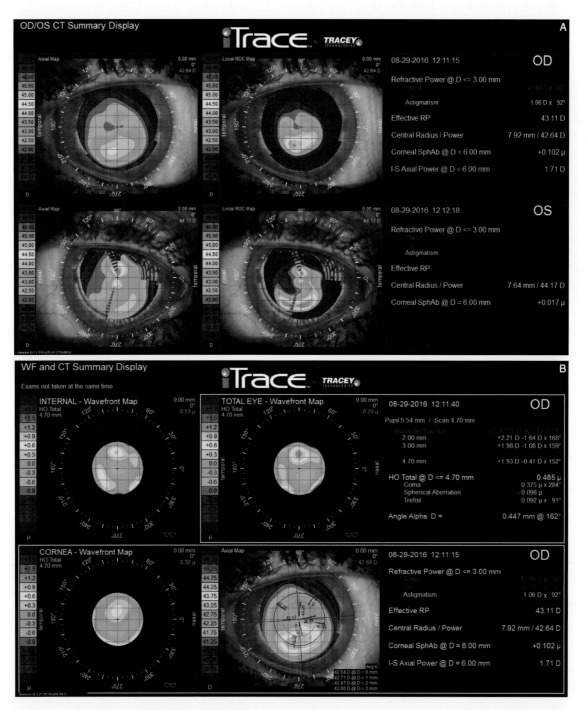

图 3-7 （A）患者用 VISX 激光设备进行老视治疗，造成阅读困难。二次手术后 CDVA 为 20/50，近视力 20/70，患者不满意。双眼明显下方陡峭。（B）角膜高阶像差以彗差为主，眼内的像差是彗差和三叶草差。I-S（上下方屈光度差异）=1.71D，最佳矫正视力下降

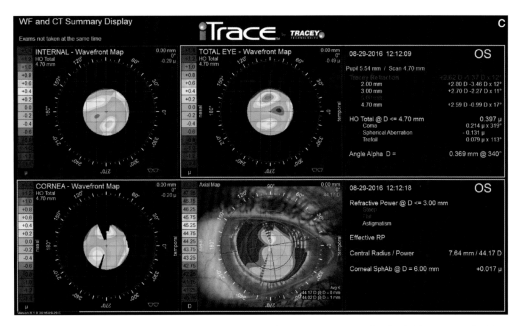

图 3-7（续）（C）左眼显示虽然只有比较低的彗差，但残留屈光不正，矫正视力低于 20/20，视物的分辨率下降

据，给 IOL 度数的计算带来了困难。显著的角膜散光所带来的高阶像差使患者在白内障术后得到的视力改善并不明显，这一点在术前必须告知患者。故如果可能，则推荐晶体置换，选择单焦点中性非球面 IOL[25]。

有报道，1 例进行了飞秒基质内老视矫正手术的患者，后又接受了两次远视 LASIK 治疗，最后发生角膜扩张。短时间内这位患者的远视力出现下降，并且在地形图上表现为双侧中央角膜前突。图像显示基质内的切口与 LASIK 切削界面出现交叉，导致了基质床裂开[26]。在接受过 Supracor 治疗后再进行 Intracor 治疗的患者中，也有角膜扩张的病例[27]。

不满意的患者可能会要求再次治疗[28]。可通过标准或地形图引导的方式进行增效手术，从而调整患者当前的屈光状态。治疗目的是将患者的显然屈光度调整为最舒适的视觉状态，通常这代表着近视力的下降。多焦点增效手术是二次多焦点切削，存在导致不规则散光的风险。

（车丹阳 蔡劲锋 译）

参 考 文 献

1. Ayoubi MG, Leccisotti A, Goodall EA, McGilligan VE, Moore TC. Femtosecond laser in situ keratomileusis versus conductive keratoplasty to obtain monovision in patients with emmetropic presbyopia. *J Cataract Refract Surg.* 2010;36(6):997-1002. doi: 10.1016/j.jcrs.2009.12.035.

2. Tsuneyoshi Y, Negishi K, Saiki M, Toda I, Tsubota K. Apparent progression of presbyopia after laser in situ keratomileusis in patients with early presbyopia. *Am J Ophthalmol.* 2014;158(2):286-292.

3. Jackson WB, Tuan KM, Mintsioulis G. Aspheric wavefront guided LASIK to treat hyperopic presbyopia: 12 month results with the VISX platform. *J Refract Surg.* 2011;27(7):519-529.

4. Handa T, Mukuno K, Uozato H, et al. Ocular dominance and patient satisfaction after monovision induced by intraocular lens implantation. *J Cataract Refract Surg.* 2004;30(4):769-774.

5. Levinger E, Trivizki O, Pokroy R, Levartovsky S, Sholohov G, Levinger S. Monovision surgery in myopic presbyopes: visual function and satisfaction. *Optom Vis Sci.* 2013;90(10):1092-1097. doi: 10.1097/OPX.0000000000000002.

6. Barisic A, Gabric N, Dekaris I, Romac I, Bohac M, Juric B. Comparison of different presbyopia treatments: refractive lens exchange with multifocal intraocular lens implantation versus LASIK monovision. *Coll Antropol.* 2010;34(suppl 2):95-98.

7. Reinstein DZ. Advantages of laser-blended vision. *CRST Europe.* 2009;1:30-32.

8. Zhang T, Sun Y, Weng S, et al. Aspheric micro-monovision LASIK in correction of presbyopia and myopic astigmatism: early clinical outcomes in a Chinese population. *J Refract Surg.* 2016;32(10):680-685. doi: 10.3928/1081597X2016062801.

9. Reinstein DZ, Carp GI, Archer TJ, Gobbe M. LASIK for presbyopia correction in emmetropic patients using aspheric ablation profiles and a micromonovision protocol with the Carl Zeiss Meditec MEL 80 and VisuMax. *J Refract Surg.* 2012;28(8):531-541. doi: 10.3928/1081597X2012072301.

10. Alio JL, Amparo F, Ortiz D, Moreno L. Corneal multifocality with excimer laser for presbyopia correction. *Curr Opin Ophthalmol.* 2009;20(4):264-271.

11. Uthoff D, Pölzl M, Hepper D, Holland D. A new method of cornea modulation with excimer laser for simultaneous correction of presbyopia and ametropia. *Graefes Arch Clin Exp Ophthalmol.* 2012;250(11):1649-1661.

12. Luger MH, Ewering T, Arba-Mosquera S. One-year experience in presbyopia correction with biaspheric multifocal central presbyopia laser in situ keratomileusis. *Cornea.* 2013;32(5):644-652. doi: 10.1097/ICO.0b013e31825f02f5.

13. Baudu P, Penin F, Arba Mosquera S. Uncorrected binocular performance after biaspheric ablation profile for presbyopic corneal treatment using AMARIS with the PresbyMAX module. *Am J Ophthalmol.* 2013;155(4):636-647, 647.e1. doi: 10.1016/j.ajo.2012.10.023.

14. Saib N, Abrieu-Lacaille M, Berguiga M, et al. Central PresbyLASIK for hyperopia and presbyopia using micromonovision with the Technolas 217P Platform and SUPRACOR algorithm. *J Refract Surg.* 2015;31(8):540-546. doi: 10.3928/1081597X-20150727-04.

15. Ryan A, O'Keefe M. Corneal approach to hyperopic presbyopia treatment: six-month outcomes of a new multifocal excimer laser in situ keratomileusis procedure. *Cataract Refract Surg.* 2013;39(8):1226-1233. doi: 10.1016/j.jcrs.2013.03.016.

16. Doyle FG, Dooley IJ, Kinsella FP, Quigley C. Retreatment rate following Supracor treatment of hyperopic presbyopia. *J Clin Exp Ophthalmol.* 2016;7:601.

17. Gordon M. Presbyopia corrections with the WaveLight Allegretto: 3-month results. *J Refract Surg.* 2010;26(10):S824-S826.

18. Wang Yin GH, McAlinden C, Pieri E, Giulardi C, Holweck G, Hoffart L. Surgical treatment of presbyopia with central presbyopic keratomileusis: one-year results. *J Cataract Refract Surg.* 2016;42(10):1415-1423. doi: 10.1016/j.jcrs.2016.07.031.

19. Rabsilber TM, Holzer MP, Auffarth GU. Cataract surgery after Intracor and Supracor. *CRST Europe.* http://crstodayeurope.com/articles/2012-sep/cataract-surgery-after-intracor-and-supracor/. Published September 2012. Accessed May 30, 2018.

20. Khoramnia R, Fitting A, Rabsilber TM, Thomas BC, Auffarth GU, Holzer MP. Intrastromal femtosecond laser surgical compensation of presbyopia with six intrastromal ring cuts: 3-year results. *Br J Ophthalmol.* 2015;99(2):170-176. doi: 10.1136/bjophthalmol-2014-305642.

21. Thomas BC, Fitting A, Auffarth GU, Holzer MP. Femtosecond laser correction of presbyopia (INTRACOR) in emmetropes using a modified pattern. *J Refract Surg.* 2012;28(12):872-878.

22. Epstein RL, Gurgos MA. Presbyopia treatment by monocular peripheral presbyLASIK. *J Refract Surg.* 2009;25(6):516-523.

23. Alarcon A, Anera RG, Villa C, Jimenez del Barco L, Gutierrez R. Visual quality after monovision correction by laser in situ keratomileusis in presbyopic patients. *J Cataract Refract Surg.* 2011;37(9):1629-1635.

24. Alio JL. Cataract surgery after Presby-LASIK. *CRST Europe.* http://crstodayeurope.com/articles/2012-sep/cataract-surgery-after-presby-lasik-2/. Published September 2012. Accessed May 30, 2018.

25. Bellucci R. Cataract surgery after Presby-LASIK. *CRST Europe.* https://crstodayeurope.com/articles/2012-sep/cataract-surgery-after-presby-lasik/. Accessed May 27, 2017.

26. Courjaret JC, Matonti F, Savoldelli M, D'Hermies F, Legeais JM, Hoffart L. Corneal ectasia after intrastromal presbyopic surgery. *J Refract Surg.* 2013;29(12):865-868.

27. Taneri S, Oehler S. Keratectasia after treating presbyopia with INTRACOR followed by SUPRACOR enhancement. *J Refract Surg.* 2013;29(8):573-576. doi: 10.3928/1081597X-20130620-02.

28. Braun EH, Lee J, Steinert RF. Monovision in LASIK. *Ophthalmology.* 2008;115(7):1196-1202.

第四章

小光圈角膜植入物

Jay S. Pepose, MD, PhD; Mujtaba A. Qazi, MD

在本章中,我们将讨论小光圈角膜植入物的临床适应证、术后管理等,从而为高质量推广该技术在临床实践中的应用提供指导。本章对美国医疗器械豁免(investigational device exemption, IDE)的研究结果及最近发表的报道进行了分析和回顾。对于一个全面的屈光手术医生来说,KAMRA 小光圈角膜植入物(AcuFocus)是一种有价值的辅助工具。它的出现为有老视但无白内障而又想摘镜的患者提供了新的诊疗方案。相关的研究数据具有很高的可信度和可重复性。目前已有将近 50 篇关于 KAMRA 角膜植入物的同行评议论文,远多丁其他类型的角膜植入物[1]。

从最初的临床试验以及更早期的公司研发版本到现在,KAMRA 角膜植入物的设计有了很大的改进。从美国 IDE 试验到临床推广的进程反映了它的研发过程。KAMRA 角膜植入物由聚氯乙烯和氟化碳纳米颗粒制成,厚 6.0μm,总直径为 3.8mm,中心孔直径 1.6mm,周边为不透光的环形区域(图 4-1 和图 4-2)。

植入物的环上有 8 400 个直径不等(6~12μm)的激光蚀刻微孔,可允许水、CO_2/O_2 扩散和营养成分的渗透,同时也可透过 5% 的光线。为了免除边缘的影响,尽量减少夜间衍射的发生,使光线通过环形区的漫射达到最大化,这些微孔以伪随机的形式设计。

KAMRA 基于小光圈成像原理,选择性通过中心孔径 1.6mm 的光线,阻断周边非聚焦光线通过,缩小模糊圆,增加景深。未治疗的老视组与植入 KAMRA 的治疗组对比显示,KAMRA 植入眼景深明显增加,从远到近的调节力平均达到 2.50D。

KAMRA 通常植入非主导眼,它独特的小光圈设计通过保留单眼的远视力和立体视觉,克服了单眼视方案的局限性[2]。

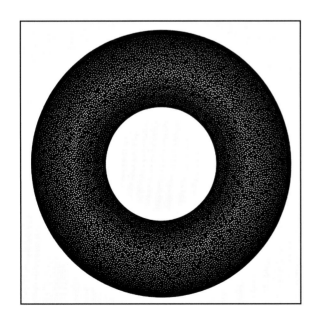

图 4-1　KAMRA 有一个 1.6mm 的中央孔,周边为不透光环形区,包含有 8 400 个激光蚀刻微型孔(经 CorneaGen 公司同意转载)

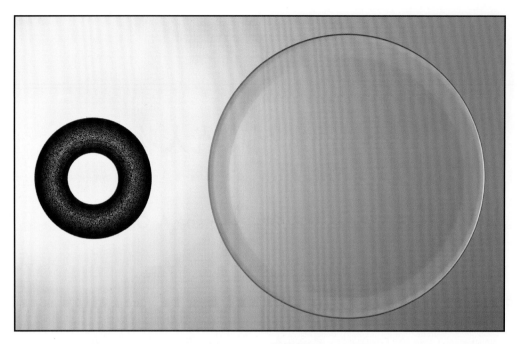

图 4-2　植入物的总直径为 3.8mm,这里展示了角膜接触镜和它的对比(经 CorneaGen 同意转载)

患 者 选 择

　　理想的 KAMRA 患者年龄介于 45~60 岁,患者视近需要+1.0~+2.5D 的近用眼镜,因为生活习惯和其他因素的影响而不想戴阅读眼镜。植入眼中央角膜厚度至少 500μm,并且屈光状态稳定。理想的患者术前主导眼为平光,而选择植入的非主导眼有轻度的近视。如果需要角膜激光手术矫正达到目标屈光度,则需要有足够的角膜厚度来进行准分子激光的切削和植入物的定位。在美国,植入物更适用于中等瞳孔或者暗瞳直径≤6.0mm 的患者。然而,也有研究表明术后视力与手术前、后瞳孔的大小并没有显著的相关性[3]。

　　除此以外,眼表疾病的排除也是十分重要的。需要排除那些角膜中央有点状上皮病变的患者。术前,所有眼睑或泪膜的问题都需要干预和治疗。

　　AcuTargetHD 高清分析仪(视觉测量诊断仪)可用于诊断泪膜的不稳定性和晶状体的病变。HD 分析仪可以通过眼散射指数(Ocular Scatter Inde,OSI)对老视患者的早期晶状体混浊进行分级,这些患者 KAMRA 植入后很可能不满意,而更倾向于进行晶状体置换。最后,任何有眼或全身角膜屈光手术禁忌证的患者,以及那些对手术效果怀有不切实际的期望值的患者,同样不适合进行角膜植入物手术。此外,角膜地形图或角膜断层扫描图提示有圆锥角膜或角膜扩张也是手术的禁忌证。

　　屈光手术后的患者出现老视的时候,往往对摘镜有比较高的愿望和积极性,而更愿意接受角膜植入物手术。目前已有大量 Lasik 术后的患者成功植入 KAMRA 的报道[4-6],而先前接受过放射状角膜切开术[7]和人工晶体植入术[8]后的患者再进行 KAMRA 植入的病例较少。

角膜植入物植入的操作要点

　　角膜植入物的植入并不困难,应该在眼科手术医生掌握的技能范围内。关键步骤包括:目标屈光度患者的选择、将 KAMRA 植入囊袋内、精准的定中心,以及术后护理和局部用药。详见下文。

制作囊袋

　　植入物囊袋的基质床厚度应≥250μm,或至少为角膜总厚度的 40%,植入深度在角膜基质的后 2/3,保护了角膜神经纤维,该位置含有的可转化为肌成纤维细胞的角膜基质细胞较少[9,10],从而减少了向远视飘移和角膜雾状混浊(haze)的风险。最新研究表明,植入物植入>250μm 的深囊袋内获得的最佳近视力优于植入浅囊袋者[6]。美国 IDE 的研究也得出了相同结论(图 4-3)[11]。

　　飞秒激光通过参数优化设置,准确聚焦,实现光滑的角膜板层切割,可用于辅助制作囊袋,患者术后光学

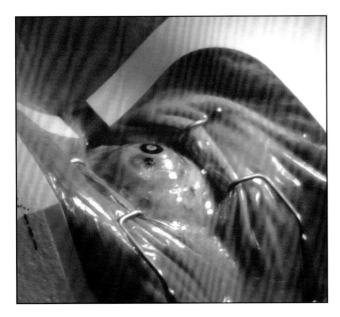

图 4-3　角膜植入物手术中图像(经 Tracy Schroeder Swartz 博士同意转载)

质量更好,反应更轻。

美国 IDE 试验中,采用 iFS 飞秒激光机(Johnson & Johnson Vision 公司)进行扫描,6μm×6μm 点线距相对于其他宽的点线距,能获得更优的最佳近视力,术后 1 年内显然验光等效球镜度数(manifest refraction spherical equivalent,MRSE)更稳定[11]。

目标屈光度

经验表明,主导眼平光、非主导眼保留至少−0.75D 的患者,进行角膜植入物植入焦深最佳,患者满意度最高。虽然,小光圈角膜植入术后残留的轻度散光可忽略不计,但当散光>0.5D 时,对散光的矫正就很有意

义[12]。下一步我们要讨论植入物植入与激光矫正相结合,达到理想的屈光状态。

定　中　心

为了获得最佳的植入中心,可以使用 HD 分析仪,识别视轴同时可以参考入射瞳孔(经角膜看到的瞳孔)。对于大多数人,植入环中心应定位于第一浦肯野像上。对于 Kappa 角大的患者(瞳孔中心与第一浦肯野像中心相差 300μm 以上),植入物的中心应定位于第一浦肯野像中心与瞳孔(小瞳孔)中心的中点。

小光圈设计包容性很强。视轴 300μm 以内偏差,多数患者都能良好耐受,对术后视力几乎没有影响[13]。如果首次手术植入物中心定位不佳,也可以重新调整以提高视力(图 4-4)[14]。

术后治疗方案

KAMRA 植入术后愈合反应的合理干预对长期预后至关重要。大多数手术医生选择一种有效的局部类固醇激素:如 1%醋酸泼尼松龙,第 1 周每日 4 次;1 周后,再改用 0.5%的氯替泼诺或 0.1%氟米龙。在局部使用激素缓慢减量的 3~4 个月内,后两种药物导致眼压升高的概率更低。

除此以外,植入物植入术后的眼表状态也需要积极关注。因为中央角膜是重要的屈光表面,因而需要泪膜覆盖以实现其功能。因此,术后应建议患者定期使用人工泪液。对于干眼症状明显的患者,医生也可使用可降解泪小点栓塞或局部应用干眼药物,比如环

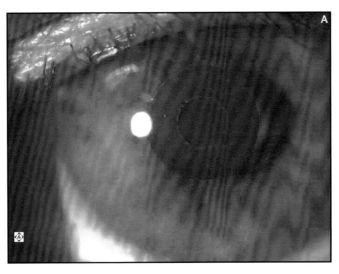

图 4-4　(A)植入物裂隙灯图像(经 Nathan Rock 博士许可转载)

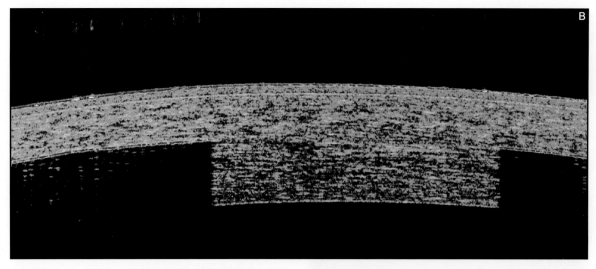

图 4-4(续)　(B)OCT 图像显示植入物中心孔 1.6mm 外区域不透光

孢霉素或立他司特,同时辅以口服 ω-3 脂肪酸。

KAMRA 植入物的效果

IDE 试验是角膜植入物植入术在美国临床应用的关键试验。试验于 2009 年开始,有来自美国、欧洲、亚洲的共 24 个医学中心参加,共有 508 名老视患者接受了单眼植入物手术。纳入标准是:年龄介于 45～60 岁,显然验光等效球镜度数(manifest refraction spherical equivalent, MRSE)为−0.75～+0.5D,非矫正近视力(uncorrected near visual acuity, UNVA)为 20/100～20/40,最佳矫正远视力(best-corrected distance visual acuity, BCDVA)≥20/20。飞秒激光制作深度为 200μm 的囊袋或厚度 200μm 的角膜瓣,植入物植入于囊袋内或角膜瓣下。

在 DE 的一个 166 例患者手术后随访结果表明,密实的点线距(光斑设置≤6μm×6μm)板层切割效果最佳。试验运用 iFS 飞秒激光,其他激光也能设置同样的参数。

有效性及视功能

视力

在 IDE 试验中,研究者对 KAMRA 植入的老视患者随访了 12 个月,患者近视力平均增加了 3 行。随访至术后 60 个月,患者的裸眼近视力提高依然保持稳定。术后 12 个月,患者裸眼远视力(uncorrected distance visual acuity, UDVA)下降了一半,随后的 60 个月,UDVA 也基本保持稳定(图 4-5)。术后 3 年,患者

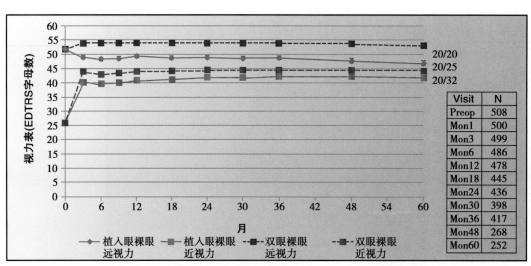

Visit	N
Preop	508
Mon1	500
Mon3	499
Mon6	486
Mon12	478
Mon18	445
Mon24	436
Mon30	398
Mon36	417
Mon48	268
Mon60	252

图 4-5　IDE 研究数据表明,双眼和植入眼的术后 5 年 UNVA 保持稳定。双眼 UDVA 与术前无明显变化(经 CorneaGen 同意转载)

平均单眼 UNVA 为 J2 (Jaeger; 20/25), 平均单眼 UDVA 为 20/25。双眼的 UNVA 和 UDVA 平均值分别为 J2(20/25) 和 20/16。90% 的患者达到 J4(20/32) 或更好的双眼 UNVA, 99% 的患者在术后 12 个月时 UDVA 达到 20/32 或更佳。

景深和屈光状态

小光圈角膜植入物的景深延展程度取决于植入眼的屈光状态。既往研究表明, 术前 -0.75D, 术后可达到 3.0D 的视力调节范围。正视眼或轻度远视眼调节范围缩小。比如, 植入眼术前为 +0.5D, 术后仅达到 1.5D 的视力调节范围(图 4-6)。

在 IDE 试验中, 根据小光圈成像原理, 植入后获得的景深与手术前的视觉体验有关[15]。91.9% 的术前近视患者 UNVA 达到 J5(20/40), 甚至更好。而术前是远视眼的患者达到 J5 的比例只有 76.2%。

对比敏感度

对比敏感度选取了 IDE 试验中 327 名患者进行观察。有一部分患者术后单眼对比敏感度和单眼视力均有下降, 视力下降幅度略大于对比敏感度。然而, 随访 36 个月发现, 植入眼的平均对比敏感度保持在正常范围, 双眼对比敏感度和术前无显著差异。另外, 随机选取 78 例患者作为对照组, 他们双眼植入老视矫正型人工晶状体, 包括 Crystalens AO (Bausch + Lomb Surgical 公司)、ReSTOR + 3.0D multifocal (Alcon Laboratories 公司) 和 Tecnis + 4.0D multifocal (Abbott Medical Optics 公

司)。将他们与 IDE 研究中患者的对比敏感度进行对比发现, KAMRA 植入组单眼对比敏感度优于多焦点人工晶状体植入组。双眼对比敏感度也优于对照组 (3 种 IOL 植入)(图 4-7)[16]。

视野

简单的小光圈完全屏蔽光圈以外的光(预计会影响视野), 和它不同, KAMRA 植入物允许周边光线进入眼内, 到达视网膜, 有助于维持视野[17]。

IDE 研究同样进行了视野测试, 采用 SITA 标准 24-2 视野测试(Zeiss Humphrey 公司)。手术前, 主导眼和非主导眼模式标准差(pattern standard deviation, PSD)相似。术后随访 12 个月发现, 角膜植入物植入眼(即非主导眼)平均偏差略有下降, 从 -0.217 下降到 -1.234, 这种状态一直持续到术后 36 个月。术后, 两眼 PSD 均有轻微增加, 36 个月内 PSD 增幅基本稳定。PSD 的平均增加很低, 意味着 KAMRA 的植入对视野的变化影响不大[11]。

在另一项研究中, 用自动 Goldmann 动态视野仪 (Haag Streit Octopus 900)对植入眼的视野变化进行了评估。对比植入眼和非植入眼的运动视野总面积和范围, 两者之间无显著差异, 因此植入物并不会引起视野的缺损[18]。

立体视觉

IDE 对 60 名患者进行了立体视觉研究, 分别记录了患者术前及术后 6 个月的双眼立体视觉检查结果并

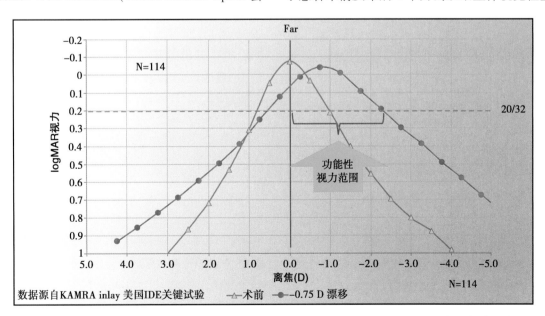

图 4-6 当植入眼术后留有少量近视(-0.75D)时, 患者可达到 2.75D 的景深, 而远视力仅有轻度影响(经 CorneaGen 公司同意转载)

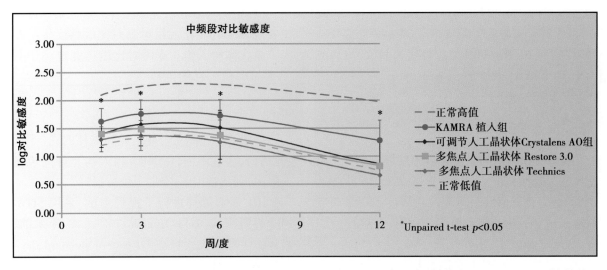

图 4-7　与调节型或多焦点人工晶状体相比，KAMRA 具有更好的双眼中间频段对比敏感度（经 CorneaGen 同意转载）

进行前后对比。研究发现，患者术后立体视觉保持在正常范围内，与术前水平相当（36.1 弧秒±31.3 弧秒 vs. 35.5 弧秒±34.7 弧秒），两者无统计学差异。表明 KAMRA 角膜植入物不影响植入者的立体视觉[19]。

Fernandez[2] 等人则报道了一批保留−0.75D 的单眼视患者，其中联合角膜植入物的患者的立体视觉比传统单眼视患者的更好。

患者报告结果

大量研究均表明，患者对小光圈角膜植入物植入效果满意[20-24]。特别值得一提的是，主导眼平光、非主导眼轻度近视的患者的景深效果最佳，摘镜率最高。有研究报道，在屈光正视的患者中（显然验光等效球镜为−0.1D，术后调节范围为−2.0～+1.75D），那些−0.75D 近视的患者，在植入角膜植入物后获得了更高的摘镜率和满意度[6]。根据我们的经验，如果患者主导眼是远视，待激光矫正为正视后，患者的满意度会进一步提高。

安全性

IDE 试验研究中，所有患者术前的 BCDVA≥20/20，术后 BCDVA 下降了 2 行的不足 2.0%。随着时间的推移，视力下降 2 行以上的比例逐渐降低，术后 12 个月比例为 1.9%，24 个月 1.1%，36 个月 0.7%。在术后 36 个月内，BCDVA 平均丢失 1 个字母。在术后所有的时间里，大约 99%～100%患者最佳远视力在 20/25 以上。没有患者 BCDVA 低于 20/40[11]。

在 IDE 的试验中，术中并发症包括：植入物上的碎片（0.2%或 1/508）、植入物上的碎片造成角膜缺损（0.2%或 1/508）、囊袋内细胞沉积引起视力下降 2 行

及以上（0.2%或 1/508）、囊袋内角膜上皮植入（0.6%或 3/508）、植入物折叠（0.2%或 1/508）。

另外，术后 2 例患者角膜帽局部变薄。一例继发于眼表异物（油漆异物覆盖于植入物所在位置的角膜表面），另一例由于植入物多次折叠、反复手术而引起。5%的患者因为伤口愈合反应出现了远视漂移。

双联手术

为了使 KAMRA 植入术延伸景深的受益最大化，许多患者需要联合激光手术来矫正视力。而实现这个目标最好的方法是让更多的医生参加其中，积累并分享他们的手术经验。

在我们看来，手术可以有计划地被分成两个步骤：首先用飞秒激光制作一个薄的角膜瓣来完成视力矫正，数周后，制作一个囊袋，完成角膜植入物手术。植入物应置于 250μm 甚至更深的角膜基质内，而且至少位于角膜瓣下 100μm 以下。分期手术使手术医生有信心得到一个好的屈光效果，并且在植入术前集中精力于激光视力矫正。

另一方面，若上述两次手术联合开展，手术医生的工作将更高效，而患者能更快捷得到期望的结果。目前已经有一些双联手术的报道。

例如，Igras[20] 等人最近对 132 例接受 LASIK 和 KAMRA 联合手术的患者进行了回顾性分析，包括患者术后 12 个月的检查结果。在该项研究中，在波前像差引导下行飞秒 Lasik 术，没有额外地制作囊袋，而是将角膜植入物植入于 200μm 的厚角膜瓣下。植入眼 UNVA 明显提高，从 J13 提高到 J3 甚至更好，同时双眼 UDVA 未见明显变化[20]。

Tomita 和 Waring[21] 报道了行 LASIK+KAMRA 联

合术后 1 年的结果:共 277 例远视性老视患者,角膜植入物也是植入于角膜瓣下。根据年龄,他们将患者分成了三组,分别为 40 多岁(组 1)、50 多岁(组 2)、60 多岁(组 3)。三组患者平均 UDVA 都达到 20/20,远视力分别各提高 1、2、3 行。组 1 患者平均 UNVA 达到 J2,组 2 和组 3 患者平均 UNVA 达到 J3[21]。

目前,也有些手术医生行联合术时,先用飞秒制作囊袋和角膜瓣,完成植入物手术,然后再行准分子激光切削。这就需要手术医生对植入物的居中性有相当的把握,因为植入物偏中心可能会引起激光切削区的偏心效应。建议囊袋与角膜瓣之间的厚度必须有 $\geq 100\mu m$ 的安全距离,这样才能保证激光切削和植入物手术在两个独立的层面进行,而不会互相干扰。

Moshirfar[25] 等人进行了小样本的研究,他们分析了 12 例行屈光性角膜切削术(photorefractive keratectomy,PRK)+KAMRA 植入联合术的患者,术后随访 6 个月。行乙醇法 PRK,植入物位于角膜基质囊袋内。绝大多数患者植入眼的术后屈光度在目标屈光度(−0.75D)的 ±0.5D 内,83% 的患者术后单眼 UNVA 达到 20/40,甚至更高[25]。

PRK 术式恢复时间长,限制了与 KAMRA 的联合应用。当术后角膜瓣掀起增加了角膜上皮内生的风险、既往曾行 LASIK 手术而角膜瓣厚度无法把握的时候,PRK 可能是一种合适的选择。此外,对于角膜厚度不够,角膜瓣与植入物囊袋之间不足以达到 $100\mu m$ 安全距离,或无法保留 $250\sim300\mu m$ 的角膜基质床的患者,PRK 也是可以考虑的。Moshirfar[25] 等人指出,行联合术可以缩短病程,减少术后使用糖皮质激素的总时间。

术后管理概述

视力测试

由于患者的调节范围扩大,可以耐受相当程度的屈光不正,在明显的退化出现以前,检查植入眼得到可重复的屈光状态有很大难度。电脑验光结果并不可靠,对于 KAMRA 眼来说中和检影或红绿测试相对来说更有意义,检查应在明亮的房间进行。然而,IDE 临床试验研究表明,重复性在屈光度 ±0.50D 内,植入眼达到 90%,而非植入眼在 95% 左右[11]。

植入眼角膜地形图解读

为了术前选择合适的患者、术后评估干眼引起的眼表不规则及伤口的愈合情况,角膜地形图的检查很有必要。需要强调的是,评估角膜地形图时,应考虑到标尺和颜色的设置,以避免解读错误。

术后角膜地形图常发现植入物边缘的角膜曲率轻度变陡,而角膜中央区无明显变化。这种改变并非调整用药的指标。少数患者术后过度的伤口愈合反应引起植入物前的不规则雾状混浊,从而导致了植入物周边的角膜变陡,而中心区域呈现相对平坦。在曲率图上可以看到植入物前有一个红色的环,这个改变也可能与远视飘移和近视力下降有关。这一系列改变是过度组织创伤愈合反应的特征,可以增加局部强效糖皮质类固醇激素(比如 1% 醋酸泼尼松龙或 0.05% 二氟泼尼酯)的用药频率。极少数情况下,创伤愈合反应对类固醇激素不敏感,因此建议及早将植入物取出。

如果出现严重的泪膜不稳定,KAMRA 植入物上方的角膜可能会变平,角膜地形图表现为特征性蓝色环,而中央区域相对变陡,向近视漂移。积极的干眼治疗能明显缓解患者的视觉不适,改善角膜地形图的检查结果。治疗方法包括泪小点栓塞,以及使用环孢霉素、立他司特。

在 IDE 研究中,角膜地形图异常的发生率很低,采用了类固醇激素和/或眼表的干预以后,几乎所有患者的这些表现均呈一过性,患者的症状得到了缓解。

角膜上皮内生

尽管概率很低,KAMRA 植入时可能发生囊袋内角膜上皮内生。在 IDE 试验中,上皮内生的发生率只有 0.6%。如果发生上皮内生,处理方法视发生部位而定,可以在不影响角膜植入物的时候成功清除角膜上皮,也可以通过合适的方法来控制上皮内生的发生,如清除隧道口附近松解的上皮细胞层,在手术器械进入囊袋时小心抬起切口边缘。

其他眼部检查和处理

植入物植入角膜基质后可以进行常规的眼科检查。KAMRA 植入后,眼底照相、光学相干断层摄影、视野、眼压测量、对比敏感度测试和前房角镜检查都可以正常进行[24-30]。

只需要手术技巧方面的微小调整,角膜植入物植入眼同样可以接受白内障手术及 Nd:YAG(钕钇铝石榴子石)后囊切开术[28,30-32]。目前已有报道使用精密的生物测量 Lenstar(HaagStreit)和 SRK/T 计算公式可以得出人工晶状体的精确度数[32]。有研究报道,在动物(猪眼)KAMRA 植入后,可以成功使用飞秒激光来制作透明角膜切口、弧形切口，并进行白内障撕囊术[33]，但是需要更多的人类临床试验。白内障摘除后，可以植入单焦点人工晶状体。或者，也可先把植入物取出再进行白内障手术。

对于需要使用非聚焦的视网膜激光光凝治疗（如全视网膜光凝、中心性浆液性脉络膜视网膜病变、黄斑水肿），角膜植入物应先行被取出，以尽量减少激光可能对植入物和周边角膜组织的损伤[34]。然而，目前也有病例报道，在广角接触镜的帮助下，医生可以进行周边视网膜拍照并发现视网膜裂孔[35]，也有 KAMRA 植入眼成功地进行了玻璃体切除、经巩膜的冷冻和气液交换治疗的报告[36]。同样，也有关于 KAMRA 眼行抗血管内皮生长因子注射、充气性视网膜固定术、巩膜扣带术等治疗的报道。

角膜植入物的取出

可逆性是角膜植入物的一个主要优点。IDE 研究中，密集飞秒光斑制作囊袋的患者，植入物的取出率为 2.9%[11]。植入物的取出可与单眼视反转相比较。根据既往的文献，单眼视反转率从 1.2% 到 7% 不等[37,38]。对于植入的老视矫正型人工晶状体来说，人工晶状体的取出有较高的风险而且局限于置换成单焦点人工晶状体，其取出率约为 1.0%。IDE 研究中，取出 KAMRA 植入物的所有患者，其屈光度于术前显然验光等效球镜度数偏差在 ±0.5D 内，其 BCDVA 至少能达到 20/20，甚至更高。

植入物取出后，角膜基质床可能留有模糊的环形痕迹，这是正常现象，随着时间的推移，痕迹会逐渐消失。在某些情况下，植入物取出前角膜已有 haze 形成，植入物取出后，haze 可能依然持续存在，并可导致视力恢复延迟。

患者的焦虑和不满

总体而言，角膜植入物植入的患者的不满情绪和并发症较少，而且是可以处理的。

视力不满意

屈光不正是眼内植入物患者不满的最主要原因。植入眼屈光状态介于 -0.75～-1.0D，同时主导眼平光的患者术后能同时实现较好的远、近视力。如果偏向远视，患者近视力就下降；反之，如果偏向于近视，患者远视力下降。

视力波动、模糊

在 IDE 试验中，6% 的患者术后 12 个月内出现严重的视力模糊或波动。这些患者应该完善双眼屈光度以及干眼、白内障和其他眼部异常的检查。多数患者的视力波动主要与干眼有关，这部分患者常常依从性不佳，未能按照医嘱规范点药。

夜视症状

IDE 研究中，严重眩光或光晕的发生率低于 3%，而夜视力下降的发生率也只有 3%，甚至更低[9]。患者的症状和发病率与 LASIK 术后类似。使用 HD 分析仪对植入物的中心定位进行评估。随着时间的推移，神经适应性不断提高，多数患者的夜视障碍会逐渐改善、消失。因此，教育患者避免比较两眼之间的视觉差异是很有必要的，并应鼓励他们在暗环境下通过提高环境亮度来改善视力。

干眼症

IDE 研究中，术后 12 个月时严重干眼症的发生率为 5.8%，36 个月时是 5.5%[11]。研究结果与其他角膜屈光手术相符。干眼是屈光术后常见的不适之一，通过眼表状态的干预可以得到很好的改善[39]。研究发现，年龄偏大的患者、绝经后女性、术前屈光度数较高的患者是 LASIK 术后干眼的高发人群（P = 0.001）[40]。这些因素也同样会影响 KAMRA 植入术后干眼的发生。

术前对眼表状态的改善和优化，可以明显降低术后干眼的发生率和症状的严重程度。

阴影和重影

在 IDE 研究中，1%～2% 的患者有明显的重影和阴影。如果植入物偏中心，患者很可能出现重影和阴影[14]，同时近视力的改善也达不到预期。HD 分析仪或类似检查设备，可用于评估植入物的实际中心位置，并以第一浦肯野线和瞳孔中心为参考，指导重新定位。而裂隙灯或角膜地形图无法做出精准的定位。植入物重新定位后，患者的视觉质量和视力很快就得到提高[14]。

适应困难

就像所有老视矫正方法一样，有些患者神经适应需要很长时间，而有一部分患者主导眼的主导地位过强，可能压制了植入物眼，导致适应过程更加困难。给患者足够的适应时间,鼓励他们规律地进行阅读练习,尽量减少老花镜的使用,甚至在个别情况下,遮盖主导眼。这些措施可以辅助患者更快、更好地适应。

结　论

众多的临床研究和商业营销模式提供了很多资料,使大家对 KAMRA 植入术的原理和预期结果有了更多的了解。本质上说,医生应对患者的干眼、晶状体改变或其他禁忌证等潜在的风险进行仔细的筛查,这与规范、熟练的手术操作同样重要。此外,KAMRA 植入必须采用平滑的飞秒激光技术制作角膜囊袋,进行准确的中心定位,以及辅以逐步减量的抗感染治疗。

当达到预期的屈光状态时,患者将获得最佳的视觉质量。屈光矫正联合角膜植入物手术方案还在不断改进,但已有不少医生通过不同的方法取得了手术的成功。

当遵循上述步骤时,KAMRA 植入物的植入可以帮助患者达到 2.5D 的视力调节范围,同时将远视力、立体视觉和对比敏感度的影响降到最低。并发症少,且在大多数病例中是容易处理的。多数情况下,角膜植入物是不需要取出的。但是手术的可逆性也是这种老视矫正术的优点之一。总而言之,迄今为止的研究表明,小光圈角膜植入物适合尚不需要进行白内障手术的老视患者,能够为患者提供卓越的视觉质量。

（车丹阳　蔡劲锋　译）

参 考 文 献

1. Srinivasan S. Corneal inlays for spectacle independence: Friend or foe? *J Cataract Refract Surg.* 2016;42(7):953-954.
2. Fernandez EJ, Schwarz C, Prieto PM, Manzanera S, Artal P. Impact on stereo-acuity of two presbyopia correction approaches: monovision and small aperture inlay. *Biomed Opt Express.* 2013;4(6):822-830.
3. Tomita M, Kanamori T, Waring GO 4th, Huseynova T. Retrospective evaluation of the influence of pupil size on visual acuity after KAMRA inlay implantation. *J Refract Surg.* 2014;30(7):448-453.
4. Tomita M, Kanamori T, Waring GO 4th, Nakamura T, Yukawa S. Small-aperture corneal inlay implantation to treat presbyopia after laser in situ keratomileusis. *J Cataract Refract Surg.* 2013;39(6):898-905.
5. Tomita M, Huseynova T. Evaluating the short-term results of KAMRA inlay implantation using real-time optical coherence tomography-guided femtosecond laser technology. *J Refract Surg.* 2014;30(5):324-329.
6. Moshirfar M, Quist TS, Skanchy DF, Wallace RT, Linn SH, Hoopes PC Jr. Six-month visual outcomes for the correction of presbyopia using a small-aperture corneal inlay: single-site experience. *Clin Ophthalmol.* 2016;10:2191-2199.
7. Huseynova T, Kanamori T, Waring GO 4th, Tomita M. Small-aperture corneal inlay in patients with prior radial keratotomy surgeries. *Clin Ophthalmol.* 2013;7:1937-1940.
8. Huseynova T, Kanamori T, Waring GO 4th, Tomita M. Small-aperture corneal inlay in presbyopic patients with prior phakic intraocular lens implantation surgery: 3-month results. *Clin Ophthalmol.* 2013;7:1683-1686.
9. Patel S, McLaren J, Hodge D, Bourne W. Normal human keratocyte density and corneal thickness measurement by using confocal microscopy in vivo. *Invest Ophthalmol Vis Sci.* 2001;42(2):333-339.
10. Niederer RL, Perumal D, Sherwin T, McGhee CN. Age-related differences in the normal human cornea: a laser scanning in vivo confocal microscopy study. *Br J Ophthalmol.* 2007;91(9):1165-1169.
11. AcuFocus. KAMRA inlay professional use information. *US Food & Drug Administration.* https://www.accessdata.fda.gov/cdrh_docs/pdf12/p120023d.pdf. Published March 29, 2015. Accessed May 31, 2018.
12. Tabernero J, Artal P. Optical modeling of a corneal inlay in real eyes to increase depth of focus: optimum centration and residual defocus. *J Cataract Refract Surg.* 2012;38(2):270-277.
13. Corpuz CC, Kanamori T, Huseynova T, Tomita M. Two target locations for corneal inlay implantation combined with laser in situ keratomileusis. *J Cataract Refract Surg.* 2015;41(1):162-170.
14. Gatinel D, El Danasoury A, Rajchles S, Saad A. Recentration of a small-aperture corneal inlay. *J Cataract Refract Surg.* 2012;38(12):2184-2191.
15. Eppig T, Spira C, Seitz B, Szentmary N, Langenbucher A. A comparison of small aperture implants providing increased depth of focus in pseudophakic eyes. *Z Med Phys.* 2016;26(2):159-167.
16. Vilupuru S, Lin L, Pepose JS. Comparison of contrast sensitivity and through focus in small-aperture inlay, accommodating intraocular lens, or multifocal intraocular lens subjects. *Am J Ophthalmol.* 2015;160(1):150-162.
17. Atchison DA, Blazaki S, Suheimat M, Plainis S, Charman WN. Do small-aperture presbyopic corrections influence the visual field? *Ophthalmic Physiol Opt.* 2016;36(1):51-59.
18. Brooker ET, Waring GO IV, Vilupuru AS, Sanchez Leon F. Effect of small aperture intra-corneal inlay on visual fields [ARVO abstract 1391]. *Invest Ophthalmol Vis Sci.* 2012;53(14):1391.
19. Linn SH, Skanchy DF, Quist TS, Desautels JD, Moshirfar M. Stereoacuity after small aperture corneal inlay implantation. *Clin Ophthalmol.* 2017;11:233-235.
20. Igras E, O'Caoimh R, O'Brien P, Power W. Long-term results of combined LASIK and monocular small-aperture corneal inlay implantation. *J Refract Surg.* 2016;32(6):379-384.
21. Tomita M, Waring GO IV. One-year results of simultaneous laser in situ keratomileusis and small-aperture corneal inlay implantation for hyperopic presbyopia: comparison by age. *J Cataract Refract Surg.* 2015;41(1):152-161.
22. Dexl AK, Seyeddain O, Riha W, et al. Reading performance and patient satisfaction after corneal inlay implantation for presbyopia correction: two-year follow-up. *J Cataract Refract Surg.* 2012;38(10):1808-1816.
23. Dexl AK, Seyeddain O, Riha W, et al. One-year visual outcomes and patient satisfaction after surgical correction of presbyopia with an intracorneal inlay of a new design. *J Cataract Refract Surg.* 2012;38(2):262-269.
24. Dexl AK, Jell G, Strohmaier C, et al. Long-term outcomes after monocular corneal inlay implantation for the surgical compensation of presbyopia. *J Cataract Refract Surg.* 2015;41(3):564-575.
25. Moshirfar M, Wallace RT, Skanchy DF, et al. Short-term visual result after simultaneous photorefractive keratectomy and small-aperture cornea inlay implantation. *Clin Ophthalmol.* 2016;10:2265-2270.
26. Carones F. Assessment of the KAMRA inlay using video keratography and corneal OCT: 2 year results. Paper presented at: the ESCRS Annual Meeting; October 5-9, 2013; Amsterdam, Netherlands.
27. Agca A, Demirok A, Celik HU, et al. Corneal hysteresis, corneal resistance factor, and intraocular pressure measurements in eyes implanted with a small aperture corneal inlay. *J Refract Surg.* 2014;30(12):831-836.
28. Seyeddain O, Hohensinn M, Riha W, et al. Small-aperture corneal inlay for the correction of presbyopia: 3-year follow-up. *J Cataract Refract Surg.* 2012;38(1):35-45.
29. Casas-Llera R, Ruiz-Moreno JM, Alio JL. Retinal imaging after corneal inlay implantation. *J Cataract Refract Surg.* 2011;37(9):1729-1731.

30. Yilmaz OF, Alagoz N, Pekel G, et al. Intracorneal inlay to correct presbyopia: long-term results. *J Cataract Refract Surg.* 2011;37(7):1275-1281.

31. Ziaei M, Mearza A. Corneal inlay implantation in a young pseudophakic patient. *J Cataract Refract Surg.* 2013;39(7):1114-1117.

32. Tan TE, Mehta JS. Cataract surgery following KAMRA presbyopic implant. *Clin Ophthalmol.* 2013;7:1899-1903.

33. Rivera R, Linn S, Hoopes P, Mitchell Y. Effects of a femtosecond laser used during a cataract procedure on a corneal inlay. *Invest Ophthalmol Vis Sci.* 2014;55(13):1544.

34. Mita M, Kanamori T, Tomita M. Corneal heat scar caused by photodynamic therapy performed through an implanted corneal inlay. *J Cataract Refract Surg.* 2013;39(11):1768-1773.

35. Yokota R, Koto T, Inoue M, Hirakata A. Ultra-wide-field retinal images in an eye with a small-aperture corneal inlay. *J Cataract Refract Surg.* 2015;41(1):234-236.

36. Jabbur N. Sequential retinal detachment and cataract surgery in a patient implanted with a small-aperture corneal inlay. Poster presented at: the ESCRS Annual Meeting; September 13-17 2014; London, England.

37. Reilly CD, Lee WB, Alvarenga L, Caspar J, Garcia-Ferrer F, Mannis MJ. Surgical monovision and monovision reversal in LASIK. *Cornea.* 2006;25(2):134-138.

38. Braun EH, Lee J, Steinert RF. Monovision in LASIK. *Ophthalmology.* 2008;115(7):1194-1202.

39. Shoja MR, Besharati MR. Dry eye after LASIK for myopia: Incidence and risk factors. *Eur J Ophthalmol.* 2007;17(1):1-6.

40. Nettune GR, Pflugfelder SC. Post-LASIK tear dysfunction and dysesthesia. *Ocul Surf.* 2012;8(3):135-145.

第五章

可变形角膜植入物：
合成植入物和同种异体植入物

Michael Endl，MD；Soosan Jacob，MS，FRCS，DNB；
Amar Agarwal，MS，FRCS，FRCOphth

老视患者期望摆脱对传统眼镜或角膜接触镜的依赖，他们对近视力的需求促进了医学创新。可变形角膜植入物通过将植入物植入到角膜层间，将角膜前表面向扁长形改变，方便了近距离阅读。可变形植入物主要包括合成的植入物 Raindrop（ReVision Optics）和同种异体角膜植入物。

Raindrop 近视力植入物

Raindrop 近视力角膜植入物已通过美国食品药品管理局（Food and Drug Administration，FDA）认证，帮助正视眼（主觉验光等效球镜-0.50～+1.00D）的老视患者提高近视力。矫正原理是：通过飞秒激光制作角膜瓣，将透明 Raindrop 植入物置于角膜瓣下，形成一个更高的椭长形态以改变角膜前表面，重塑了角膜上皮和基质的生物性状。通过重塑角膜前表面曲率，植入物在瞳孔中心增加了屈光力用于视近，而屈光力从中央向中周边区逐渐梯度降低，故中周边区域用以视远。植入后角膜上皮与 Raindrop 形成了光滑的过渡带，降低了术后视觉症状的发生率，而用多焦点人工晶状体矫正老视的白内障患者时，这些视觉症状可能出现。植入物可较为容易地被取出或更换，其安全性已经得到验证。本章旨在总结这种水凝胶角膜植入物的历史发展、设计理念、作用机制，以及对发表的安全性和有效性研究报告进行概述。

角膜植入物是用来改善老视患者近视力、帮助减少其对老花镜依赖的一项现代技术。20 世纪 40 年代

后期，人们已经产生了角膜内植入物的构想，并在角膜内测试过多种合成材料，但大多材料因缺乏生物组织相容性而未获成功。20 世纪 50 年代，经过前期大量动物试验，第一个具有生物相容性的凝胶材料被成功运用于临床试验[1]。

早期植入物手术均未获成功，主要因为缺乏屈光术后预测性、植入物参数变异性大（材质和大小），以及植入后角膜炎性反应等。这些研究大多是用手工制作角膜囊袋或微型角膜刀完成制瓣。20 世纪 90 年代，随着飞秒激光技术的发展，角膜瓣和角膜囊袋的制作变得精准、宜行，也更具有预测性，使得角膜植入物的相关技术近来得到长足发展[1]。

Raindrop 角膜植入物的相关技术始于 2007 年，材料是一种专利的水凝胶，其含 80% 水分，生物相容性高，与角膜组织的折射率相似。该材料特性既需满足角膜内营养物质的交通，同时也需构建生物屏障防止角膜组织向植入物内生。该特征使得植入物可以维持生物活性，同时保证植入物可以随时被取出或者更换。有研究显示，Raindrop 的葡萄糖通过量是过去所用晶体材料的 10 倍左右[2]。Raindrop 植入物较先前研发的植入物更小、更薄（图 5-1），中央厚度约 30μm，周边厚度变薄至 10μm，直径约 2mm（图 5-2）。

尽管 Raindrop 植入物本身并没有屈光力，但它可以重塑角膜前表面的形状，形成一个高的椭长形态增加角膜屈光力。这样患者就可以看清近距离及中距离的物体[3]。Raindrop 植入物在 2016 年 6 月获得美国 FDA 批准。其适应证包括：术前角膜中央厚度必须在

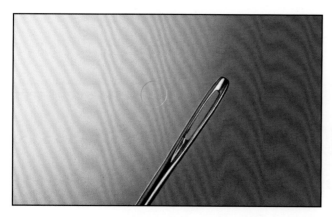

图 5-1 Raindrop 角膜植入物与针孔的大小比较(经 ReVision Optics 同意转载)

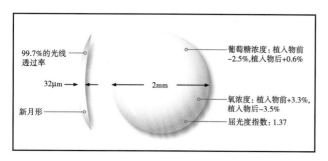

图 5-2 Raindrop 角膜植入物大小和特性示意图

孔中心,干燥约 1 分钟后将角膜瓣复位。患者术后 1 个月使用不含苯扎氯铵的强效皮质类固醇药物,随后 2 个月改用中效类固醇激素,适量使用不含防腐剂的人工泪液[5]。

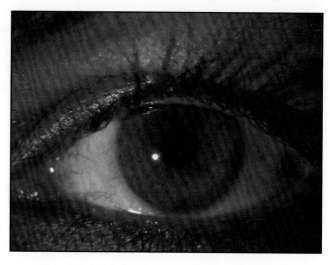

图 5-3 裂隙灯图像:Raindrop 角膜植入物放置在非主导眼瞳孔中心(经 Nathan Rock 博士同意转载)

$500 \sim 600 \mu m$,植入位置在角膜中央厚度的前 30%,最小深度为 $150 \mu m$,最小基质床厚度 $300 \mu m$。使用飞秒激光辅助制作 8mm 角膜瓣,以光照下收缩的瞳孔为中心,植入物置于非主导眼角膜瓣下(图 5-3)[4]。掀开角膜瓣后,将钛合金预装推注器放置在角膜基质上,并借由辅助工具(通常为套管末端)将植入物放置在瞳

波前技术被用于评估 30 名老视患者 Raindrop 植入术后临床效果及作用机制。通过 i-Trace 视觉质量仪(Tracey Technologies)分析了手术前后角膜前表面高度变化(图 5-4),用光学相干断层成像(optical coherence tomography, OCT; Optovue Inc)测量了植入后角膜上皮的变化,结果显示角膜上皮中央变薄而周边增厚(图 5-5)。植入物的厚度与最终产生的高度差异归因于植入后角膜瓣增厚作用的减弱和角膜上皮的重

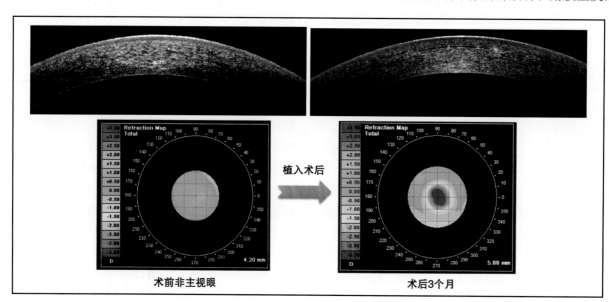

图 5-4 i-Trace(Tracey Technologies)轴向图显示:Raindrop 植入术后角膜中央的屈光力增加(经 ReVision Optics 公司许可转载)

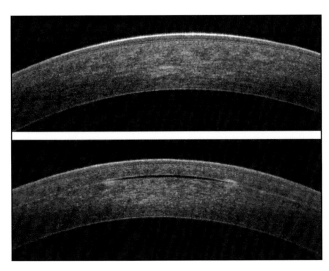

图 5-5　Raindrop 植入前后的角膜 OCT 对比,角膜基质中的黑色区域为植入物

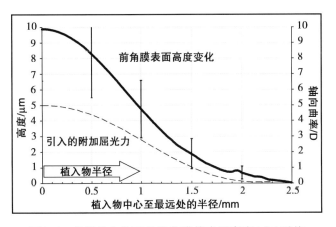

图 5-6　角膜植入物引起的角膜前表面高度(左)平均变化和轴向曲率(右)的变化。误差线表示 1 个标准差

塑。这种重塑将植入物的效果延伸至植入物直径 2 倍的区域,所引起的角膜前表面高度变化使得瞳孔中心区域可产生约+5D 的近附加屈光力,而在 4mm 直径区域近附加屈光力约为+0.25D(图 5-6),角膜中央高度的变化改善了患者术后近视力及中距离视力[6]。

最初的 20 位老视患者的 Raidrop 植入术临床研究显示:植入术后 1 周,患者近视力均有改善,其裸眼近视力(uncorrected near visual acuity,UNVA)均达到了 20/40 及以上;术后 1 年,术眼 UNVA 提高至 20/32 及以上,裸眼远视力(uncorrected distance visual acuity,UDVA)均优于 20/32,双眼远视力达到 20/20 以上。术后眼部并发症和视觉不适发生率较低,所有患者对 Raindrop 手术的视觉效果评价为满意或非常满意。但也有患者反映有轻度的视觉不适,只有 11% 的患者在术后 12 个月出现中至重度视觉症状[7]。

Steinert 等人[3]分析了 188 例非主导眼植入 Rain-

drop 的术后效果。角膜中心视近区域形成了眼焦点前近距离图像,角膜中心区域外的连续的环形区域提供了自然的中至远距离图像。术后,术眼的平均 UNVA 为 20/25,平均裸眼中距离视力(uncorrected intermediate visual acuity,UIVA)为 20/25,平均 UDVA 为 20/32。所有受试者双眼远视力均能达到 20/25 及以上。植入物可形成中心视近区域屈光力连续分布,较术前屈光度增加 2D(术前屈光的理想范围是 $-0.5 \sim +1.5D$),提供了良好的视力。患者在明暗环境下看近的视力表现皆优于术前[3]。

在美国一项包括 30 名患者的关键性研究中,患者术后平均阅读近附加减少了 1.60D。术后 1 年,平均矫正远视力(distance-corrected near acuity,CDNA)增加超过 3 行,患者最佳矫正远视力达到 20/40 及以上,屈光度范围在 3.50D 以内。97% 的患者双眼远、中、近裸眼视力达到 20/32。双眼对比敏感度没有明显变化,患者满意度很高[8]。另一项研究分析了 Raindrop 植入以后的高阶像差,只有球差在术后发生明显变化。通过向量分析计算手术引起的屈光度改变来量化这种视觉改变,显示焦深增加和近视力提高得益于负球差的增加[9]。

另一项美国医疗器械豁免临床研究对 Raindrop 植入术后 12 个月的安全性及有效性进行评估,结果显示,植入术后 3 个月患者平均 UNVA 达到 20/20,而 99% 的患者术前 UNVA 只有 20/50 或者更差。术后 1~12 个月,患者的平均中距离视力为 20/25,远视力虽然从 20/20 下降至 20/25,但是所有患者的双眼平均远视力仍为 20/20 及以上。术后对比敏感度检查显示在高频段区域有下降,但双眼视功能未出现异常,超过 95% 的患者未出现或只有轻度的眼部症状。由于植入物偏心,有 18 例患者需要更换,有 11 例植入物取出。更换术后 3 个月,100% 的患者矫正视力达到 20/25 或者更好。取出术后 3 个月,角膜形态恢复至术前状态[10](图 5-7)。

美国 FDA 临床试验结果显示,患者植入术后 24 个月的效果与 12 个月大致相似[4]。总体说来,患者 UNVA 可以提高 5 行左右,UIVA 提高约 2.5 行,而 UDVA 下降约 1.2 行(图 5-8),术后 6 个月屈光状态趋于稳定(图 5-9)。对 30 名受试者在术前和术后 12 个月进行离焦曲线测试,结果显示,植入术后患眼具有更平坦的负离焦曲线(图 5-10)。

在对试验亚组的手术方案、推荐治疗参数和手术技巧根据分类进行标准化后,标准组手术效果较其他组试验研究显示出更好的安全性。对比不同厚度的角

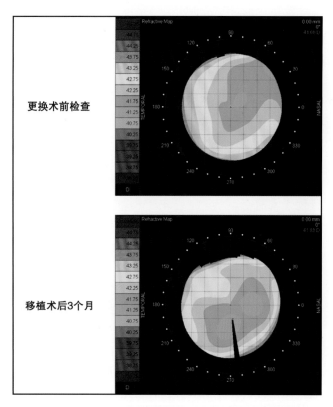

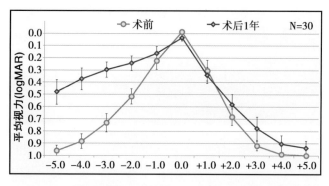

图 5-10   非主导眼术前和术后 1 年的离焦曲线,误差线表示 1 个标准差

膜瓣组[角膜瓣厚度小于中央角膜厚度的 29.9%,角膜瓣厚度超过中央角膜厚度的 29.9%,以及角膜瓣厚度等于中央角膜厚度的 30%(标准组)],并使用 3 个月皮质类固醇,发现标准组角膜雾状混浊(haze)的发生率最小(图 5-11),该组移植物取出率也从其他两组中的 7.2% 下降至 3.7%,术后仅有 1 名受试者出现了雾状浑浊。所有接受移植的患者远视力都恢复到了基线水平(见图 5-7 的示例地形图),且术后最佳矫正远视力均达到 20/25 及以上。

Raindrop 植入联合 LASIK 手术的安全性及有效性研究结果显示(在美国为 off-label 治疗),对于远视性老花眼[11],Raindrop 植入联合 LASIK 的目标屈光度是轻度远视(0.00~+0.50D),这与 KAMRA(CorneaGen)植入术后目标屈光度为轻度近视有所不同[12]。LASIK 联合 Raindrop 植入后,单眼的 UNVA 与那些正视眼植入 Raindrop 的研究相似,但是 UDVA 在术后早期较低,术后 1~6 个月或更久会提高至约 20/32。术后 12 个月,所有患者对手术效果均"满意"或"非常满意",轻度以上的视觉症状未见报告。Garza 和 Chayet[13] 比较了 30 例患者,双眼行 LASIK 手术,非主导眼联合 Raindrop 植入术。术后双眼平均裸眼远、中、近视力均优于 20/25。问卷调查显示,术后 1 年视觉状态与术前保持同等水平,98% 的患者无需额外视力矫正即可正常生活,90% 的患者对总体视功能表示满意。上述研究显示,角膜植入物植入术联合 LASIK 手术对伴有近视和远视的老视患者均安全有效。

其他研究也表明 Raindrop 植入术对 IOL 植入等其他眼科手术不产生影响。在一个有 2 例患者的临床报道中,已有植入物的患眼进行了飞秒激光辅助的白内障手术。由于植入物是透明的,因此它并不会干扰眼内结构的观察,也不会增加额外的手术操作。除了植入术前的角膜曲率值要手动输入外,IOL 屈光力计算按常规完成。单焦点 IOL 目标屈光度为平光,由于

图 5-7   Raindrop 更换术前和术后 3 个月角膜地形图对比

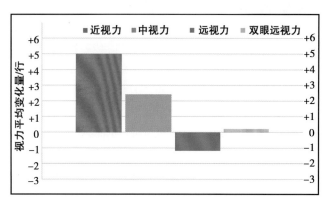

图 5-8   Raindrop 植入眼远、中、近视力以及双眼远视力在术后 24 个月与术前的变化量

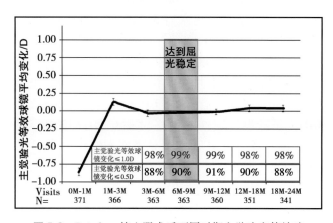

图 5-9   Raindrop 植入眼术后不同时期主觉验光等效球镜平均变化,误差线表示 95% 可信区间

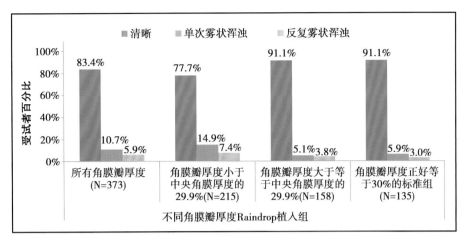

图 5-11　不同角膜瓣厚度 Raindrop 植入后 haze 的发生率

角膜植入物的存在，两位患者在远视力提高同时保持了近视力的改善[14]。另一个病例是 Raindrop 植入物术后进行了 ICL 植入，同样，植入物对手术过程并没有影响，但精准确定 ICL 的尺寸和屈光度非常重要，且应保证尽可能少的眼内操作以避免术后早期的角膜水肿[15]。

多项临床研究均已证明 Raindrop 植入物的有效性，其通过改变角膜形状提高老视患者的近视力。目前眼内植入物手术已成为常见的老视矫正手术方式。在飞秒激光瓣下植入 Raindrop，使角膜变得扁长，角膜前表面中心部位曲率增加改善了近视力，从而矫正老视。经植入物周边较薄区域视远处物体，中央弯曲区域视近处物体。几个超过 2 年时间的研究显示，这种改变是稳定的。最后，Raindrop 植入物是一种稳定的角膜老视矫正手术，它将来还可在其他眼内手术后发挥作用，比如白内障摘除、人工晶体植入等。可惜的是，其生产公司 Revision Optics 在 2018 年停止了运营。

同种异体屈光性角膜微透镜

Soosan Jacob 首次介绍了这种老视矫正手术，创造了"同种异体屈光性角膜微透镜"（PrEsbyopic Allogenic Refractive Lenticule，PEARL）这个词[16]。PEARL 的优点是利用同种异体角膜材料制成植入物，具有良好的生物相容性，并且可以很好地嵌入角膜。它和人工合成材料不同，后者干扰氧气营养物质在角膜基质内的扩散。PEARL 使得角膜处于稳定状态，降低了角膜 haze、坏死和融解风险，它还同时保持了合成材料的可逆性和可调节性的优点。文献报道，合成材料在角膜前基质内可能导致炎症，干扰营养物质弥散到植入物前基质，出现 haze、角膜融解坏死、植入物前沉淀等严重并发症[17-21]。

健康个体通过术前检查后可行 SMILE 近视矫正术，可在术中取出的微透镜前后表面做标记，并储存于角膜保存液中供后续使用。在手术植入前，将存储的 SMILE 微透镜展开，前表面向上，用手术海绵轻轻擦干，在中央钻孔取材，制造一个 1mm 的盘状同种异体透镜，平均中心厚度保持在 60~70μm 为宜。在裂隙灯下用同轴光反射标记老视患者角膜中心，再用飞秒激光在患者角膜 120μm 深度位置处做一个囊袋，将备好的 PEARL 在标记下植入囊袋中，用镊子即可以轻松完成植入过程。完成后通过手术显微镜观察它的中心，也可应用 Orbscan 来进行观察确认（Bausch+Lomb 博士伦公司；图 5-12 和图 5-13）。

PEARL 植入物增加了角膜前表面中心曲率，使得角膜中央区向扁椭球形漂移，增加了焦深。在我们的研究中，患者术后近视力提高 3~5 行，阅读速度也有提高。与其他植入物相似，PEARL 植入物术后有很好的裸眼近视力和中距离视力，而远视力有轻度下降。植入物 1mm 的尺寸对远视力影响相对较小，且术后夜间视力症状很轻微，通常对夜间驾驶不会造成影响。但是，和其他角膜植入物类似，应将 PEARL 植入物植入到非主导眼内，而且在术前应该告知患者出现相关症状的可能。

PEARL 植入物在肉眼下难以辨识，较小光圈植入物相比，其对浅色眼睛患者更有优势。PEARL 植入物也不会干扰患者术后眼底检查和自动视野计检查。对于那些合并屈光不正的患者，可如前所述，在角膜瓣下进行激光矫正并植入 PEARL 微透镜。

PEARL 技术的一个潜在缺点是对供体的排斥，但我们尚未观察到相关风险发生的情况。术后使用低剂量糖皮质类固醇激素 4 个月。角膜基质抗原量低（不

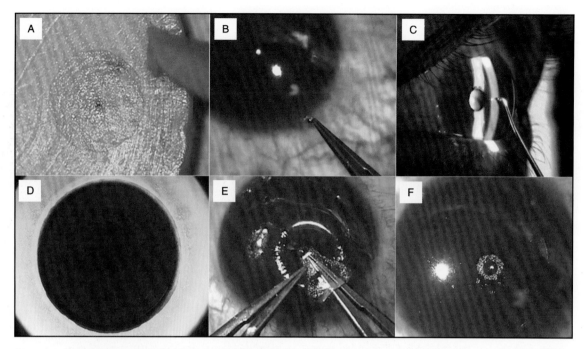

图5-12　(A)展开SMILE透镜并干燥。(B)制备PEARL微透镜。(C)角膜同轴光反射标记。(D)飞秒激光辅助制作囊袋。(E)植入PEARL微透镜。(F)PEARL微透镜居中良好

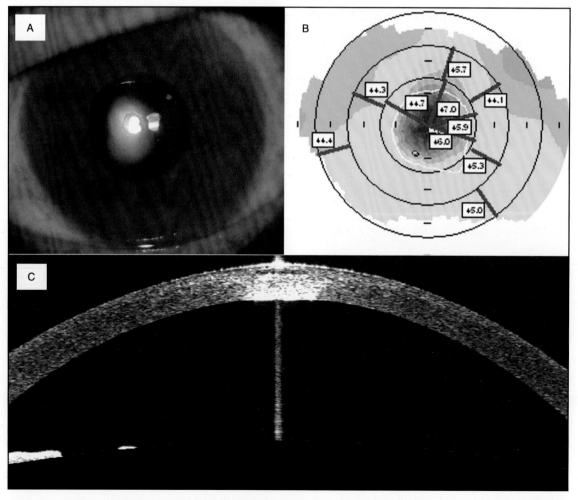

图5-13　(A)人工晶状体植入的非主导眼中,角膜植入直径1mm的PEARL微透镜。(B)术后Orbscan显示角膜中心凸起的区域。(C)前节OCT显示基质内植入物在正中心

包含抗原含量较高的上皮层和内皮层），在免疫赦免的角膜组织中不会激发起受体角膜的免疫反应，同时，患者自身的角膜细胞会很快引种在 PEARL 植入物的周围，亦能进一步减少免疫反应。

　　SMILE 微透镜取出植入术曾在动物模型以及远视眼、无晶体眼和圆锥角膜患者中进行，被证明具有良好的有效性和安全性[22-27]。未来，使用飞秒技术预先制备同种异体透镜，联合低温长期储藏技术，即使在没有开展 SMILE 手术的眼科医院也可以开展 PEARL 技术。

（李康寯　译）

参 考 文 献

1. Binder PS, Lin L, van de Pol C. Intracorneal inlays for the correction of ametropias. *Eye Contact Lens.* 2015;41(4):197-203. doi:10.1097/ICL.0000000000000128.

2. Pinsky PM. Three-dimensional modeling of metabolic species transport in the cornea with a hydrogel intrastromal inlay. *Invest Ophthalmol Vis Sci.* 2014;55(5).3093-3106. doi:10.1167/iovs.13-13844.

3. Steinert RF, Schwiegerling J, Lang A, et al. Range of refractive independence and mechanism of action of a corneal shape-changing hydrogel inlay: results and theory. *J Cataract Refract Surg.* 2015;41(8):1568-1579. doi:10.1016/j.jcrs.2015.08.007.

4. ReVision Optics. Raindrop Near Vision Inlay professional use information. *US Food & Drug Administration.* https://www.accessdata.fda.gov/cdrh_docs/pdf15/p150034c.pdf. Published July 8, 2016. Accessed May 31, 2018.

5. Whitman J, Dougherty PJ, Parkhurst GD, et al. Treatment of presbyopia in emmetropes using a shape-changing corneal inlay: one-year clinical outcomes. *Ophthalmology.* 2016;123(3):466-475. doi:10.1016/j.ophtha.2015.11.011.

6. Lang AJ, Holliday K, Chayet A, Barragan-Garza E, Kathuria N. Structural changes induced by a corneal shape-changing inlay, deduced from optical coherence tomography and wavefront measurements. *Invest Ophthalmol Vis Sci.* 2016;57(9):OCT154-OCT161. doi:10.1167/iovs.15-18858.

7. Garza EB, Gomez S, Chayet A, Dishler J. One-year safety and efficacy results of a hydrogel inlay to improve near vision in patients with emmetropic presbyopia. *J Refract Surg.* 2013;29(3):166-172. doi:10.3928/1081597X-20130129-01.

8. Whitman J, Hovanesian J, Steinert RF, Koch D, Potvin R. Through-focus performance with a corneal shape-changing inlay: one-year results. *J Cataract Refract Surg.* 2016;42(7):965-971.

9. Whang WJ, Yoo YS, Joo CK, Yoon G. Changes in keratometric values and corneal high order aberrations after hydrogel inlay implantation. *Am J Ophthalmol.* 2017;173:98-105. doi:10.1016/j.ajo.2016.09.027.

10. Whitman J, Dougherty PJ, Parkhurst GD, et al. Treatment of presbyopia in emmetropes using a shape-changing corneal inlay: one-year clinical outcomes. *Ophthalmology.* 2016;123(3):466-475. doi:10.1016/j.ophtha.2015.11.011.

11. Chayet A, Barragan Garza E. Combined hydrogel inlay and laser in situ keratomileusis to compensate for presbyopia in hyperopic

12. Tomita M, Kanamori T, Waring GO, et al. Simultaneous corneal inlay implantation and laser in situ keratomileusis for presbyopia in patients with hyperopia, myopia, or emmetropia: six-month results. *J Cataract Refract Surg.* 2012;38(3):495-506. doi:10.1016/j.jcrs.2011.10.03.

13. Garza EB, Chayet A. Safety and efficacy of a hydrogel inlay with laser in situ keratomileusis to improve vision in myopic presbyopic patients: one-year results. *J Cataract Refract Surg.* 2015;41(2):306-312. doi:10.1016/j.jcrs.2014.05.046.

14. Parkhurst GD, Garza EB, Medina AA Jr. Femtosecond laser-assisted cataract surgery after implantation of a transparent near vision corneal inlay. *J Refract Surg.* 2015;31(3):206-208. doi:10.3928/1081597X-20150224-05.

15. Gutierrez Amoros C. Surgical correction of presbyopic ametropia with non-refractive transparent corneal inlay and an implantable collamer lens. *J Refract Surg.* 2016;32(12):852-854. doi:10.3928/1081597X-20161019-01.

16. Jacob S, Kumar DA, Agarwal A, Agarwal A, Aravind R, Saijimol AI. Preliminary evidence of successful near vision enhancement with a new technique: PrEsbyopic allogenic refractive lenticule (PEARL) corneal inlay using a SMILE lenticule. *J Refract Surg.* 2017;33(4):224-229.

17. Mulet ME, Alio JL, Knorz MC. Hydrogel intracorneal inlays for the correction of hyperopia: outcomes and complications after 5 years of follow-up. *Ophthalmology.* 2009;116(8):1455-1460, 1460.e1.

18. Alio JL, Mulet ME, Zapata LF, Vidal MT, De Rojas V, Javaloy J. Intracorneal inlay complicated by intrastromal epithelial opacification. *Arch Ophthalmol.* 2004;122(10):1441-1446.

19. Ismail MM. Correction of hyperopia by intracorneal lenses: two-year follow-up. *J Cataract Refract Surg.* 2006;32(10):1657-1660.

20. Lindsey SS, McCulley JP, Cavanagh HD, Verity SM, Bowman RW, Petroll WM. Prospective evaluation of PermaVision intracorneal implants using in vivo confocal microscopy. *J Refract Surg.* 2007;23(4):410-413.

21. Mita M, Kanamori T, Tomita M. Corneal heat scar caused by photodynamic therapy performed through an implanted corneal inlay. *J Cataract Refract Surg.* 2013;39(11):1768-1773.

22. Riau AK, Angunawela RI, Chaurasia SS, et al. Reversible femtosecond laser-assisted myopia correction: a non-human primate study of lenticule reimplantation after refractive lenticule extraction. *PLoS One.* 2013;24;8(6):e67058.

23. Pradhan KR, Reinstein DZ, Carp GI, Archer TJ, Gobbe M, Gurung R. Femtosecond laser-assisted keyhole endokeratophakia: correction of hyperopia by implantation of an allogeneic lenticule obtained by SMILE from a myopic donor. *J Refract Surg.* 2013;29(11):777-782.

24. Sun L, Yao P, Li M, Shen Y, Zhao J, Zhou X. The safety and predictability of implanting autologous lenticule obtained by SMILE for hyperopia. *J Refract Surg.* 2015;31(6):374-379.

25. Ganesh S, Brar S, Rao PA. Cryopreservation of extracted corneal lenticules after small incision lenticule extraction for potential use in human subjects. *Cornea.* 2014;33(12):1355-1362.

26. Ganesh S, Brar S. Femtosecond intrastromal lenticular implantation combined with accelerated collagen cross-linking for the treatment of keratoconus—initial clinical result in 6 eyes. *Cornea.* 2015;34(10):1331-1339.

27. Lim CHL, Riau AK, Lwin NC, Chaurasia SS, Tan DT, Mehta JS. LASIK following small incision lenticule extraction (SMILE) lenticule re-implantation: a feasibility study of a novel method for treatment of presbyopia. *PLoS One.* 2013;11;8(12):e83046.

第六章

屈光性角膜植入物

David I. Geffen, OD, FAAO

2015 年起,美国出现了最新的老视矫正手术——角膜植入术[1]。和其他屈光性手术相比,角膜植入物移植术具有多项优势:该手术是一种加法技术,术后患者不满意或出现手术相关并发症等情况时,可取出移植物;该手术无须去除任何眼组织,故患者未来仍有机会获得更好的治疗方案;同时,该手术较晶体手术造成的创伤更小,随着老视的进展,可选择不同的植入物保持老视矫正的效果。

角膜植入物都植入到非主导眼形成单眼视,其主要分为三种类型:可变形角膜植入物、屈光性角膜植入物、小光圈角膜植入物等。因本书其他章节已介绍相关植入物,本章主要对具有屈光力的屈光性角膜植入物进行阐述,包括 Flexivue Microlens(Presbia 公司)和 Icolens(Neoptics AG 公司)。

Flexivue Microlens 植入物

Flexivue Microlens 是一种亲水丙烯酸植入物,屈光力可选,目前已进入美国 FDA Ⅲ 期临床试验。该植入物直径 3.2mm,边缘厚度为 0.015mm,中央 0.15mm 开口可使营养物质交换流通(图 6-1)。

该植入物中心区域用于视远,周边区域环形高屈光力用于阅读,其功能类似于多焦点角膜接触镜,有着一系列不同屈光力。Flexivue Microlens 屈光范围为 +1.50~+3.50D,递增梯度为+0.25D,植入非主导眼角膜瓣下或者角膜囊袋内。当老视程度加深时,可以替换更高屈光力的植入物。

手术具体过程包括用飞秒激光在 250μm 角膜深处制作一个带有侧切口的囊袋(图 6-2),使用专用植入器移植(图 6-3),一旦植入,植入物在肉眼下很难被发现(图 6-4)。

有研究显示,Flexivue Microlens 植入术后 12 个月,75% 的术眼 UNVA 达到 20/32 及以上,但术眼 UDVA 明显下降,从 0.06±0.09(logMAR 视力)(20/20)下降到 0.38±0.15(logMAR 视力)(20/50)。术眼的高阶像差增加,对比敏感度下降,角膜共聚焦显微镜检查显示手术部位未见明显改变,也未出现术中或术后相关并发症[2]。因此,该研究认为对于 45~60 岁的正视性老视眼,Flexivue Microlens 植入术是一种补偿角膜屈光力的有效方法[2]。

另一项 81 只眼的研究发现,植入后 36 个月,术眼 UDVA 为 0.16±0.08(logMAR 视力),该术式结果优于单眼视手术方案[3]。术后 12 个月,双眼 UDVA 可达到 0.10(logMAR 视力),双眼立体视仍保持稳定。62% 的眼术后 UDVA 下降超过 1 行,该研究认为术眼与非术眼均没有出现对比敏感度的下降[3]。

Stojanovic 等人[4]研究了白内障摘除联合 Flexivue 植入术的最佳技术方案:制作角膜基质内囊袋,角膜植入物植入及白内障手术。15 名患者双眼进行了白内障治疗,试验分为 A,B,C 三组。A 组(3 步组):非主导眼制作角膜基质内囊袋,术后 3 个月行双眼白内障手术,6 个月后行角膜植入物植入术。B 组:非主导眼制作角膜基质囊袋的同时行植入物植入术,术后 3 天行双眼白内障手术。C 组:先行双眼白内障手术,术后 3 个月制作角膜基质内囊袋并行角膜植入物植入术[4]。

植入术后 12 个月,术眼 UDVA:A 组为 20/32,B 组为 20/32,C 组为 20/25;3 组单眼 UNVA 平均值基本一致(20/25)。三组均未出现术中或术后相关并发症,患者术后满意度和白内障术后摘镜率都很高。

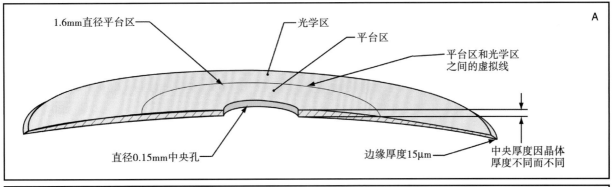

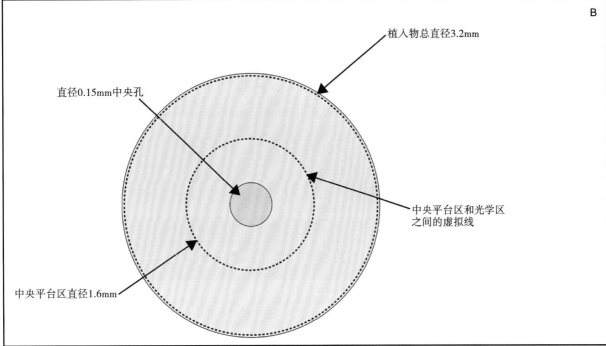

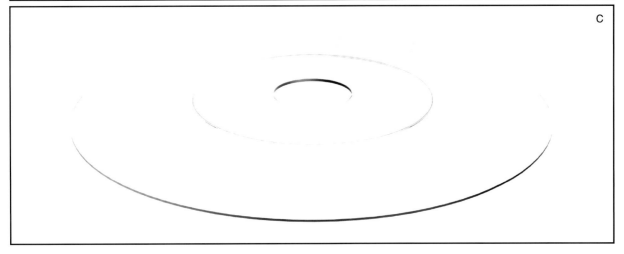

图6-1 （A）Flexivue Microlens 植入物横截面图。（B）Flexivue Microlens 植入物俯视图。（C）Flexivue Microlens 植入物

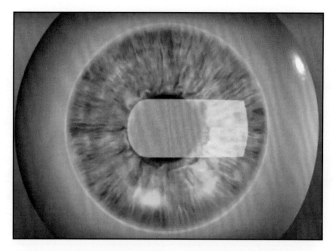

图 6-2　飞秒激光制作 250μm 深度的角膜囊袋,用于 Flexivue Microlens 植入(经 Pavel Stodůlka 博士许可转载)

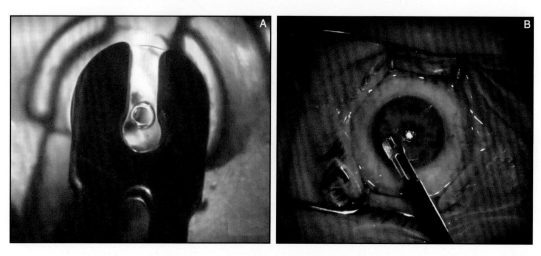

图 6-3　(A)植入物使用专用的植入器植入。(B)囊袋自动封闭并将植入物固定在患者视轴的中心位置(经 Pavel Stodůlka 博士许可转载)

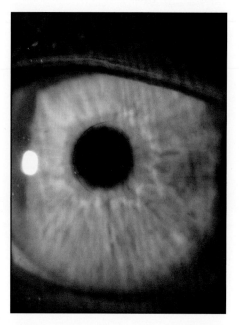

图 6-4　Flexivue Microlens 植入后角膜照片

Beer 等人[5] 报道了角膜植入术后 1 年的临床结果:31 名受试者平均年龄 50.7 岁,植入术前非主导眼屈光状态为−0.50~+1.00D,飞秒激光在 300μm 深的角膜基质内制作囊袋。Flexivue Microlens 植入术后 1 年术眼平均 UNVA 提高了 4 行;有 87.1% 的术眼平均 UNVA 达到 J1(Jaeger),所有患者双眼 UDVA 均为 20/20,90% 的患者报告他们的近视力好或者非常好。然而,仍有 16.1% 的患者 CDVA 下降了 3 行,眼前段分析显示可能为手术产生了角膜负球差。

Malandrini 等人[3] 报道了飞秒激光辅助的非主导眼 Flexivue Microlens 植入的临床结果。81 只术眼中有 26 只眼术前平均 UNVA 为 0.76(logMAR 视力),术后 36 个月平均 UNVA 提高至 0.10(logMAR 视力),UDVA 从术前 0.0(logMAR 视力)下降到 0.15(logMAR 视力)。但是 26 只眼中的 16 只眼(62%)UDVA 在术后下降超过 1 行,5 只眼(19%)UDVA 下降超过 2 行,有 2 只眼(8%)CDVA 在 36 个月后下降超过 1 行。患者术前平均双眼 UDVA 为 0.00(logMAR 视力),术后 36 个月 UDVA 未出现明显变化。术后平均球差增加。有 6 只眼因为眩光、光晕和最佳矫正视力下降而将植入物取出[3]。

同时,Malandini 等人[6] 在术后 1 个月、6 个月、12 个月使用眼共聚焦显微镜和眼前节 OCT 分析植入后角膜伤口愈合的情况和角膜结构特征,以此来评估 Flexivue Microlens 植入物的生物相容性。共聚焦显微镜结果显示:在术后 1 个月,植入物下存在高反射区域,随着时间的推移交界面反射下降,有 40% 的术眼出现微皱褶;术后 12 个月角膜基质的植入物周围仍有较为明显的反应,包括组织水肿、炎症和变性物质沉积。6 例患者在术后取出了植入物,其中 3 例在术后 6 个月,3 例在术后 1 年。取出后角膜清亮透明,未出现角膜不规则等情况。

Icolens 植入物

Icolens 植入物仍处于早期研发阶段,其类似于 Flexivue Microlens,但是 Flexivue Microlens 中央区有屈光力。Icolens 植入物是亲水性共聚物,直径为 3mm,边缘厚度<15μm(取决于屈光力)。针对不同老视患者的需求,Icolens 可提供+1.50~+3.00D 的屈光力(以+0.50D 递增)。Icolens 中央区无屈光力,周边区正屈光力。可随着老视程度进展而更换不同屈光力的 Icolens,手术时使用预装植入系统植入。Icolens 的原公司(Neoptics AG 公司)已被 Presbia 公司收购,未来该植入物很可能与 Flexivue Microlens 合并。

Baily 等人[7] 报道了 52 例正视性老视患者非主导眼 Icolens 植入的临床结果,随访 12 个月,术眼的平均 UNVA 从术前 N18/N24(20/200)提高到术后 N8(20/50)(P<0.001)。9 例患者(17%)术后平均 UNVA 达到 N5(20/30)及以上。患者术后双眼平均 UDVA 改变量为 0.48 行,有 22 例患者(42%)双眼平均 UDVA 提高超过 1 行。术眼中,单眼平均 UDVA 由术前 0.05(logMAR 视力)下降到术后 0.22(logMAR 视力),差异具有统计学意义。

术后 UDVA 平均下降了 1.67 行(P<0.001),平均 CDVA 下降了(1.78±1.04)行(P<0.001)。术后未发现角膜地形图改变或内皮细胞计数的显著变化。有 90% 的患者对术后结果感到满意(“是”或“相当肯定”),但仍有 11 例患者因平均 UNVA 改善程度较小而要求取出植入物,研究期间无显著不良事件发生[7]。

术 后 护 理

所有角膜植入术的术后护理基本相似[8,9],均应在术后 1 天、1 周、1 个月、6 个月和 1 年复查。术后效果因患者情况而异,但大部分患者术后 1 天因角膜水肿而视物模糊。视力可在术后 1~3 个月趋于稳定,恢复期内应预防相关眼表疾病,特别是角膜 haze 的发生发展,积极监控并及时治疗;同时应密切监测干眼症状,健康的泪膜有助于植入物展现最佳视觉效果。术后 6 个月,术眼屈光状态和角膜地形图已完全稳定,术后 12~24 个月,应评估角膜组织生物相容性,因有些患者仍会出现炎症反应,需给予皮质类固醇等药物的治疗,而有些患者炎症持续时间很长,还需要额外的药物治疗(图 6-5)。图 6-6 显示了 Flexovue Microlens 植入后 12 个月的数据。

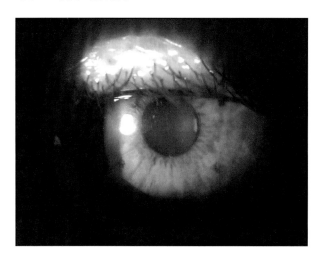

图 6-5 Flexivue Microlens 植入术后远期裂隙灯图像(经 Presbia 公司许可转载)

	极好	好	一般	差
患者如何评价手术眼后存在未矫正的近视？	63%	34%	3%	0%
患者如何评价术后双眼未矫正的远视？	65%	32%	3%	0%
患者如何评价手术眼后存在未矫正的远视？	12%	67%	20%	1%

	不用眼镜	有时使用眼镜	频繁使用眼镜	几乎总是使用眼镜
受试者多久使用眼镜视近一次？	75%	25%	0%	0%
受试者多久使用眼镜视远一次？	94%	6%	0%	0%

	无	有时	很频繁	总是
患者有无光晕经历？	36%	42%	16%	6%
患者有无眩光经历？	38%	45%	14%	3%

图 6-6　术后 12 个月患者满意度调查数据（经 Presbia 公司许可转载）

虽然前期研究已表明角膜植入物具有较好的视觉效果，但对于眼科专业护理来说，了解与新手术相关的可能风险及并发症非常重要。眼科医生应警惕包括眩光、光晕、视觉模糊或复视、视力波动、干眼、异物感和疼痛在内的问题的出现和加重[8]。

这些问题均会降低术眼对比敏感度。角膜相关并发症包括感染、炎症、干眼和既往症状的加重。术后类固醇眼药水可抑制炎症，但眼压升高可能引起青光眼的发生，且白内障症状可能会加重或发展更快。植入眼的远视力可能下降，需要再次手术以取出或者更换新的植入物。存在框架眼镜或隐形眼镜也不能提高术眼最佳矫正远视力的情况。极少数情况下，植入物移除后术眼也不能恢复术前最佳视力。

同大多数老视治疗方案一样，选择合适的患者是角膜植入物手术治疗成功的最重要因素。

（李康寯　译）

参 考 文 献

1. FDA approves first-of-its-kind corneal implant to improve near vision in certain patients. https://www.meddeviceonline.com/doc/ fda-approves-first-of-its-kind-corneal-implant-to-improve-near-vision-in-certain-patients-0001. Published April 17, 2015. Accessed June 27, 2018.

2. Limnopoulou AN, Bouzoukis DI, Kymionis GD, et al. Visual outcomes and safety of a refractive corneal inlay for presbyopia using femtosecond laser. *J Refract Surg*. 2013;29(1):12-18.

3. Malandrini A, Martone G, Menabuoni L, et al. Bifocal refractive corneal inlay implantation to improve near vision in emmetropic presbyopic patients. *J Cataract Refract Surg*. 2015;41(9):1962-1972.

4. Stojanovic NR, Feingold V, Pallikaris IG. Combined cataract and refractive corneal inlay implantation surgery: comparison of three techniques. *J Refract Surg*. 2016;32(5):318-325. doi:10.3928/108159 7X-20160225-02.

5. Beer SMC, Santos R, Nakano EM, et al. One-year clinical outcomes of a corneal inlay for presbyopia. *Cornea*. 2017;36(7):816-820.

6. Malandrini A, Martone G, Canovetti A, et al. Morphologic study of the cornea by in vivo confocal microscopy and optical coherence tomography after bifocal refractive corneal inlay implantation. *J Cataract Refract Surg*. 2014;40(4):545-557. doi:10.1016/j.jcrs.2013.08.057.

7. Baily C, Kohnen T, O'Keefe M. Preloaded refractive-addition corneal inlay to compensate for presbyopia implanted using a femtosecond laser: one-year visual outcomes and safety. *J Cataract Refract Surg*. 2014;40(8):1341-1348. doi:10.1016/j.jcrs.2013.11.047.

8. ReVision Optics. Raindrop Near Vision Inlay patient information brochure. *US Food & Drug Administration*. https://www.accessdata. fda.gov/cdrh_docs/pdf15/P150034d.pdf. Published July 8, 2016. Accessed June 1, 2018.

9. Dalton M. Correcting presbyopia: monovision or corneal inlays? *EyeWorld20*. https://www.eyeworld.org/article-correcting-presbyopia--monovision-or-corneal-inlays-. Published March 2015. Accessed June 1, 2018.

第七章

角膜植入物的复杂病例

Jessica Heckman,OD;Y. Ralph Chu,MD

角膜植入物技术扩展了老视矫正手术领域。运用这些新技术时,无论是术前还是术后都面临着新的挑战。本章采用病例的形式详细说明手术方式的选择、设计和术后处理,病例包括既往行屈光手术的患者植入角膜植入物、角膜激光手术联合角膜植入物植入、角膜植入物在白内障术后的应用、角膜雾状混浊(haze)的处理,以及植入物的取出。

屈光手术后角膜植入物植入

既往行屈光手术的患者可以考虑超适应证(off-label)使用角膜植入物植入技术。需要特别注意的是,要确认既往 LASIK 角膜瓣的位置,因为角膜植入物技术取决于既往角膜瓣的深度和制作时间。KAMRA 角膜植入物(CorneaGen 公司)通常是 LASIK 手术后的首选,因为其效果好,且植入深度比 Raindrop(Revision Optics 公司)深。LASIK 术后患者 KAMRA 角膜植入物的建议囊袋深度为 200~250μm,在角膜瓣界面下方至少 80μm[1],同时保持角膜内皮上方至少 200μm 的安全距离。相反,如果角膜瓣足够厚,手术医生觉得可以轻松地掀起,也可以为患者植入 Raindrop 角膜植入物。Raindrop 角膜植入物曾被植入到 130μm 厚的角膜瓣下[2,3]。然而,与较薄的角膜瓣相比,瓣厚度超过 34% 角膜厚度的角膜 haze 的发生率较低[4]。

病例 1:LASIK 术后 KAMRA 植入术

一名 54 岁的女性患者于 2005 年 7 月行近视 LASIK 手术,希望减少对老花镜的依赖。她的左、右眼及双眼裸眼视力都是 20/20。右眼显然验光度数为 0.00DS/+0.25DC×107,左眼显然验光度数为 -0.25DS/+0.25DC×58。她的左、右眼及双眼裸眼近视力都是 J6(Jaeger)。经裂隙灯及眼底检查,患者眼部正常。OCT 检测 LASIK 角膜瓣厚度为 141μm,总角膜厚度为 495μm(OCT 图像见图 7-1)。患者非主导眼左眼加小孔镜后视力显著改善,所以选择 KAMRA 植入。

飞秒激光制作左眼角膜基质囊袋,囊袋位于角膜表面下 250μm 处,KAMRA 角膜植入物顺利地植入。在这个深度,LASIK 角膜瓣界面预计在囊袋上方 109μm,剩余的角膜基质床约 245μm。KAMRA 植入术后 1 周,术眼裸眼视力为 20/25⁻¹,近视力 J1,显然验光度数为 -1.00D。图 7-2 为 KAMRA 植入后 1 周的照片。

这个病例为临床医生提供了一些重要的参考经验。OCT 可以很好定位和精确测量角膜瓣。此外,OCT 可以测量角膜厚度,这是设计角膜植入物手术所必需的,LASIK 角膜瓣下厚度可以判断角膜植入物植入的适当深度,因为角膜需要足够的剩余基质床。角膜植入物术后达到最佳视力的过程比 LASIK 慢。对于曾经做过 LASIK 手术的患者,要着重强调角膜植入物手术的恢复时间。患者过去的手术体验提示:LASIK 恢复快,角膜植入术恢复的速度要慢得多。

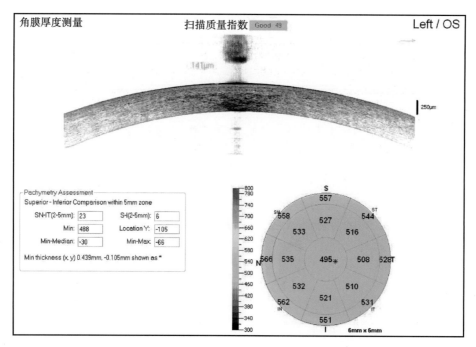

图 7-1　前节 OCT 测量 2005 年制作的 LASIK 角膜瓣厚度

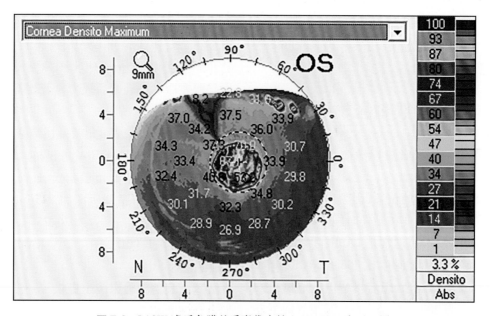

图 7-2　LASIK 术后角膜基质囊袋内植入 KAMRA 术后 1 周

屈光不正和角膜植入物

作为角膜植入物的超适应证(off-label)应用,术前远视或近视的患者都可以行激光视力矫正联合 KAMRA 或 Raindrop 同时或顺序植入[2,3,5,6]。联合手术可以使手术医生能够优化患者屈光度,以便角膜植入物植入获得最终最佳结果。对于 KAMRA 角膜植入物来说,-0.75D 的轻度近视是被广泛接受的理想屈光度[7]。相反地,对于 Raindrop 植入术,术前推荐屈光度一般为 0~+0.50D[8]。

如前所述,无论是在同一天还是不同的日期,KAMRA 角膜植入物都可以被放置在患者 LASIK 瓣下方至少 80μm 的飞秒囊袋中[1]。PRK 也可以与 KAMRA 植入术同时或者顺序进行。尽管 PRK 比 LASIK 愈合时间长,但它消除了 LASIK 角膜瓣并发症的风险和角膜瓣层间异常的风险,并减少了术后干眼的发生。

Raindrop 角膜植入物通常也可以与激光手术联合进行。LASIK 角膜瓣需要调整厚度以适应 Raindrop 植入的要求,通常要达角膜厚度的34%[4]。超适应证使用角膜植入物联合激光视力矫正时,医生还必须要注意植入物到角膜内皮的基质厚度要求。

病例2:角膜激光手术联合 KAMRA 植入术

一名52岁的男性要求减少对阅读眼镜的依赖。双眼 UDVA 都是20/20,右眼显然验光和睫状肌麻痹验光为 + 0.50DS/ + 0.25DC × 63,左眼 + 0.50DS/+0.25DC×50。患者右眼 UNVA 为 J10,左眼为 J8。眼前后节常规检查正常。患者角膜地形图正常,中央角膜厚度右眼513μm,左眼517μm。图7-3为术前 Pentacam(Oculus)角膜地形图。患者的主导眼是左眼。用小孔镜模拟 KAMRA 植入后视力,联合+1.25D 近附加后,患者感觉到右眼远、近视力均有明显改善。患者选择 KAMRA 植入术,在术前进行角膜表层激光切削,保留-0.75D 以优化 KAMRA 植入的效果。

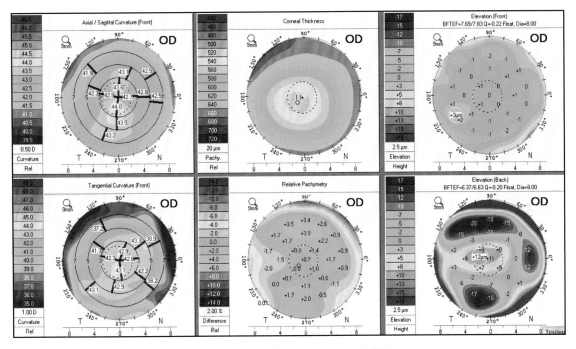

图7-3　屈光术前右眼 Pentacam 地形图

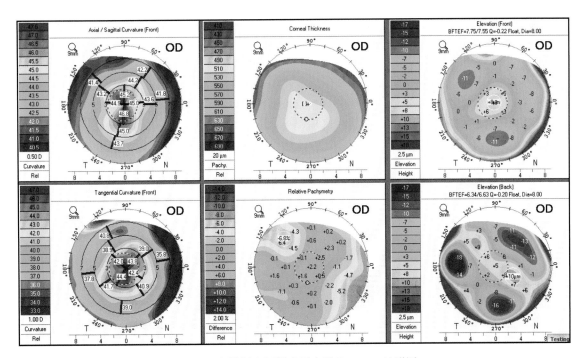

图7-4　角膜激光切削术后右眼 Pentacam 地形图

患者在右眼进行常规优化表层切削术获得预定的近视屈光度,以优化角膜植入物效果。2 个月后,患者行 KAMRA 植入术。表层切削术后 Pentacam 地形图如图 7-4 所示。KAMRA 植入飞秒激光制作的深度为 250μm 的角膜基质囊袋内。第 2 天,患者复查时右眼 UDVA 为 20/30、双眼 UDVA 为 20/20,双眼和右眼 UNVA 均为 J1。术后 1 周,患者右眼 UDVA 提高到 20/20,UNVA 提高到 J1+,术眼的显然验光度数为 −0.75DS/+0.25DC×137。

这个病例显示术前屈光不正不是 KAMRA 植入术的最佳选择,经过角膜激光手术后屈光状态发生变化,适合 KAMRA 治疗。患者术前检查时,在小孔镜前增加+0.75D 近附加,有助于患者理解植入 KAMRA 前行激光视力矫正的意义。在植入 KAMRA 前确定目标屈光度,可以使患者在术后早期视力得到明显改善。

病例 3:LASIK 联合 Raindrop 植入

一名 50 岁的女性要求减少对眼镜的依赖。她的右眼、左眼和双眼 UDVA 都是 20/40。右眼、左眼和双眼 UNVA 分别是 J10、J8 和 J6。患者看远戴眼镜,看近时戴更大度数的眼镜。偶尔,患者会在右眼戴单眼视角膜接触镜,但不一直戴,因为她不喜欢看远时视力模糊。显然验光和睫状肌麻验光分别为 + 1.50DS/+0.75DC×65 = 20/20(右眼),+1.25DS/+1.00DC×88 = 20/20(左眼)。裂隙灯及散瞳眼底检查正常。患者角膜地形图正常,右眼和左眼中央角膜厚度分别为 538μm 和 527μm。图 7-5 为术前患者右眼 Pentacam 地形图。患者选择行双眼 LASIK 手术联合右眼 Raindrop 植入。双眼 LASIK 手术成功进行并达到双眼目标屈光度,随后右眼植入 Raindrop。右眼角膜瓣厚度 170μm,能够为 Raindrop 植入提供足够的深度和基质床厚度。

术后第 1 天,患者 UDVA 右眼 20/50,左眼 20/20,UNVA 右眼 J1,左眼 J5,双眼 J1。术后 6 个月,UDVA 右眼 20/40,左眼 20/20,双眼 20/20,显然验光右眼 1.00DS/+0.35DC×115,左眼−0.25D,UNVA 右眼 J1+、左眼 J5、双眼 J1+。患者自诉任何距离无需眼镜。图 7-6 是患者术后 PentaCam Holladay 报告。图 7-7 为 Pentacam 光密度图,图 7-8 为术后 6 个月患者 Raindrop 角膜植入物裂隙灯照相。

这例患者在同一天进行联合手术并取得了成功。由于 Raindrop 理想屈光度是平光或轻度远视,故该患者 LASIK 手术的目标屈光度是平光。在设计这种手术时,我们要记住的一点是,在保留适当的残留角膜基质床厚度的同时,增加 LASIK 角膜瓣厚度,降低角膜混浊的风险。

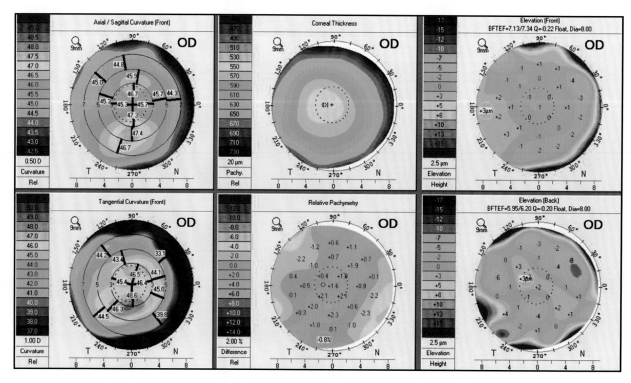

图 7-5 患者右眼术前 Pentacam 地形图

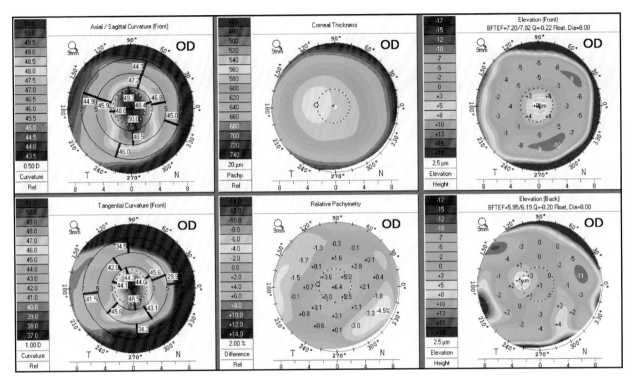

图 7-6 患者右眼术后 Pentacam 地形图

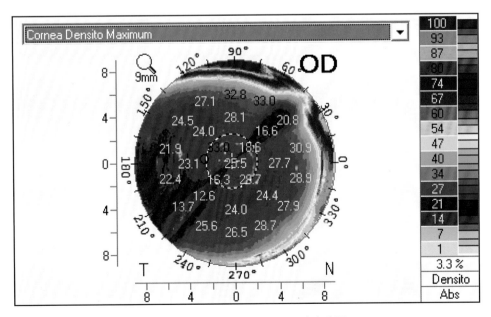

图 7-7 术后 6 个月 Pentacam 光密度图

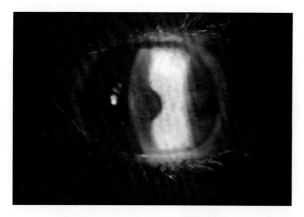

图 7-8 Raindrop 植入术后 6 个月裂隙灯照相

人工晶状体眼患者

人工晶体眼患者是需要戴阅读眼镜患者群中的一大部分。KAMRA 和 Raindrop 植入患者均成功地接受了白内障手术[9]。成功的白内障手术后，超适应证应用角膜植入物也显示出令人鼓舞的视觉效果。由于年龄的原因，白内障人群往往有更多眼表疾病，因此这一人群需要评估角膜植入的风险和收益，并进行仔细的沟通。同时，积极处理术后眼表情况对于手术的成功是非常重要的。手术医生可能会考虑给这部分患者进行飞秒激光囊袋制作，而不是直接植入角膜瓣下面，以减少术后干眼症。

病例 4：白内障术后患者植入 Raindrop

一名 66 岁的男性患者分别在 2013 年 2 月和 2015 年 2 月成功施行了右眼和左眼白内障手术并植入单焦点人工晶状体。当他在 2016 年来到我们的诊所时，患者对他的远视力很满意，但是希望减少对阅读眼镜的依赖。他的右眼、左眼以及双眼裸眼远视力都是 20/20，裸眼近视力分别是 J8（右眼）、J6（左眼）、J5（双眼），验光结果是 0DS/+0.50DC×90（右眼），−0.25DS/+0.50DC×35（左眼），双眼最佳矫正视力 20/20。患者右眼是主导眼，后房型人工晶状体位置居中、透明、囊膜完整，右眼除了已经修复的周边视网膜裂孔，其他均正常，角膜地形图未见异常。角膜厚度右眼是 601μm，左眼 588μm。用 Keratograph（Oculus）测量的第一次非侵入性 BUT（noninvasive break-up time，NIK-BUT）为 8.41 秒，平均为 13.57 秒。Acutarget HD 视觉测量分析仪测量患者的眼部散射指数（OSI）为 1.1。图 7-9 是术眼的 Keratograph（Oculus）测量值，图 7-10 是患者术前通过 Acutarget HD 分析仪测量的 OSI。

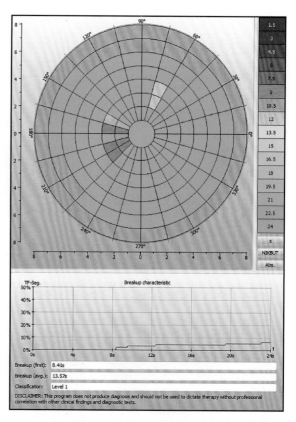

图 7-9 Keratograph（Oculus）测量的非侵入性泪膜破裂时间

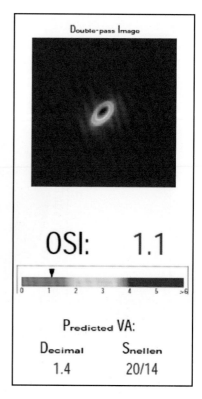

图 7-10 Acutarget HD 分析仪测量 OSI 检测结果

患者左眼飞秒激光制作 180μm 厚的角膜瓣后成功植入 Raindrop。术后第 1 天,左眼 UDVA 为 20/40,UNVA 为 J1,屈光度为 −0.50DS/+0.25DC×146。患者自诉视力提高,但仍稍有模糊。裂隙灯检查显示 Raindrop 居中透明,使用 Acutarget HD 分析仪对患者进行 OSI 测量,患者右眼 OSI 测量值为 7.1。图 7-11 是 OSI 检测结果。

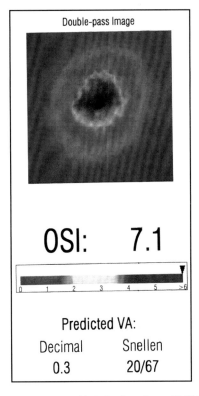

图 7-11　Raindrop 植入术后 1 天 OSI 检测结果

术后 1 周,患者远、近视力保持不变,屈光度为 −0.50D。然而,患者自述视力有明显改善,并且很高兴。再次检测发现,OSI 提高到 2.8。图 7-12 为 OSI 检测结果。

根据我们的经验,术前评估患者的眼表质量,术后监测并给予适当的治疗,对于获得角膜植入物手术的最佳效果至关重要。测量泪膜破裂时间、OSI、睑板腺功能、眼表炎症分级(Rapid Pathogen Screening, Inc)和/或泪液渗透压,可帮助临床医生确定患者眼表疾病的风险,以及手术前后治疗的必要性。这一特殊案例显示了 OSI 的优点——其可以进一步量化患者的视觉质量。OSI 测量值越高,患者越感到模糊。随着术后愈合或更积极的眼表处理,眼表质量提高,OSI 呈降低趋势。如果患者视力不佳且 OSI 较高,则可能需要进一步的眼表治疗。

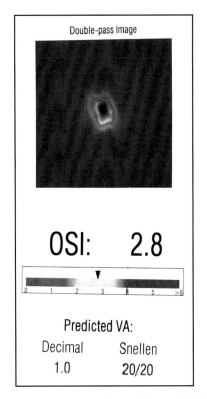

图 7-12　Raindrop 植入术后 1 周 OSI 检测结果

角膜 haze

术后监测角膜透明性是非常重要的,因为角膜植入物可能引起角膜炎症和混浊。在临床试验中,当 Raindrop 植入角膜 31%～34% 的深度时,角膜 haze 风险为 3.4%[4]。KAMRA 的 haze 发生率相似,不足 1% 的患者因角膜 haze 在术后 1 年引起最佳矫正远视力下降 2 行[10]。如果在检查中观察到角膜 haze,则必须使用局部类固醇激素治疗,然后按计划减量。

角膜 haze 的临床表现因植入物不同而不同。KAMRA 术后并发角膜 haze,通常会出现远视漂移。患者随后会感觉到近视力降低。在 Placido 盘地形图中,一个红色的环会出现在 KAMRA 角膜植入物上方。相反,Raindrop 术后开始形成 haze 时,会出现近视漂移。Raindrop 患者近距离工作时近点变近、远视力下降。Pentacam HR(Oculus)光密度测量对 Raindrop 患者角膜 haze 的诊断、监测治疗和消退都非常有效[11]。以下病例将展示角膜 haze 的表现和治疗。

病例 5:Raindrop 植入后角膜 haze

一名 50 岁的男性 Raindrop 植入术后 7 个月常规随访,患者自诉看电脑困难,必须靠得很近才能看到。患者用环孢霉素 Restasis 和人工泪液每日 2 次,术眼的 UDVA 是 20/50,UNVA 是 20/20。用−1.00D 球镜视力提高到 20/20,裂隙灯检查发现角膜 haze1[+]。患者开始用二氟泼尼酯 1 个月,第 1 周每日 4 次,以后每周递减 1 次。使用 1 个月后,换成 0.5%氯替泼诺,每日 2 次,持续 1 个月。图 7-13 为裂隙灯图像,图 7-14 是 Raindrop 角膜植入物和角膜 haze 的 Pentacam 光密度图。

2 个月后,患者自诉视力明显改善,工作距离恢复正常,患者满意。UDVA 为 20/20,UNVA 为 (20/25)[−1]。显然验光为−0.25D,BCVA 为 20/20。告知患者继续用药,Restasis 每日 2 次,并将 0.5%氯替泼诺降至每日 1 次,持续 1 个月,然后停药。图 7-15 显示了 haze 好转后 Raindrop 的 Pentacam 光密度图。

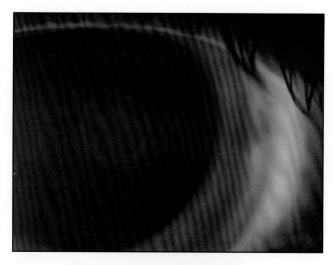

图 7-13 Raindrop 植入术后角膜 haze

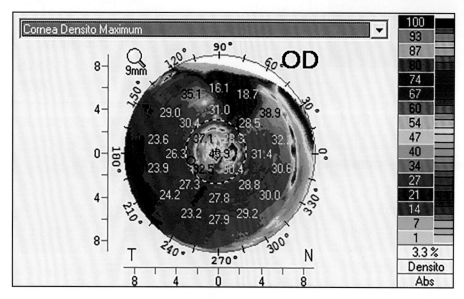

图 7-14 Raindrop 植入术后角膜 haze 的 Pentacam 光密度图

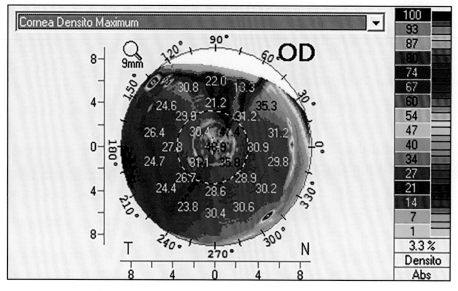

图 7-15 角膜 haze 治疗好转后 Pentacam 光密度图

病例 6:KAMRA 术后角膜 haze

角膜 haze 可能难以发现。根据我们的经验,越早开始治疗,患者发生慢性 haze 的可能性越小。一位植入了 KAMRA 的患者术后 6 个月回到诊所随访,自诉在过去的 3 周里阅读视力变得更差。她否认视力波动,只是注意到近来都需要戴镜来提高视力,在这之前是不需要的。患者平均每日使用 Lifitegrast 滴眼液 1 次,人工泪液 2 次。UDVA 是 20/30,UNVA 是 $J1^{-1}$。显然验光为+0.50D,最佳矫正视力为 20/20。角膜植入物居中,裂隙灯检查可见轻度角膜 haze。患者眼表透明。3 个月前检查正常。裸眼远、近视力是相同的,但当时屈光度是-1.00D。

尽管患者的视力与上次检查相似,由于裂隙灯检查时发现轻度 haze 和远视漂移,患者开始接受局部类固醇激素治疗,使用 0.5%氯替泼诺 1 个月并逐渐减量。1 个月后随访,视力已经恢复正常,不再需要戴阅读眼镜。显然验光度数为-0.25D,术眼 UDVA 为 20/20,UNVA 为 J1。这名患者表现出典型的远视漂移,KAMRA 植入后轻度 haze,通过类固醇激素减量治疗得到很好的解决。用 AcuTarget 测量,患者的 OSI 从 1.9 提高到 1.0。继续使用 0.5%氯替泼诺,每日 1 次,随后 3 个月每日使用 2 次立他司特滴眼液。

这两个病例显示了 Raindrop 和 KAMRA 植入术后发生角膜 haze 的典型表现,以及类固醇激素治疗后 haze 得到有效解决。

角膜植入物取出

角膜植入物可取出的特点对患者和手术医生都具有吸引力。尽管取出率很低,但最常见的两个原因是患者不满意和持续性角膜 haze[4,12,13]。研究表明,植入物取出后,患者屈光度可以恢复到术前等效球镜值的 0.75~1.00D 范围内,矫正视力通常达到 20/25 或更好[4,12,13],取出后视力恢复可能需要 6 个月或更长时间[4,12,13]。

病例 7:Raindrop 角膜植入物取出

一名 47 岁健康男性左眼成功植入 Raindrop。术后 3 个月,患者远视力 20/20 近视力 20/20,显然验光度数为-0.25D。角膜植入物透明且居中,患者对视觉质量感到满意。

术后 6 个月随访,患者自诉近 2 周近点已经前移。左眼 UDVA 20/40,UNVA 20/20。术眼显然验光为-1.50D,视力矫正到 20/25。裂隙灯检查发现轻度 haze,患者开始接受为期 1 个月的二氟泼尼酯治疗。图 7-16 为患者 Raindrop 植入后 Pentacam 光密度图。

患者 1 个月后复诊,自诉二氟泼尼酯治疗 1 周后,远、近视力显著改善。患者左眼裸眼视力为 20/30,近视力 20/20。屈光度恢复到-0.25D,最佳矫正视力为 20/20。裂隙灯检查角膜植入物透明中、居中,周边 haze 稳定。

术后 9 个月和 18 个月时分别诊断为角膜 haze 复

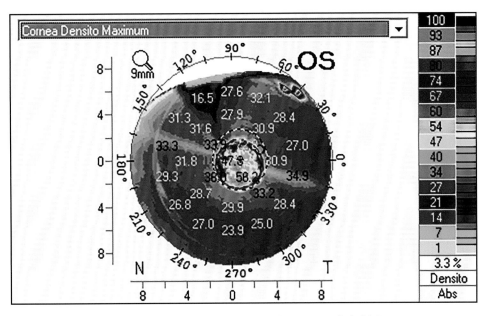

图 7-16　Raindrop 植入术后 6 月时 Pentacam 光密度图

发。两次 haze 的发生都通过局部类固醇激素治疗得到解决。图 7-17 为 Pentacam 结果，图 7-18A 为术后18 个月裂隙灯检查照片。haze 消退后，患者使用0.05%环孢霉素，每日 2 次。在接下来的 1 年半中，每隔 6 个月观察 1 次。角膜在这段时间内保持清晰，患者对远、中、近距离视力都很满意。

术后 36 个月，患者再次被诊断为角膜中央 haze。患者自诉视力似乎更"褪色"，他已经停用了 Restasis 环孢素，并尽量少用人工泪液。患者左眼 UDVA 为20/40，UNVA 为 J1。裂隙灯图像见图 7-18B，Pentacam 见图 7-19。患者再次开始使用二氟泼尼酯治疗 1 个

月，随后长时间使用氯替泼诺。

在接下来的 6 个月，患者接受局部类固醇激素治疗后，角膜 haze 得到改善，即使持续使用 Restasis，减量或停止治疗后还是会很快复发。不幸的是，患者开始出现类固醇激素反应性眼压升高。患者原先对他的视力很满意，由于近视力很好而不愿意取出角膜植入物。现在，因为停用类固醇激素无法保持角膜植入物透明，同时由于眼压升高而无法使用局部类固醇激素，因此决定取出 Raindrop。图 7-20 裂隙灯图像显示取出 Raindrop 前角膜混浊明显。图 7-21 为取出 Raindrop 前 Pentacam 光密度图。

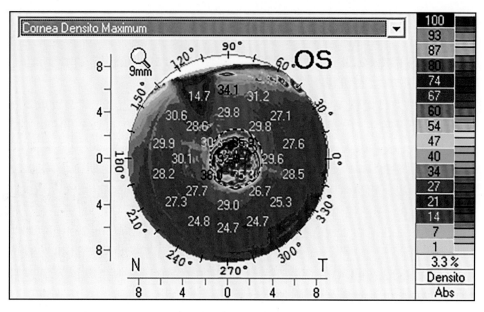

图 7-17　Raindrop 植入术后 18 个月 Pentacam 光密度图

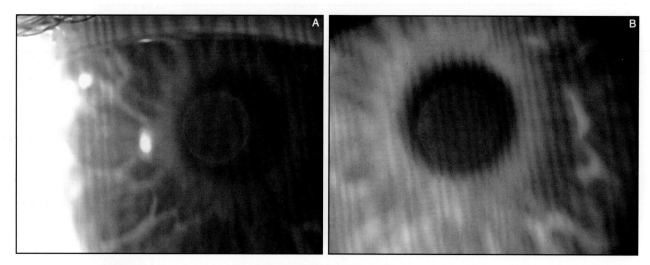

图 7-18　（A）裂隙灯照片显示 Raindrop 植入术后 18 个月出现角膜中央 haze。（B）Raindrop 植入术后 36 个月角膜中央 haze

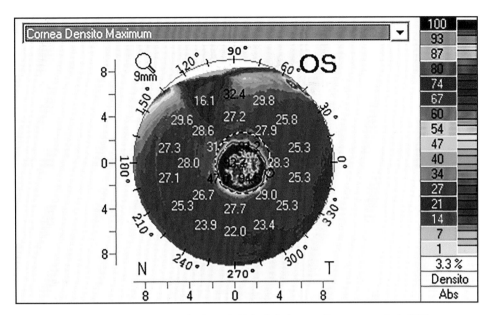

图 7-19　Raindrop 植入术后 36 个月角膜中央 haze 的 Pentacam 光密度图

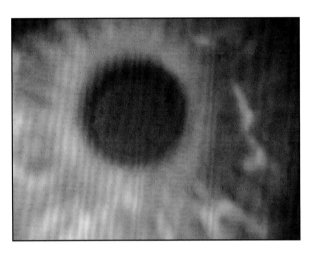

图 7-20　Raindrop 取出前裂隙灯图

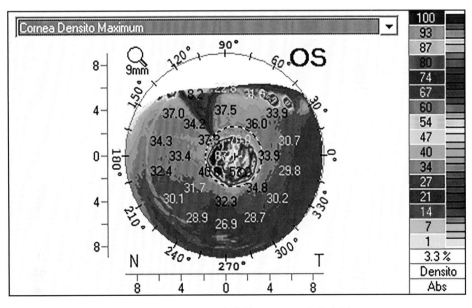

图 7-21　Raindrop 取出前 Pentacam 光密度图

Raindrop 取出后没有任何并发症。患者接受了为期 1 个月的二氟泼尼酯减量治疗(4 次/日×1 周,3 次/日×1 周,2 次/日×1 周,1 次/日×1 周)。取出后继续使用 0.05% 环孢霉素 6 个月。术后 1 个月,左眼裸眼远视力 20/20;然而,患者自诉视远模糊。与患者的主观感觉一样,取出后的前 12 个月角膜的透明度有所改善。取出后 2 年,角膜的透明度进一步

提高。图 7-22~图 7-26 为 Raindrop 取出后 Pentacam 检查光密度值的系列数据,显示了患者移除角膜植入物后角膜 haze 消退。角膜 haze 的消退与患者在整个愈合过程中的主观视觉改善相对应。取出 2 年后,患者的 UDVA 为 20/25,BCVA 为 20/20,屈光度为+0.75D。角膜透明,患者对远视力很满意,继续戴镜阅读。

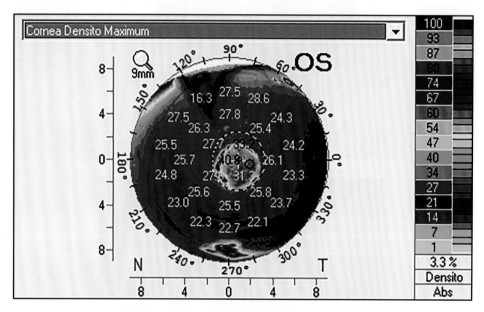

图 7-22 Raindrop 取出术后 1 个月 Pentacam 图像

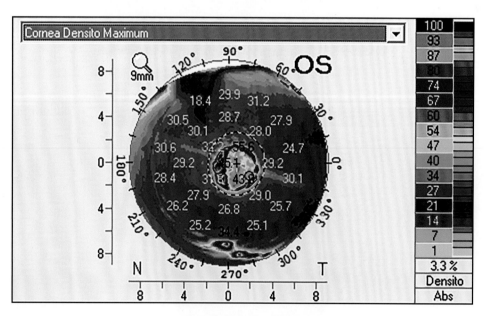

图 7-23 Raindrop 取出术后 3 个月 Pentacam 图像

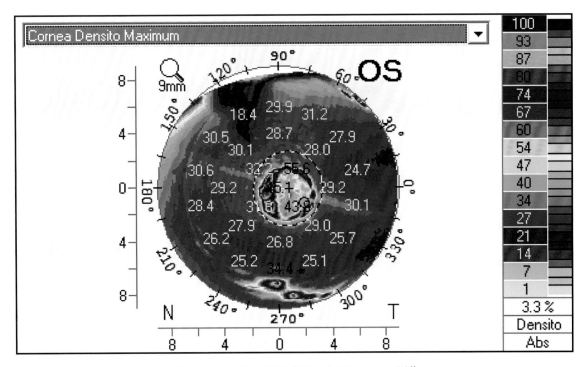

图 7-24 Raindrop 取出术后 6 个月 Pentacam 图像

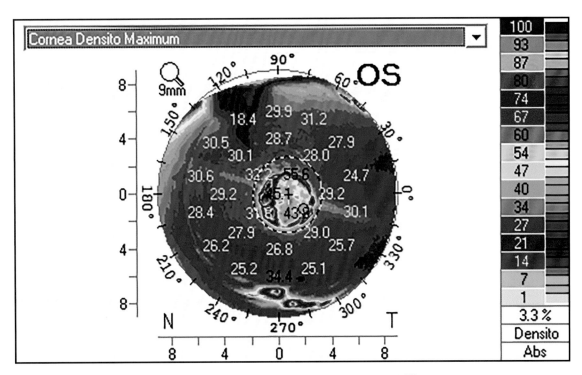

图 7-25 Raindrop 取出术后 12 个月 Pentacam 图像

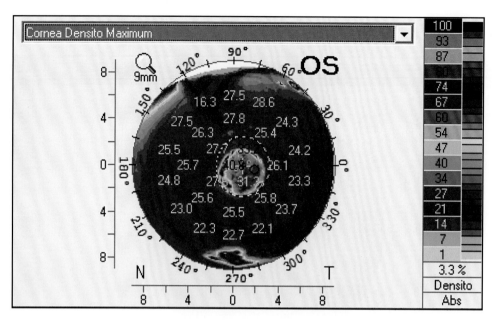

图 7-26　Raindrop 取出术后 2 年 Pentacam 图像

结　　论

　　角膜植入物显著地改变了老视治疗方法。选择合适的患者、优化患者术前屈光度和最大程度改善眼表有助于获得最佳效果。理解干眼症、角膜 haze 的症状和体征有助于医生对患者的长期管理。

（倪寿翔　张泳 译）

参 考 文 献

1. Tomita M, Kanamori T, Waring GO 4th, Nakamura T, Yukawa S. Small-aperture corneal inlay implantation to treat presbyopia after laser in situ keratomileusis. *J Cataract Refract Surg.* 2013;39(6):898-905.

2. Garza EB, Chayet A. Safety and efficacy of a hydrogel inlay with laser in situ keratomileusis to improve vision in myopic presbyopic patients: one-year results. *J Cataract Refract Surg.* 2015;41(2):306-312.

3. Chayet A, Barragán Garza E. Combined hydrogel inlay and laser in situ keratomileusis to compensate for presbyopia in hyperopic patients: one-year safety and efficacy. *J Cataract Refract Surg.* 2013;39(11):1713-1721.

4. Whitman J, Daugherty PJ, Parkhurst GD, et al. Treatment of presbyopia in emmetropes using a shape-changing corneal inlay: one-year clinical outcomes. *Ophthalmology.* 2016;123(3):466-475.

5. Tomita M, Waring GO 4th. One-year results of simultaneous laser in situ keratomileusis and small-aperture corneal inlay implantation for hyperopic presbyopia: comparison by age. *J Cataract Refract Surg.* 2015;41(1):152-161.

6. Tomita M, Kanamori T, Waring GO 4th, et al. Simultaneous corneal inlay implantation and laser in situ keratomileusis for presbyopia in patients with hyperopia, myopia, or emmetropia: six-month results. *J Cataract Refract Surg.* 2012;38(3):495-506.

7. Fernández EJ, Schwarz C, Prieto PM, Manzanera S, Artal P. Impact on stereo-acuity of two presbyopia correction approaches: monovision and small aperture inlay. *Biomed Opt Express.* 2013;4(6):822-830.

8. Steinert RF, Schwiegerling J, Lang A, et al. Range of refractive independence and mechanism of action of a corneal shape-changing hydrogel inlay: results and theory. *J Cataract Refract Surg.* 2015;41(8):1568-1579.

9. Tan TE, Mehta JS. Cataract surgery following KAMRA presbyopic implant. *Clin Ophthalmol.* 2013;7:1899-1903.

10. Binder P; AcuFocus, Inc. Safety and effectiveness of the AcuFocus corneal inlay ACI7000PDT in presbyopes. *US National Library of Medicine: ClinicalTrials.gov.* http://clinicaltrials.gov/show/NCT01352442. Punlished May 11, 2011. Updated March 28, 2017. Accessed June 1, 2018.

11. Chu YR, Heckman JH, Lee BR. Diagnostic and management tool for monitoring patients implanted with a shape-changing corneal inlay. Submitted for publication to *J Refract Surg*, manuscript number JCRS-17-573.

12. Alió JL, Abbouda A, Haseynli S, Knorz MC, Mulet Homs ME, Durrie DS. Removability of a small aperture intracorneal inlay for presbyopia correction. *J Refract Surg.* 2013;29(8):550-556.

13. Yilmaz ÖF, Alagöz N, Pekel G, et al. Intracorneal inlay to correct presbyopia: long-term results. *J Cataract Refract Surg.* 2011;37(7):1275-1281.

第三部分

基于人工晶状体的老视治疗

第八章

屈光性晶状体置换概述

Kristin Neatrour,MD;Lisa Sitterson,MD;George Waring IV,MD,FACS

与角膜屈光手术相比,基于晶状体的屈光手术不仅可以矫正屈光不正,而且能在晶状体混浊的情况下改善视觉质量,从源头解决老视问题,免去未来白内障手术的需要。老视是由于年龄相关性晶状体增厚、硬化,随着时间的推移,调节功能逐渐丧失产生的现象。虽然角膜屈光手术可以矫正患者的屈光不正,但它并不能阻止老视的进展。随着年龄的增长和晶状体的变化,患者尽管在角膜屈光手术后不再依赖框架眼镜,但视觉质量和视功能仍会有所下降。本章概述了基于晶状体的屈光手术,特别是屈光性晶状体置换术(refractive lens exchange,RLE),并介绍了相关的手术指征、术中技术、诊断和手术技巧。在 RLE 中,通过传统手术或飞秒激光辅助手术摘除老视或功能失调的晶状体,植入人工晶体(intraocular lens,IOL)。RLE 在文献中也被称为"功能失调性晶状体置换术"和"透明晶状体摘除或置换术"。

功能失调性晶状体综合征

晶状体调节功能的丧失通常发生在 40~50 岁,晶状体混浊常常在之后发生。通过对调节的解剖和生物力学的研究,我们对解剖和生理上的变化有了更好的理解。睫状肌收缩导致睫状体向前和向中心移位,并由于曲率和厚度的改变导致晶状体的屈光度增加。悬韧带的结构和功能、眼轴、角膜高阶像差、巩膜外形、脉络膜、视网膜、房水和玻璃体等也会发生相应变化。老视眼的晶状体和囊膜增厚、变硬,前表面曲率变陡。随着年龄的变化,其他晶状体附属结构也会使调节功能下降[1]。

功能失调性晶状体综合征(dysfunctional lens syndrome,DLS)是指一种正常的老化现象,表现为进行性加重的三联征。三联征是:①老视失去调节能力;②早期晶状体混浊;③高阶像差增加。

运用最新诊断技术来进一步描述这个三联征,从而对晶状体的功能失调进行分级,并根据诊断和最合适的治疗方案来进行患者教育。这一技术将在本章后面详细介绍。

George Waring IV 等人已经介绍了 DLS 的三个阶段,每个阶段都会不断进展加重。在第一阶段,调节下降,高阶像差增加,晶状体相对透明。在第二阶段,随着调节幅度的进一步降低,老视更加严重。此外,由于过量辐射和氧化导致晶状体更加浑浊,引起透明度下降、高阶像差和光散射的增加。在第三阶段,晶状体混浊进展成明显的白内障,无论是从主观上还是从客观上都能明显感受到白内障的存在,并会影响患者的日常活动,如驾驶、工作和阅读。第三阶段功能失调性晶状体符合白内障手术医疗保险的标准。

图 8-1 描述了 DLS 的三个阶段。患者在出现明显白内障之前的较长时间段内,可以用 RLE 很好地改善他们的视觉质量[1]。

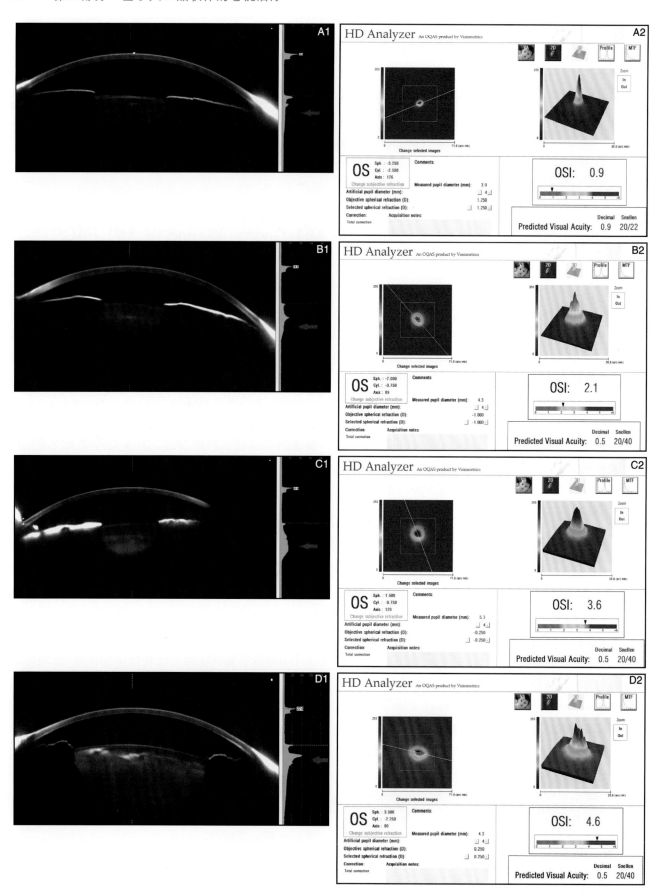

图 8-1   Pentacam(Oculus)Scheimpflug 图像(左)与对应的 HD 分析仪图像(右)显示不同 DLS 分期的诊断性分类。(A)对于第一阶段,建议采用角膜屈光手术(中度或高度远视除外,在这种情况下建议采用人工晶体置换手术)。(B)对于第二阶段和(C)第二到第三阶段,由于晶状体发生轻度改变,建议采用人工晶状体置换术。(D)第三阶段符合白内障摘除手术医保支付的主观和客观标准

屈光性晶状体置换适应证

RLE 适用于第二或第三阶段 DLS 患者或第一阶段 DLS 合并中高度远视患者，目的是达到正视（或达到满足患者日常需要的近正视状态）并尽可能减少患者对框架眼镜的依赖。成功的 RLE 手术和以下因素密切相关：术前应仔细考虑适应证、风险效益比，作出合理的患者选择。RLE 的一般适应证包括屈光不正、不同程度的老视、晶状体混浊、高阶像差和摘镜愿望。

对于老视患者，RLE 提供了理想的功能性多焦点双眼视觉，以提高远、中、近视力。需要根据患者的年龄、屈光不正、老视和晶状体混浊的程度、角膜地形图检查结果、摘镜并恢复功能的愿望、眼病史、干眼状态和主诉等进行详细考虑。

远视和短眼轴

中高度远视是 RLE 的适应证，尤其适用于浅前房的患者，他们易患闭角型青光眼。我们既往报道了 ≥1.5D 的远视患者在激光辅助白内障手术前后的眼前节参数，以确定手术对眼前节参数的影响。在此研究中，手术显著扩大了房角并增加了前房容积[2]。

近视

近视屈光手术包括 LASIK 术、PRK 术、有晶体眼人工晶状体植入术和 RLE。理想的手术方法依据患者的年龄、屈光不正程度、老视状况和眼部解剖结构而定。对于不适合角膜屈光手术的年轻近视患者，有晶体眼人工晶状体植入术可能是一个更好的选择，因为它可以使患者在老视出现前保持眼调节力。

对高度近视患者采用 RLE 时应保持谨慎。术前对患者视网膜情况进行评估十分重要。RLE 的主要并发症是人工晶状体眼的视网膜脱离（retinal detachment，RD）。以下是人工晶状体眼 RD 发生的危险因素：年龄偏小（小于 50 岁）、男性、RD 家族史、RD 个人史、长眼轴、眼外伤史、易感视网膜病变、后囊膜破裂。根据多项研究，高度近视患者在 RLE 或白内障手术后发生 RD 的风险为 0~8% 不等。有研究表明，RLE 术后的 RD 发生率（2.7%）是未手术的近视眼患者和非近视眼标准超声乳化白内障摘除术患者的 2 倍。应根据患者的年龄、眼轴长度和玻璃体与视网膜的交界面

状态来选择手术方式。根据美国眼科学会（American Academy of Ophthalmology，AAO）的眼科指南，预防性激光视网膜光凝术适用于有急性症状的马蹄状裂孔或渗出和创伤性裂孔。而未出现玻璃体后脱离的近视患者发生 RD 的可能性较大。

散光

对于规则散光的患者，RLE 手术时治疗散光的主要方法包括角膜缘松解切口（limbal relaxing incisions，LRI），散光性角膜切开术或植入散光型人工晶状体。手术方式在很大程度上依据陡轴的大小和位置选择。关于散光的矫正技术将在本章后面讨论。

不规则散光

不规则散光的处理方法各有不同。对于圆锥角膜患者，如果角膜地形图在中央 3mm 范围有效光学区内显示径向对称，选择 RLE 和散光型 IOL 植入术比较合适。如果在有效光学区内存在径向不对称，建议采用保守的散光治疗，目的是使该区域内角膜经线之间的散光差值最小。用这种方法，总散光虽然未能全部矫正，但它可以提供最优的光学质量。圆锥角膜患者如计划继续配戴硬性透气性角膜接触镜，或者计划在未来进行角膜移植或其他角膜手术，则不建议行散光型 IOL 植入术。在做过角膜交联的患者中，进行性的散光变化往往是不可预测的。因此，对既往行角膜交联术的散光患者，使用 LRI 或散光型 IOL 时应当小心谨慎。

fuchs 角膜内皮营养不良

fuchs 角膜内皮营养不良患者进行白内障手术时，应尽量减少超声能量，以避免角膜内皮细胞进一步丢失。如果在疾病早期，即在大范围角膜内皮细胞损失之前进行 RLE 可能是有益的，因为当真正的白内障发生时，需要更多的超声乳化能量和手术操作，而对角膜内皮造成更大的影响。我们先前报道了一组轻中度 fuchs 角膜内皮营养不良患者接受飞秒激光辅助白内障手术（femtosecond laser-assisted cataract surgery，FLACS）的病例，观察手术前后角膜厚度和内皮细胞计数的变化。手术前后平均角膜厚度无统计学差异。在收集到角膜内皮细胞计数的患者中，术前和术后的平均角膜内皮细胞计数无统计学差异。基于这些分析，FLACS 可能比传统的超声乳化吸除术

更能保护内皮细胞功能[3]。LASIK 是 fuchs 角膜内皮营养不良患者的禁忌证,因为受损的角膜内皮泵系统可能不能充分地把 LASIK 制作的角膜瓣固定在原位。

术前注意事项

RLE 患者的术前评估与屈光性白内障手术相似。重点应放在具体和个性化的知情同意、人工晶状体的选择上。人工晶状体的选择基于患者的目标屈光度、主导眼和人工晶状体的计算结果。

知情同意

一旦确定患者有 RLE 手术指征,患者应该被充分告知手术存在的风险、收益和备选方案。还应该考虑患者接受手术和非手术治疗的风险效益比,非手术治疗包括框架眼镜、隐形眼镜和其他屈光矫正方式。患者需要了解眼内手术和角膜手术的风险。这是评估和管理患者期望的理想时机。尽管 IOL 技术不断进步,但晶状体生理调节功能丧失后就无法恢复到年轻时的状态。应仔细检查和了解患者的视觉需求,权衡患者摘掉眼镜和植入人工晶状体带来视觉质量变化,以判断患者需求的满足度。

RLE 的书面同意书与白内障手术不同。该手术应该写为"晶状体摘除和 IOL 植入"。在做飞秒激光手术和任何散光矫正手术之前都应该签署书面同意书。

人工晶状体的选择

根据患者术后期望的屈光度和目标视力,以及既往眼科手术史进行人工晶状体的选择。单眼视已被证明是有效的,而且已使用多年。过去,单焦点人工晶状体植入后,主导眼目标屈光度是平光,而非主导眼通常保留 −1.50D。当患者以前戴隐形眼镜为单眼视时,该治疗方案是有利的。

对于期望双眼视力能看清不同远近目标的患者,选择多焦点、可调节或延长焦深的 IOL 可能更好。术前解释应包括介绍有关衍射型老视矫正 IOL 的视功能障碍、阅读小字或完成其他特定任务时可能需要配戴老花眼镜。不同 IOL 的适应证将在本章后面讨论,并在随后的章节中进行更详细地介绍。在术前诊疗阶段,讨论适合患者的普通 IOL 类型及其适应证非常重要。

对有角膜屈光手术史或严重异常角膜的患者,在选择人工晶状体时需考虑到他们的特殊情况。IOL 的球差应与先前屈光手术中引入的角膜球差相匹配或平衡。近视患者 LASIK 或 PRK 术后,他们的角膜存在正球差,所以应该植入负球差的 IOL,这样 IOL 的负球差就可以抵消角膜的正球差。远视患者 LASIK 或 PRK 术后,他们的角膜存在负球差,首选非球面零球差 IOL 植入。对于严重异常角膜,如圆锥角膜,非球面零球差 IOL 植入将提供最好的屈光效果。

主导眼确定

在屈光性晶状体手术中,主导眼的确定是一项重要的检查,特别是使用人工晶状体混合和匹配方案或患者选择术后单眼视时。主导眼的检查方法有运动法和光学法两种。运动法更容易确定主导眼,在临床上更常用。但是光学法能够更精确地确定真正的主导眼。

有各种各样的测试方法来确定运动主导眼。在办公室中,Miles 测试和 Dolman 法很容易进行。在 Miles 测试中,患者双臂伸直,用双手形成一个圆,双眼同时睁开,使 Snellen 视力表上的一个图像在这个圆的中心。然后患者轮流闭上两只眼睛;当非主导眼闭上的时候,主导眼仍然能看到图像。Dolman 法与 Miles 测试类似,患者拿一张中央有小孔的卡片,双臂伸直,用同样的方法观察远处物体。

利用雾视法可以确定光学主导眼。首先,将患者的屈光不正度数输入到综合验光仪中,使患者达到最佳矫正视力,然后要求患者注视 Snellen 视力表上的图像。接下来,分别在每只眼上加 +1.50~+2.00D 的球镜,然后问患者哪只眼睛更模糊。患者感觉更模糊的眼睛为主导眼。相反,更能耐受光学模糊的眼睛是非主导眼。不过光学法和运动法的结果有时候不一致[4]。

对于某些患者来说,视远时的主导眼与近距离工作时的主导眼不一致,被认为是"近用主导眼"。这部分患者往往更难以适应单眼视。目前我们还没有一个合适的筛选工具来评估这种差异。

人工晶状体度数计算

对于 RLE 来说,为了获得准确的人工晶状体屈光度,术前必须对各种参数进行精确地测量,尤其是眼轴长度和角膜曲率。公式应根据眼轴长度和术后屈光状态来选择。对于以前做过角膜屈光手术的患者,IOL 度数计算更为复杂且较难预测。还可以进行进一步的专业检测,如眼前节 OCT 和术中像差测量,以提高准确性。对于散光矫正度数的计算,一般建议采用光学生物测量仪、基于 Scheimpflug 和/或 Placido 盘技术的角膜地形图和角膜断层扫描技术,多次测量总散光和散光轴向并取加权平均值。不同的 IOL 计算公式也可以通过加权平均来确定合适的度数。本章将不对这些方法和技术作进一步讨论。

诊断技术

术前细致的诊断检查是准确计算人工晶状体度数和理想屈光结果的基础。随着诊断技术的发展和进步,我们现在能够更好地客观评估患者是否有 DLS 的症状。

有价值的诊断技术包括 Scheimpflug 成像、双通道视网膜成像和像差分析。Scheimpflug 成像技术可以客观地测量晶状体密度,哪怕患者的 Snellen 视力表或亮度视力仪(Brightness Acuity Tester,Marco)测量结果尚未下降。图像是由裂隙照明和旋转的 Scheimpflug 相机拍摄的,该相机在眼睛周围旋转 180°,拍摄角膜前后表面以及眼前节的截面图像。不同眼组织界面的光折射反映了组织的解剖学特征,而不同的亮度则反映了组织的密度[5]。根据灰度图像分析的结果,透

明层呈黑色,密度增加的组织逐渐变亮。已有研究表明,与视觉健康的年轻人眼相比,DLS 患者的 Scheimpflug 晶状体灰度单位随着时间的推移,密度明显增加[6]。Scheimpflug 成像获取的晶状体图像是记录晶状体密度和前房深度的客观方法(图 8-2)。这种图像对于患者教育非常有用。

双通道波前技术是另一种新型的用于评估人眼光学质量的诊断工具[7]。AcuTarget 高清分析仪是一种光学质量分析系统(Optical Quality Analysis System,OQAS)。它的工作原理是平行的红外二极管激光通过入射孔进入眼睛。从视网膜反射回来的激光会被分光镜反射,然后被数码相机捕获[8]。拍摄到的图像代表眼内前向散射光的量,可以通过客观散射指数(objective scatter index,OSI)评分进行量化(图 8-3)。OSI 是图像外周区域和中心的光能量的比值。在正常的眼睛中,OSI 大约是 1,并且随着眼内散射程度的增加而增加。传统测量方法不能量化且带有主观性,包括裂隙灯检查主观判读方法,以及采用临床晶状体混浊分级,例如晶状体混浊分级系统Ⅲ。而新的诊断技术可以客观地对晶状体混浊和白内障进行分级[8-10]。OQAS 还通过点扩散函数提供定性信息,点扩散函数能够模拟投射到患者视网膜上的光的图案(图 8-3)。OQAS 能够帮助人们很好地理解为什么一些临床上明显的晶状体混浊不会导致人多的主观视力障碍,而非常小的晶状体改变却似乎会导致明显的视力下降。此外,OQAS 可以生成离焦曲线,显示了调节下降的程度。

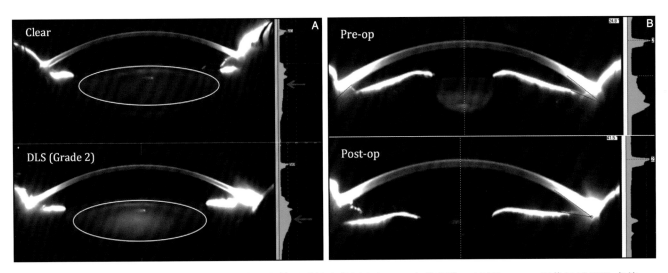

图 8-2　(A)Pentacam Scheimpflug 图像,比较晶状体透明的患者(上)与 DLS 患者(下)。(B)Pentacam 图像显示 RLE 术前的房角(上)和去除了混浊晶状体术后房角的增大(下),房角用红线显示

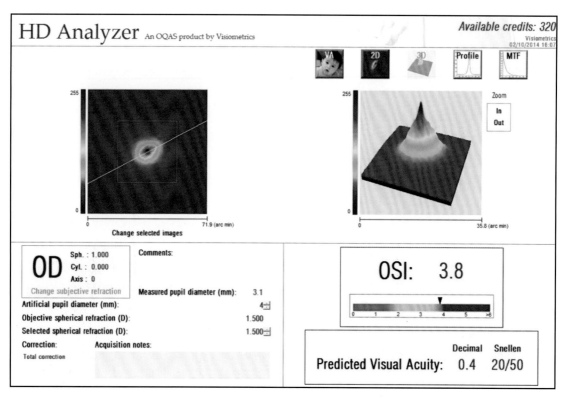

图 8-3　AcuTarget 高清分析仪的点扩展函数图像和 OSI 指数

诸如 OPD-Scan Ⅱ（Nidek）和 iTrace（Tracey Technologies）等多功能设备具有分析全眼和眼内像差的能力，用于辅助诊断 DLS。OPD-Scan Ⅱ 采用 Placido 盘和视网膜红外光反射技术，能提供多种数据图，包括总屈光不正、高阶波前像差、角膜地形图、眼内像差和视觉质量等[11]。iTrace 像差仪和角膜地形图将 256 条平行光线通过瞳孔投射到视网膜上，以测量低阶像差和高阶像差。波前像差图把角膜像差与眼内像差分离，这样有助于医生更好地判断全眼像差中的晶状体源性像差。在视网膜和玻璃体正常的情况下，如果眼内像差占全眼像差的比例增加，有可能是功能失调性晶状体的征象。iTrace 技术的一个值得注意的特征是功能失调性晶状体指数（dysfunctional lens index，DLI；图 8-4）。DLI 的计算是根据眼内高阶像差的测量、对比敏感度的分析和瞳孔大小的动态变化得出的一个从 0～10 的评分，可以用来辅助 DLS 的诊断[12]。

Scheimpflug 成像、双通道视网膜成像和波前像差测量技术结合起来能够提供有意义的功能性视觉分析，超越了传统的 Snellen 视力测试。这些设备能帮助医生和患者更好地理解接受 Snellen 视力测试时视觉质量下降和眩光发生的原因。

Salzburg 阅读台（Salzburg Reading Desk，SRD；SRD 视觉）是一种新的客观测量视觉功能的工具，与 Snellen 视力表有明显的差别。SRD 模拟了一个自然的阅读环境，并计算在不同的光照和对比度下经过矫正的远距 logMAR 视力和阅读速度。SRD 可用于术后多焦或调节性 IOL 功能的评估[13]。

术前使用相应的技术来诊断和处理眼表疾病，将有助于所有高端人工晶状体屈光手术获得最佳屈光效果。除了传统的检查方法，如裂隙灯检查或 Schirmer 试验，还有许多新的诊断工具可以用来诊断眼表疾病。双通道视网膜成像也可用于测量泪膜异常患者的眼内散射[14]。使用以眼表综合分析仪（Oculus）为代表的各种动态摄影仪可以精确、无创地测量泪膜破裂时间[15]，可以使用 TearLab 渗透压测量系统（TearLab 公司）分析泪膜的成分。眼表面干涉仪（TearScience）是一种临床上可用来处理睑板腺功能障碍的工具，它使用眼表干涉法来分析泪膜的脂质层和睑板腺图像[16]。对 DLS 患者的角膜表面和泪膜进行功能分析和定性分析，可以优化人工晶状体度数的计算和屈光结果。

晶状体植入技术

老视可以通过植入单焦点 IOL 的单眼视方案进行治疗，也可以使用多焦点、可调节或延伸焦距的 IOL 来治疗。对于散光患者，可行角膜缘松解切口（LRI）或

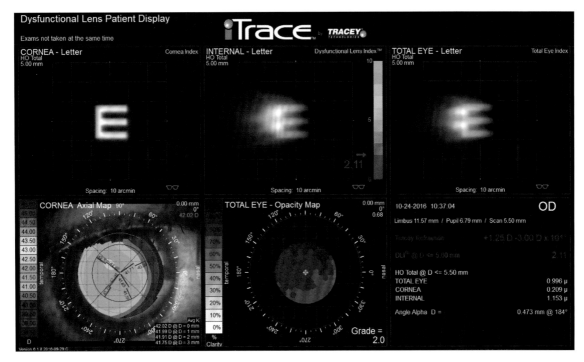

图 8-4　iTrace DLI 显示了晶状体改变对患者视觉系统的影响。DLI 是根据眼内高阶像差的测量、对比敏感度的分析和瞳孔大小的动态变化得出的。晶状体浑浊分级是对 128 个连续并独立的激光进入眼内后落在视网膜上的能量的评估。iTrace 能读取到达视网膜的能量变化和强度,用 0~5 级表示晶状体浑浊或散射程度

植入散光型 IOL,有助于减少患者对框架眼镜或隐形眼镜的依赖性。LRI 适用于散光度数少于 1.5D 的顺规散光以及散光度数少于 0.75D 的逆规散光患者,而散光型 IOL 适用于高度顺规散光的患者。未来,我们将可以使用低强度散光型 IOL,这将进一步扩大这些人工晶状体在屈光性晶状体手术中的使用。各种 LRI 优化方案或在线计算软件都可以用来帮助确定 LRI 的位置和尺寸,以获得最好的角膜散光矫正效果。虽然 LRI 可以用手术刀来完成,但是采用飞秒激光制作的弧形切口可以更精确地矫正角膜散光。

在接下来的章节中,我们将进一步详细地讨论多焦点、可调节和扩展视程的 IOL 技术。

手 术 技 巧

手工 RLE 指的是在不使用飞秒激光的情况下手术摘除晶状体并植入合适的 IOL 以治疗 DLS。如前所述,飞秒激光辅助的 RLE 可能有潜在的益处,例如对于 fuchs 角膜内皮营养不良的患者或需要 LRI 精确矫正散光的患者。

笔者多年以来积累的关于植入散光型 IOL 的 RLE 手术经验包括:

用飞秒激光在散光轴上做 10° 角膜基质内弧形切口代替人工标记。这样更持久的散光标记在术后可能有助于验证散光型 IOL 的散光轴向是否与散光标记一致。

▶ 在清除眼用粘弹剂时,应尽量将 IOL 后面的粘弹剂一并清除,这样可以降低散光型 IOL 旋转的发生率。此外,要确保前囊膜撕囊边缘覆盖光学区边缘,有助于防止术后 IOL 倾斜或移位。还应该在 IOL 前方光学区上面施加轻微的向后的压力,使 IOL 固定在后囊膜上。术中细致的切口制作和闭合同样有助于减少术后 IOL 发生旋转的概率。

▶ 对于多焦点或延伸焦深的 IOL,使用主观固视的同轴角膜光反射(也称为 Chang-Waring 视轴)有助于 IOL 位置实现最佳居中。这种反射不受瞳孔扩大或人工晶状体状态的影响[17]。

▶ 术中像差测量可作为 IOL 选择或术中检测人工晶状体是否正位的辅助工具,尤其适用于有角膜屈光手术史的患者。光波折射分析(Alcon)利用波前干涉产生条纹图案,然后将条纹图样分析、转换为屈光值并估计 IOL 度数[18]。一项研究表明,与单独使用任何一种方法相比,联合使用光波折射分析、在线 IOL 度数计算器和预测 IOL 度数的传统公式,可以获得更好的屈光结果[19]。

小眼球之类的解剖异常会增加 RLE 术中并发症

的风险。对于眼轴短或前房浅的患者,术前 15～30 分钟使用 Honan 球囊或静脉注射甘露醇可能有用。Honan 球囊通过低外压装置降低眼压。静脉注射甘露醇可使玻璃体脱水,降低手术时压力升高的幅度。这些工具可能有助于在摘除功能失调性晶状体时使手术环境保持稳定[20]。玻璃体抽吸也可用于降低眼压。

应该记住,同所有外科手术一样,手术的安全性是最重要的。如果在手术时遇到任何困难,如后囊膜破裂,我们建议把术前选择的 IOL 换成单焦点 IOL。术前应告知患者术中并发症的可能性,并告知患者在这种情况下单眼视也是一个选择方案。

结　　论

通过改善光学质量、矫正老视和散光、防止白内障,RLE 术可能是一种集多种功能于一体的手术选择,具有良好的视觉效果和长期满意度。随着先进的诊断和植入技术、FLACS 的出现,以及患者对视力的要求不断提高,DLS 很可能更容易被早期发现并得到有效治疗。对于患者来说,这意味着要尽早处理老视和视觉质量下降的问题,从而提高生活质量。

(王华　译)

参 考 文 献

1. Goldberg DC, Chen JY, Waring G. Biomechanics of accommodation and presbyopia: dysfunctional lens syndrome. In: Wang MX, ed. *Refractive Lens Exchange: A Surgical Treatment for Presbyopia*. Thorofare, NJ: SLACK Incorporated; 2015:11-19.
2. Schroeder A, Tremblay D, Waring G. Analysis of biometric anterior chamber parameters using Scheimpflug imaging and IOP after laser cataract surgery in hyperopic eyes. Paper presented at: American Society of Cataract and Refractive Surgery; 2015; San Diego, CA.
3. Brundrett AT, Waring GO. *Corneal changes in Fuchs endothelial dystrophy after femtosecond laser-assisted cataract surgery.* Paper presented at American Society of Cataract and Refractive Surgery; San Diego, CA; 2015.
4. Srinivasan B, Leung HY, Cao H, Liu S, Chen L, Fan AH. Modern phacoemulsification and intraocular lens implantation (refractive lens exchange) is safe and effective in treating high myopia. *Asia Pac J Ophthalmol (Phila)*. 2016;5(6):438-444.
5. Simon F. Pentacam. *Kerala Journal of Ophthalmology*. 2011;XXIII(2):157-160.
6. Tremblay DW, Waring GO, Din HA. Scheimpflug lens densitometry as objective measure of crystalline lens opacity. Paper presented at: American Society of Cataract and Refractive Surgery; 2015; San Diego, CA.
7. Qiao L, Wan X, Cai X, et al. Comparison of ocular modulation transfer function determined by a ray-tracing aberrometer and a double-pass system in early cataract patients. *Chin Med J (Engl)*. 2014;127(19):3454-3458.
8. Artal P, Benito A, Perez GM, et al. An objective scatter index based on double-pass retinal images of a point source to classify cataracts. *PLoS One*. 2011;6(2):e16823.
9. Vilaseca M, Romero MJ, Arjona M, et al. Grading nuclear, cortical and posterior subcapsular cataracts using an objective scatter index measured with a double-pass system. *Br J Ophthalmol*. 2012;96(9):1204-1210.
10. Chylack LT Jr, Wolfe JK, Singer DM, et al. The Lens Opacities Classification System III. The Longitudinal Study of Cataract Study Group. *Arch Ophthalmol*. 1993;111(6):831-836.
11. NIDEK. OPD-Scan II ARK-1000: Optical Path Difference Scanning System. *NIDEK*. http://www.nidek.fr/media/catalogue/MOP0003/OPD_SCANII.pdf. Published 2006. Accessed June 1, 2018.
12. Tracey Technologies. How can the iTrace help me with patients experiencing Dysfunctional Lens Syndrome? *Tracey Technologies*. http://www.traceytechnologies.com/Tutorial_DLI_web.pdf. Published 2015. Accessed June 28, 2018.
13. Attia MSA, Khoramnia R, Auffarth GU, Kirchner M, Holzer MP. Near and intermediate visual and reading performance of patients with a multifocal apodized diffractive intraocular lens using an electronic reading desk. *J Cataract Refract Surg*. 2016;42(4):582-590.
14. Habay T, Majzoub S, Perrault O, Rousseau C, Pisella PJ. Objective assessment of the functional impact of dry eye severity on the quality of vision by double-pass aberrometry. *J Fr Ophtalmol*. 2014;37(3):188-194.
15. Jiang Y, Ye H, Xu J, Lu Y. Noninvasive keratograph assessment of tear film break-up time and location in patients with age-related cataracts and dry eye syndrome. *J Int Med Res*. 2014;42(2):494-502.
16. TearScience. LipiView: product and safety labeling. Morrisville, NC: Johnson & Johnson Vision; 2017.
17. Chang D, Waring GO. The subject-fixated coaxially sighted corneal light reflex: a clinical marker for centration of refractive treatments and devices. *Am J Ophthalmol*. 2014;158(5):863-874.
18. Saraiva J, Neatrour K, Waring GO IV. Emerging technology in refractive cataract surgery. *J Ophthalmol*. 2016;2016:7309283.
19. Tannan AE, Epstein R, Virasch V, Majmudar P, Faron C, Rubenstein J. Utility of intraoperative wavefront aberrometry in post-refractive cataract patients. *Invest Ophthalmol Vis Sci*. 2013;54(15).
20. Moss HK, Koch DD. Complicated cataract cases: cataract surgery in the setting of nanophthalmos. *EyeWorld News Service*. https://www.eyeworld.org/article-cataract-surgery-in-the-setting-of-nanophthalmos. Published October 2012. Accessed June 1, 2018.

第九章

多焦点人工晶状体

Jay Bansal, MD

多焦点人工晶状体（IOL）具有多个焦点,能够矫正近视和远视,传统上通常用于白内障或透明晶状体摘除术后替代自身晶体。对于不同距离物体发出的光线,多焦点 IOL 产生 2 个以上的视网膜图像。由于在视网膜上同时呈现多个图像,患者必须专注于某一图像或某一特定距离的物体。

多焦点人工晶状体的类型

多焦点人工晶状体通常分为两种类型:衍射型和折射型。这是根据人工晶状体产生多个视网膜图像的光学原理得出的分类方式。然而,很多新产品同时具有这两种特点,使得以上分类方式的意义不大。尽管如此,临床医生应该了解这两种类型的异同,因为现有的多焦点人工晶状体运用了其中一种或两种光学原理。

折射型多焦点人工晶状体

折射型多焦点 IOL 具有 2 个或 2 个以上不同曲率的折射区。具有不同屈光度的折射区可以形成 2 个或 2 个以上的视网膜图像。可以认为其矫正视力的原理与双焦点隐形眼镜相同。由于每个折射区具有不同的有效孔径,因此,大多数折射型多焦点 IOL 的性能在某种程度上取决于瞳孔对光的反应[1]。换句话说,随着瞳孔扩大,折向近焦点和远焦点的光的相对比例发生改变（图 9-1）。图像的质量取决于自然状态下患者的瞳孔大小。相比瞳孔较大的人,瞳孔较小的人的视网膜图像质量差。

衍射型多焦点人工晶状体

衍射型多焦点 IOL 通过光衍射产生多个视网膜图像。衍射型 IOL 的表面具有微小的同心环或衍射区,可以使光速减慢并转向。每个同心环都产生不连续

光密度,调整近焦点和远焦点的光能分布比例（图 9-2和图 9-3）。结果是双焦点衍射型 IOL 产生 2 个视网

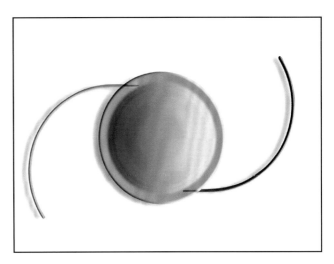

图 9-1　ReZoom 多焦点 IOL（经 Johnson & Johnson 公司同意转载）

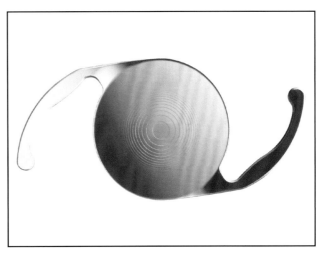

图 9-2　ReSTOR 衍射型 IOL（经 Alcon 公司同意转载）

77

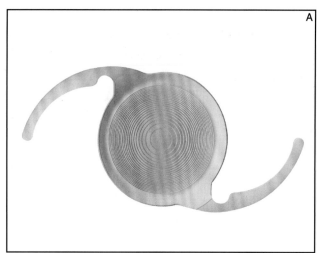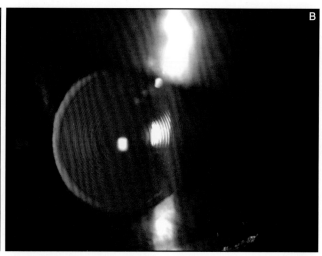

图 9-3 （A）Technis IOL（经 Johnson & Johnson 公司同意转载）。（B）植入眼内的 Technis IOL（经 Sondra Black 博士同意转载）

膜图像,三焦点衍射型 IOL 产生 3 个视网膜图像。双焦点衍射型 IOL 为患者同时提供近焦点和远焦点,三焦点 IOL 在此基础上增加了一个中间焦点。

衍射型多焦点 IOL 可以是也可以不是阶梯渐进型。非阶梯渐进衍射型多焦点 IOL 包含规则尺寸的同心环,它们从中心到边缘的高度一致。因此,每一个同心环近焦点和远焦点的光密度被等分。在阶梯渐进衍射型人工晶状体中,从透镜中心到外围,每个同心环的衍射阶梯高度逐渐减小。与中心环相比,周边环将更多的光线（光密度）衍射到远焦点。在瞳孔扩大的时候（例如夜间驾驶时）,远目标的分辨率优于近视力分辨率。

单纯折射型或衍射型 IOL 具有环形对称性;然而,最新的人工晶状体采用了环形不对称的设计。非对称环形人工晶状体分为不同的扇区或片段,它们对光线的作用不同。人工晶状体的不同部分的焦点各不相同,因此每个环或区域上都会产生不同的衍射或折射[2]。换句话说,"视远"部分提供清晰、高对比度的远距离图像,而"视近"区域提供同样清晰的近距离图像[3,4]。

具有非球面设计的 IOL 旨在减少球面像差。非球面和环形不对称设计都能提高对比敏感度[2,5]。最后,衍射-折射混合型 IOL 试图综合两种 IOL 的优点并扩展人工晶状体的功能视程。

在 2005 年左右,人们曾尝试改进适用于有晶状体眼的多焦点 IOL,目的是保留晶状体并将多焦点 IOL 植入前房[6,7]。虽然多焦点 IOL 植入术后视力矫正效果不错,但 IOL 植入前房后会产生各种潜在的严重并发症,包括眼内炎、手术源性散光、慢性葡萄膜炎、瞳孔阻滞性青光眼和白内障。因此,前房型有晶状体眼

多焦点 IOL 基本上被弃用。而后房型有晶状体眼 IOL 用于老视矫正尚处于早期开发阶段[8]。

适应证和注意事项

多焦点 IOL 最初是用来治疗无晶状体眼和矫正白内障患者的老视[9]。确实,多焦点 IOL 植入术已经成为标准白内障超声乳化手术的一种选择[10]。它适用于晶状体相对透明的患者,因眼部解剖结构异常而导致的严重屈光不正的患者,以及眼轴长度正常并希望摘掉框架眼镜的老年老视患者。白内障患者和晶状体透明的患者迥然不同,所以他们的治疗方法和考虑因素都有很大差异。

屈光性人工晶状体置换术（RLE）可以同时矫正晶状体相对透明的患者的近视、远视、散光和老视,还可以避免白内障的发生。如果摘掉框架眼镜不仅需要矫正近视或远视,还需同时治疗老视甚至散光,这的确是一个非常高的要求。对于那些本来是正视的患者而言,他们希望寻找一种老视手术,可以不再需要阅读时配戴眼镜,这一目标甚至更高[11-13]。

患者选择和术前咨询

即使取得了理想的手术效果,患者仍有可能对 IOL 植入术后的视觉效果不满意。多焦点人工晶状体植入术患者满意度的影响因素预测见表 9-1[10,14]。在与患者讨论治疗方案和获得患者的知情同意时,应该告知患者用多焦点 IOL 替代自然晶状体后可能产生的并发症。

表 9-1 多焦点人工晶状体植入术患者满意度影响因素预测

更容易满意	不太容易满意
▶ 强烈的摘镜愿望	▶ 理解术后可能还需要框架眼镜
▶ 中高度远视或近视	▶ 低度近视
▶ 仅有屈光不正、老视的眼部问题	▶ 未发现已经存在的眼部病变
▶ 近距离工作的主要任务是阅读，而不是使用电脑	▶ 对中距离视觉和/或夜视力高度依赖
▶ 理解并接受远视力轻度下降	▶ 期望在所有距离都有清晰的视觉
▶ 心态乐观，积极配合	▶ 完美型人格
▶ 理解术后视觉效果可能并不完美	▶ 期望手术能带来完美的视觉效果
▶ 接受长达 6 个月的适应期	▶ 不能忍受长达 6 个月的适应期

引自 Braga-Mele R，Chang D，Dewey S，et al. Multifocal intraocular lenses：relative indications and contraindications for implantation. J Cataract Refract Surg. 2014；40（2）：313-322. doi：10. 1016/j. jcrs. 2013. 12. 011；Gibbons A，Ali TK，Waren DP，Donaldson KE. Causes and correction of dissatisfaction after implantation of presbyopia-correcting intraocular lenses. Clin Ophthalmol. 2016；10；1965-1970. doi：10. 2147/opth. s114890.

术前应该告知患者发生以下光不适的风险会增加：眩光、光晕、单眼复视和强烈眩光（图 9-4）。术后发生以上光不适的患者往往在术后 6 个月内趋于适应[15,16]。在某种程度上，这是因为更高级的（神经源性的）适应[17]。尽管术后存在残留的屈光不正，但是裸眼视力（uncorrected near visual acuity, UNVA）和对比敏感度提高了，所以患者能够耐受以上光不适[16,18,19]。事实上，接受多焦点 IOL 植入术的患者通常需要 6 个月的神经适应期，才能从这类人工晶状体中充分受益[20]。

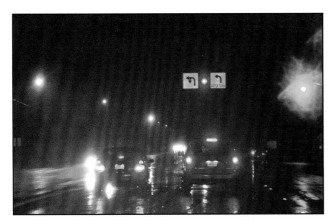

图 9-4 植入 IOL 后，眩光、光晕、单眼复视和强烈眩光等风险增加

重要的是，大多数研究认为老视治疗应该联合白内障超声乳化吸除术。寻求白内障治疗的患者通常

对光晕和眩光非常熟悉，但寻求屈光矫正和老视治疗的透明晶状体患者，通常对光晕和眩光不甚了解。这个问题至少可以部分通过术前充分的沟通和术后的安慰得到解决。

瞳孔大小是手术计划中一个重要的考虑因素。瞳孔较大的患者夜间视力障碍的风险增加[21]。当瞳孔在弱光下扩大时，瞳孔边缘与人工晶状体光学区的边缘相互影响[22]。在手术治疗老视之前，可以进行各种暗视力评估，如测量瞳孔的大小，以确定夜间发生光学不适的相对风险[23]。如果患者的瞳孔可能会影响到人工晶状体的光学区，应该在术前告知他们术后发生夜间视力障碍的风险可能会增加。但是从另一方面来说，瞳孔较小的患者对手术医生来说也是一个技术性的挑战。医生可能需要扩瞳来进行撕囊，术中注意不要损伤虹膜括约肌。偏心撕囊会导致 IOL 偏心，从而影响 IOL 功能，导致患者不满意[24]。

应该反复告知那些为了摘掉框架眼镜而寻求手术的患者，术后屈光不正仍有可能继续进展，因此术后还可能需要矫正镜。根据术前测量和计算，术后残留的屈光不正被称为屈光意外；然而，当术前评估不准确或计算错误的时候，屈光意外更容易发生。精确测量眼轴长度和计算人工晶状体度数非常重要，这样可以极大地降低术后屈光不正的风险[25]。也有一种不常见的屈光意外，是由于人工晶状体选择不当造成的。如果患者愿意，可以通过二次手术更换人工晶状体[25]。采用 LASIK 可以安全、成功地矫正低度的屈光不正[26]。很重要的是，在白内障超声乳化吸除和人工晶体植入术后可能出现黄斑囊样水肿。这种情况在白内障术后更常见，但也可能在矫正老视的 RLE 术后发生。与那些术后光不适一样，相对于白内障患者，透明晶状体置换的患者对黄斑囊样水肿更不能耐受。黄斑囊样水肿多见于后囊膜破裂、玻璃体丢失、虹膜嵌顿、活动性葡萄膜炎、糖尿病，以及既往患有视网膜静脉阻塞的患者[27,28]。因为非甾体抗炎药对黄斑囊样水肿既有预防作用又有治疗作用，因此，术后至少应该使用 4 周[29]。

禁 忌 证

多焦点 IOL 植入术是一种选择性手术。因此，术前应充分考虑风险收益比。多焦点 IOL 植入术的主要禁忌证与术前眼睛的健康状况有关。其绝对禁忌证包括：瞳孔病变（如瞳孔偏心或虹膜缺损）、角膜混浊、圆锥角膜、透明边缘变性、角膜扩张、无法治疗的玻璃体混浊、黄斑病变、视网膜玻璃膜疣和糖尿病视网膜病变、视网膜色素变性，以及 Stargardt 病[10]。黄斑和视网膜疾病不仅会增加术后不良视力结果的风险，植入 IOL 还会减弱医生对疾病进展进行观察和跟踪的能力。在回顾性研究中，如果患者术前有未确诊的眼部疾病，包括 Fuchs 角膜内皮营养不良、视网膜前膜、黄斑囊样水肿、年龄相关性黄斑变性、前基底膜营养不良或斜视，他们对手术的满意度会相对偏低；这些人都并非良好的手术适应人群[14]。术前详细的筛查可以发现这些疾病，医生应建议患者考虑其他形式的老视治疗。术前检查应包括角膜地形图和视网膜光学相干断层成像。

任何影响视力、对比敏感度、色觉或视野的视神经异常都可能是多焦点 IOL 植入术的相对禁忌证，特别是在明显和/或处于进展的情况下[10]。

干眼综合征和睑板腺功能障碍在白内障患者中很常见，但在接受 RLE 治疗的患者中也可能存在[24]。泪膜异常会影响术后视力结果，是引起患者不满意的常见原因。术前和术后积极治疗有助于改善预后，然而，严重的无法控制的干眼可能是多焦点 IOL 植入术的禁忌证。

可矫正的或对称性的散光并不一定是多焦点 IOL 植入术的禁忌证，因为这些可以通过仔细的手术计划来解决[10]。然而，不规则散光患者并不适合多焦点 IOL 植入术，因为其屈光结果相对不可预测。

手 术 效 果

视力和摘镜率

多焦点 IOL 植入术后的效果越来越好，尤其是新的人工晶状体面世以后。Rosen 等人[17]的 meta 分析报道了白内障和 RLE 术后多焦点 IOL 的有效性和安全性。在 37 个纳入的研究中有 6 334 例患者，平均双眼裸眼远视力（uncorrected distance visual acuity，UDVA）为 0.04±0.00 logMAR（等同于 Snellen 视力表 20/20）。在其中的 14 项研究里（5 359 名患者），双眼 UDVA 达到 0.30 logMAR（Snellen 视力表 20/40）或更好的患者比例为 99.9%；79.2% 的患者（10 项研究中的 5140 例患者）在多焦点 IOL 植入术后达到 0.00（logMAR 视力）（Snellen 视力表 20/20）或更好。白内障术后患者（0.11±0.003；logMAR 视力）和 RLE 术后患者（0.05±0.006；logMAR 视力）的单眼平均 UDVA 无显著差异。综上所述，多焦点 IOL 植入术后具有良

好的远视力。

在老视手术中，近视力矫正的目标是摘镜。Rosen 等人[17]发现，平均摘镜率为 80.1%。值得注意的是，这个数据包含了新型人工晶状体和传统人工晶状体。一些新型人工晶状体的研究显示摘镜率为 100%[30-33]，但是一些过去的人工晶状体，如 Array 屈光性 IOL 的摘镜率只有 30%[34]。

患者满意度

总地来说，大多数患者对多焦点 IOL 植入术后的效果满意。患者对术后效果不满意的最常见原因有：光不适、持续或新的屈光不正、干眼、大瞳孔、后囊膜混浊等[21,24]。透明晶状体置换术治疗老视后患者不满意的最常见原因是残留屈光不正和干眼综合征[14]。患者满意度在手术后 6 个月提高[15,20]，可能是由于神经适应作用[35]。在一项研究中（9 366 只眼），只有 0.44% 的患者对多焦点 IOL 植入术后的效果不满意[36]。

多焦点人工晶状体的比较

在白内障患者中，衍射型和折射型多焦点 IOL 改善了白内障患者的 UNVA 和 UDVA，并且在一定的焦距范围内优于单焦点 IOL。在 UDVA 方面，衍射型和折射型多焦点 IOL 的结果大致相同[37,38]。然而，在 UNVA 方面，经典的衍射型 IOL 的效果始终优于经典的折射型晶体[37-40]。如前所述，老视手术的最终目标是不戴眼镜，在 RLE 中更是如此。的确，衍射型 IOL 的摘镜率显著高于折射型 IOL[41]，对于中距离视力，衍射型设计的 IOL 也可能是较好的。衍射型 IOL 术后产生眩光现象比折射型 IOL 要少[41]，而且对比度敏感度更好。基于这些结果，大多数手术医生选择衍射型多焦点 IOL，因为相信它们的功能更优越。事实上，传统的非渐进阶梯折射型 IOL（如 ReZoom、Abbott 医用光学）已经不再使用了。

随着 IOL 的不断发展，衍射型和折射型多焦点 IOL 之间的区别已经不那么明显了（表 9-2）。也许最好的例子是衍射-折射混合型 IOL，如 AT Lisa（Zeiss 公司）和 ReSTOR（Alcon 公司）人工晶状体系列。例如，AcrySof IQ ReSTOR IOL 有一个渐进阶梯的、衍射的双凸光学面，它也能像折射型人工晶状体一样分配光能。一些混合型折射设计可能比传统衍射型人工晶状体有更好的视力结果[42]。有研究者认为，与折射型 IOL 相比，衍射型 IOL 总体上的摘镜率更高（高达

1.75 倍)[38];但是分组时,ReSTOR 混合型人工晶状体与其他纯衍射型人工晶状体被归入同一组。有趣的是,ReSTOR 混合型人工晶状体的摘镜率是其他多焦点 IOL 的 2 倍。此外,环形非对称折射型人工晶状体的摘镜率比早期折射型人工晶状体更高[2,4,43]。

表 9-2　多焦点人工晶状体

人工晶状体名称	制造商	批准部门[†]
光学原理:折射型		
Array[*]	Abbott Medical Optics	1997(FDA)
M-flex	Rayner Ltd.	2005(CE)
SFX MV1	Hoya	N/A
PY-60MV	Hoya	N/A
Sulcoflex	Rayner Ltd.	2008(CE)
ReZoom[*]	Abbott Medical Optics	2007(FDA)
光学原理:环形非对称折射型		
LENTIS Mplus	Oculentis GmbH	2013(CE)
SBL-3	Lenstec	N/A
光学原理:衍射型		
Acri. Twin	Acri. Tec(Zeiss)	N/A
Acriva Reviol	VSY Biotechnology	N/A
AT Lisa tri 839MP (trifocal)	Carl Zeiss Meditec	N/A
Bi Flex M	Medicontur	N/A
CeeOn 811E[*]	Pharmacia	N/A
PhysIOL(trifocal)	FineVision	N/A
TECNIS Multifocal	Abbott Medical Optics	2009(FDA)
光学原理:混合型		
Acri. Lisa	Acri. Tec(Zeiss)	N/A
AcrySof ReSTOR	Alcon Laboratories	2012(FDA)
AcrySof ReSTOR Pan-OPtix(trifocal)	Alcon Laboratories	2016(CE)
AT Lisa	Carl Zeiss Meditec	N/A
OptiVis	Aaren Scientific(Zeiss)	N/A

[*] =停止销售;N/A=目前未在美国上市;[†] =如果该人工晶状体已获得 FDA 上市前批准,则显示 FDA 获批年份;否则,显示 CE 认证年份。

优化结果

患者的选择、检查和术前准备可能是决定患者满意度的最重要因素[44]。当选择多焦点 IOL 时,许多患者都希望在手术后可以不用戴眼镜。衍射型人工晶状体的阅读视力比折射型人工晶状体更好[37]。然而,即使在术前条件十分理想的情况下,达到 100% 的摘镜率也是不切实际的。与患者坦诚的沟通会有所帮助。手术医生需要确认:如果手术意味着不再需要配戴老花镜,患者是否愿意承受对比敏感度下降或光晕带来的视觉问题。

需要仔细地考虑多焦点 IOL 的近附加。早期人工晶状体通常倾向于更高的度数(+4.00D),然而,对 ReSTOR 人工晶状体进行一对一的比较显示,+3.00D 的晶状体度数与+3.00D ReSTOR 晶状体可以产生相似的近视力和远视力,但 ReSTOR 晶状体的中距离视力更好[45]。

也可以考虑使用囊袋张力环。这些装置可以在白内障手术中稳定脆弱的晶状体悬韧带,但也可能有利于提高人工晶状体的居中性。研究表明,囊袋张力环可以减少多焦点 IOL 偶尔产生的三阶像差[46],有助于手术医生更准确地预测患者术后的屈光度[47]。

最后,让患者确信对多焦点 IOL 的神经适应需要几周,也许几个月,对患者是有帮助的。是否需要进行神经适应训练是有争议的,目前尚缺乏手术前后的数据支持。然而,与"眼保健操"或其他模棱两可的概念不同,神经适应训练也有优点。可以想象在不远的将来,人们能够发现影响神经适应的因素,从而更正确地选择适合多焦点人工晶状体植入的患者。但目前这项研究仍处于初级阶段。与此同时,一些手术医生采用分步治疗的方法,选择将多焦点 IOL 植入患者的非主导眼,使其有足够的愈合和神经适应时间。一旦眼睛(和大脑)达到平衡,就可以将人工晶状体植入主导眼中,并以第一次植入 IOL 后的结果和新的视觉参数为指导。

(王华　译)

参 考 文 献

1. Davison JA, Simpson MJ. History and development of the apodized diffractive intraocular lens. *J Cataract Refract Surg.* 2006;32(5):849-858. doi:10.1016/j.jcrs.2006.02.006.

2. Alio JL, Plaza-Puche AB, Piñero DP, Javaloy J, Ayala MJ. Comparative analysis of the clinical outcomes with 2 multifocal intraocular lens models with rotational asymmetry. *J Cataract Refract Surg.* 2011;37(9):1605-1614. doi:10.1016/j.jcrs.2011.03.054.

3. McAlinden C, Moore JE. Multifocal intraocular lens with a surface-embedded near section: short-term clinical outcomes. *J Cataract Refract Surg.* 2011;37(3):441-445. doi:10.1016/j.jcrs.2010.08.055.

4. Moore JE, McNeely RN, Pazo EE, Moore TC. Rotationally asymmetric multifocal intraocular lenses: preoperative considerations and postoperative outcomes. *Curr Opin Ophthalmol.* 2017;28(1):9-15. doi:10.1097/icu.0000000000000339.

5. Kim MJ, Zheleznyak L, MacRae S, Tchah H, Yoon G. Objective evaluation of through-focus optical performance of presbyopia-correcting intraocular lenses using an optical bench system. *J Cataract Refract Surg.* 2011;37(7):1305-1312.

6. Baikoff G, Matach G, Fontaine A, Ferraz C, Spera C. Correction of presbyopia with refractive multifocal phakic intraocular lenses. *J Cataract Refract Surg.* 2004;30(7):1454-1460. doi:10.1016/j.jcrs.2003.12.051.

7. Alio JL, Mulet ME. Presbyopia correction with an anterior chamber phakic multifocal intraocular lens. *Ophthalmology.* 2005;112(8):1368-1374. doi:10.1016/j.ophtha.2005.02.029.

8. Perez-Vives C, Ferrer-Blasco T, Cervino-Exposito A, Madrid-Costa D, Montes-Mico R. Simulated prototype of posterior chamber phakic intraocular lens for presbyopia correction. *J Cataract Refract Surg.* 2015;41(10):2266-2273. doi:10.1016/j.jcrs.2015.10.050.

9. Buznego C, Trattler WB. Presbyopia-correcting intraocular lenses. *Curr Opin Ophthalmol.* 2009;20(1):13-18. doi:10.1097/ICU.0b013e32831c4cf5.

10. Braga-Mele R, Chang D, Dewey S, et al. Multifocal intraocular lenses: relative indications and contraindications for implantation. *J Cataract Refract Surg.* 2014;40(2):313-322. doi:10.1016/j.jcrs.2013.12.011.

11. Venter JA, Pelouskova M, Bull CE, Schallhorn SC, Hannan SJ. Visual outcomes and patient satisfaction with a rotational asymmetric refractive intraocular lens for emmetropic presbyopia. *J Cataract Refract Surg.* 2015;41(3):585-593. doi:10.1016/j.jcrs.2014.06.035.

12. Alfonso JF, Fernandez-Vega L, Valcarcel B, Ferrer-Blasco T, Montes-Mico R. Outcomes and patient satisfaction after presbyopic bilateral lens exchange with the ResTOR IOL in emmetropic patients. *J Refract Surg.* 2010;26(12):927-933. doi:10.3928/1081597x-20100114-01.

13. Pepose JS. Maximizing satisfaction with presbyopia-correcting intraocular lenses: the missing links. *Am J Ophthalmol.* 2008;146(5):641-648. doi:10.1016/j.ajo.2008.07.033.

14. Gibbons A, Ali TK, Waren DP, Donaldson KE. Causes and correction of dissatisfaction after implantation of presbyopia-correcting intraocular lenses. *Clin Ophthalmol.* 2016;10:1965-1970. doi:10.2147/opth.s114890.

15. Sood P, Woodward MA. Patient acceptability of the Tecnis multifocal intraocular lens. *Clin Ophthalmol.* 2011;5:403-410. doi:10.2147/opth.s11126.

16. Forte R, Ursoleo P. The ReZoom multifocal intraocular lens: 2-year follow-up. *Eur J Ophthalmol.* 2009;19(3):380-383.

17. Rosen E, Alio JL, Dick HB, Dell S, Slade S. Efficacy and safety of multifocal intraocular lenses following cataract and refractive lens exchange: metaanalysis of peer-reviewed publications. *J Cataract Refract Surg.* 2016;42(2):310-328. doi:10.1016/j.jcrs.2016.01.014.

18. Anton A, Böhringer D, Bach M, Reinhard T, Birnbaum F. Contrast sensitivity with bifocal intraocular lenses is halved, as measured with the Freiburg Vision Test (FrACT), yet patients are happy. *Graefes Arch Clin Exp Ophthalmol.* 2014;252(3):539-544. doi:10.1007/s00417-014-2565-y.

19. Goes FJ. Visual results following implantation of a refractive multifocal IOL in one eye and a diffractive multifocal IOL in the contralateral eye. *J Refract Surg.* 2008;24(3):300-305.

20. Palomino Bautista C, Carmona Gonzalez D, Castillo Gomez A, Bescos JA. Evolution of visual performance in 250 eyes implanted with the Tecnis ZM900 multifocal IOL. *Eur J Ophthalmol.* 2009;19(5):762-768.

21. de Vries NE, Webers CAB, Touwslager WRH, et al. Dissatisfaction after implantation of multifocal intraocular lenses. *J Cataract Refract Surg.* 2011;37(5):859-865. doi:10.1016/j.jcrs.2010.11.032.

22. Martinez CE, Applegate RA, Klyce SD, McDonald MB, Medina JP, Howland HC. Effect of pupillary dilation on corneal optical aberrations after photorefractive keratectomy. *Arch Ophthalmol.* 1998;116(8):1053-1062.

23. Schumer DJ, Bains HS, Brown KL. Dark-adapted pupil sizes in a prospective evaluation of laser in situ keratomileusis patients. *J Refract Surg.* 2000;16(suppl 2):S239-S241. doi:10.3928/1081-597x-20000302-08.

24. Woodward MA, Randleman JB, Stulting RD. Dissatisfaction after multifocal intraocular lens implantation. *J Cataract Refract Surg.* 2009;35(6):992-997. doi:10.1016/j.jcrs.2009.01.031.

25. Hoffman RS, Fine IH, Packer M. Refractive lens exchange as a refractive surgery modality. *Curr Opin Ophthalmol.* 2004;15(1):22-28.

26. Fernandez-Buenaga R, Alio JL, Perez Ardoy AL, Quesada AL, Pinilla-Cortes L, Barraquer RI. Resolving refractive error after cataract surgery: IOL exchange, piggyback lens, or LASIK. *J Refract Surg.* 2013;29(10):676-683. doi:10.3928/1081597x-20130826-01.

27. Henderson BA, Kim JY, Ament CS, Ferrufino-Ponce ZK, Grabowska A, Cremers SL. Clinical pseudophakic cystoid macular edema. Risk factors for development and duration after treatment. *J Cataract Refract Surg.* 2007;33(9):1550-1558. doi:10.1016/j.jcrs.2007.05.013.

28. Ray S, D'Amico DJ. Pseudophakic cystoid macular edema. *Semin Ophthalmol.* 2002;17(3-4):167-180.

29. O'Brien TP. Emerging guidelines for use of NSAID therapy to optimize cataract surgery patient care. *Curr Med Res Opin.* 2005;21(7):1131-1137. doi:10.1185/030079905x50651.

30. Chang JS, Ng JC, Lau SY. Visual outcomes and patient satisfaction after presbyopic lens exchange with a diffractive multifocal intraocular lens. *J Refract Surg.* 2012;28(7):468-474. doi:10.3928/1081597x-20120612-01.

31. Hida WT, Motta AF, Kara-Jose Junior N, et al. Comparison between OPD-Scan results and visual outcomes of monofocal and multifocal intraocular lenses. *Arq Bras Oftalmol.* 2009;72(4):526-532.

32. Lubinski W, Podboraczynska-Jodko K, Gronkowska-Serafin J, Karczewicz D. Visual outcomes three and six months after implantation of diffractive and refractive multifocal IOL combinations. *Klin Oczna.* 2011;113(7-9):209-215.

33. Vryghem JC, Heireman S. Visual performance after the implantation of a new trifocal intraocular lens. *Clin Ophthalmol.* 2013;7:1957-1965. doi:10.2147/opth.s44415.

34. Pineda-Fernandez A, Jaramillo J, Celis V, et al. Refractive outcomes after bilateral multifocal intraocular lens implantation. *J Cataract Refract Surg.* 2004;30(3):685-688. doi:10.1016/s0886-3350(03)00664-3.

35. Pepin SM. Neuroadaptation of presbyopia-correcting intraocular lenses. *Curr Opin Ophthalmol.* 2008;19(1):10-12. doi:10.1097/ICU.0b013e3282f31758.

36. Venter JA, Pelouskova M, Collins BM, Schallhorn SC, Hannan SJ. Visual outcomes and patient satisfaction in 9366 eyes using a refractive segmented multifocal intraocular lens. *J Cataract Refract Surg.* 2013;39(10):1477-1484. doi:10.1016/j.jcrs.2013.03.035.

37. Rasp M, Bachernegg A, Seyeddain O, et al. Bilateral reading performance of 4 multifocal intraocular lens models and a monofocal intraocular lens under bright lighting conditions. *J Cataract Refract Surg.* 2012;38(11):1950-1961. doi:10.1016/j.jcrs.2012.07.027.

38. Alio JL, Grabner G, Plaza-Puche AB, et al. Postoperative bilateral reading performance with 4 intraocular lens models: six-month results. *J Cataract Refract Surg.* 2011;37(5):842-852. doi:10.1016/j.jcrs.2010.11.039.

39. Agresta B, Knorz MC, Kohnen T, Donatti C, Jackson D. Distance and near visual acuity improvement after implantation of multifocal intraocular lenses in cataract patients with presbyopia: a systematic review. *J Refract Surg.* 2012;28(6):426-435. doi:10.3928/1081597x-20120518-06.

40. Cochener B, Lafuma A, Khoshnood B, Courouve L, Berdeaux G. Comparison of outcomes with multifocal intraocular lenses: a meta-analysis. *Clin Ophthalmol.* 2011;5:45-56. doi:10.2147/opth.s14325.

41. Xu X, Zhu MM, Zou HD. Refractive versus diffractive multifocal intraocular lenses in cataract surgery: a meta-analysis of randomized controlled trials. *J Refract Surg.* 2014;30(9):634-644.

42. Pepose JS, Qazi MA, Chu R, Stahl J. A prospective randomized clinical evaluation of 3 presbyopia-correcting intraocular lenses after cataract extraction. *Am J Ophthalmol.* 2014;158(3):436-446 e431. doi:10.1016/j.ajo.2014.06.003.

43. Munoz G, Albarrán-Diego C, Ferrer-Blasco T, Sakla HF, García-Lázaro S. Visual function after bilateral implantation of a new zonal refractive aspheric multifocal intraocular lens. *J Cataract Refract*

Surg. 2011;37(11):2043-2052.

44. Liu JW, Haw WW. Optimizing outcomes of multifocal intra-ocular lenses. *Curr Opin Ophthalmol.* 2014;25(1):44-48. doi:10.1097/icu.0000000000000012.

45. Santhiago MR, Wilson SE, Netto MV, et al. Modulation transfer function and optical quality after bilateral implantation of a +3.00 D versus a +4.00 D multifocal intraocular lens. *J Cataract Refract Surg.* 2012;38(2):215-220. doi:10.1016/j.jcrs.2011.08.029.

46. Mastropasqua R, Toto L, Vecchiarino L, Falconio G, Nicola MD, Mastropasqua A. Multifocal IOL implant with or without capsular tension ring: study of wavefront error and visual performance. *Eur J Ophthalmol.* 2013;23(4):510-517. doi:10.5301/ejo.5000258.

47. Alio JL, Plaza-Puche AB, Pinero DP. Rotationally asymmetric multifocal IOL implantation with and without capsular tension ring: refractive and visual outcomes and intraocular optical performance. *J Refract Surg.* 2012;28(4):253-258. doi:10.3928/1081597X-20120314-01.

第十章

可调节性人工晶状体

David Varssano,MD

可调节性人工晶状体(intraocular lens,IOL)动态增加屈光度,将焦点从远处移到近处或中间[1,2]。理想情况下,类似于传统的单焦点人工晶状体,真正的可调节性人工晶状体在静态位置有一个单焦点。由于晶状体的物理变化,眼睛能够看清楚不同距离的物体,这是植入的晶状体可调节的结果。可调节性人工晶状体是老化晶状体的最佳替代品,真正的可调节性人工晶状体有潜力呈现一个清晰、锐利的视网膜图像,这与多焦点人工晶状体不同,多焦点人工晶状体会呈现多个图像。本章将讨论几种为实现动态调节屈光力而设计的不同类型人工晶状体——有些已经投入使用,有些即将上市。正如后文所展示的,完美的可调节性人工晶状体仍有待研发。

非调节性因素,如缩瞳和诱导高阶像差可增加景深,改善可调节性和单焦点人工晶状体的中、近视力。部分可调节性人工晶状体的视觉优势是基于伪调节因素,因为患者无法区分真调节和伪调节。主观移近试验或离焦曲线测定常常高估了客观调节幅度[1,3]。

可调节性人工晶状体的设计方案

可调节性人工晶状体有几个设计方案,目的是通过患者的调节作用来改变人工晶状体的屈光力(表10-1)。小空间的限制、力量和正常眼睛自然调节运动,迫使晶体设计师不断创新并融合各个科学领域的知识。

表 10-1　可调节性人工晶状体设计类型

单透镜设计	双透镜设计	液体/凝胶迁移
▶ BioComFold(Morcher GmbH)	▶ Spring IOL	▶ NuLens(DynaCurve Nulens Ltd)
▶ 1CU(HumanOptics AG)	▶ Synchrony dual-optic accommodating IOL (Johnson & Johnson)	▶ Valved deformable liquid balloon
▶ Crystalens(Bausch+Lomb)	▶ Sarfarazi Elliptical Accommodative IOL (Bausch+Lomb)	▶ IOL refilling procedure
▶ Trulign toric IOL(Bausch+Lomb)		▶ Extruded gel interface IOL
▶ Acuity C-Well		▶ FluidVision IOL(PowerVision,Inc)
▶ Tek-Clear(Tekia)		
▶ OPAL(Bausch+Lomb)		
▶ OPAL-A(HumanOptics AG)		

铰链或杠杆人工晶状体利用睫状肌的收缩和放松,直接或通过后玻璃体的压力向前移动人工晶状体实现调节,引起近视性屈光改变,提高近视力。晶状体本身没有变形。单透镜是一种主流的人工晶状体设计[4-9]。

双透镜设计的(doublet)人工晶状体使用两个并列的组合透镜,共同产生所需的晶状体屈光力。当以D/mm为运动单位,精确评估人工晶状体运动产生的调节能力时[10],似乎单个移动透镜比双正组合透镜更有效,但是,前正、后负的透镜组合是最有效的。前正透镜屈光力越大,后负透镜屈光力绝对值越大,组合的效率越高。作者通过计算得出,对于一个20D的透镜组合,为了达到+3D 的近附加,单个透镜需要移动2.479mm,+10D 和10D 的组合需要移动 5.122mm,+45D 和-25D 的组合需要移动 0.949mm。

用光学弹性材料填充空囊袋的概念是液体或凝胶模型的基础。建议将聚硅氧烷[11,12]和硅油[13]作为备选材料。要形成完整的解决方案,还需要清空晶状体囊袋、填充并密封囊袋。

有人提出了一种仿生可调节性人工晶状体,利用可变形液体气球制作而成[14]。通过小的晶状体周边的撕囊将气球插入到空囊袋中,用一个带阀门的可拆卸管填充高折射率液体($n=1.4$)。尸体眼研究显示,生前老视眼植入晶状体后可产生 2.0～7.4D 的调节力[14]。

有人提出了一种膜封闭撕囊口的方法[15]。成年猴撕囊后在囊袋内放置一层膜,通过膜上的一个预留的孔向膜后囊袋内注入硅油[13]。用 4%的毛果芸香碱滴眼后,记录到了 2~3D 的调节力。

另一种以凝胶为基础的设计,是将一个注入弹性凝胶的小房腔固定在眼壁上[16-18]。当睫状肌收缩时,弹性凝胶被推动而通过一个圆孔,形成一个凸出的晶体。在人眼试验中[16],用毛果芸香碱可以对这种人工晶状体诱导出 10D 的调节力。硅油在空襻和晶体光学区之间的流动相似。光学区曲率的变化产生了调节。这种晶体在兔眼试验中得到了验证[19,20]。

利用睫状肌的作用力使两种液体或凝胶之间的界面变形,达到可接受的调节力。有两组人工晶状体在设计中使用了这个方案[21,22]。

有两种设计方案提出了使用刚性材料改变人工晶状体的形状。滑动型人工晶状体[23]由两个光学区组成,两个区可以相互滑动,在调节刺激下,可以使组合光学区产生(1.27 ± 0.76)D 的屈光力变化。一种旋转焦点人工晶状体[24]围绕与视轴平行的偏心轴旋转,在实验室条件下表现出 8.0D 的调节力。

有研究者对一种电压控制的调节性人工晶状体进行了体外变形试验,这种人工晶状体是由离子聚合物金属复合促动器制成的[25]。

在一种液态晶体模型中,通过改变人工晶状体非活动部分的折射率可以实现调节[26]。

可调节性人工晶状体:过去和现在

早期尝试

Miller[27]在 20 世纪 80 年代首次提出了可调节性

人工晶状体的概念。10 年后,人们开始使用 A 超检测单焦点人工晶状体,并检测人工晶状体在调节过程中的前向移动。单片式硅胶盘襻式人工晶状体的前向移动距离为 0.7mm[6],标准圆形襻人工晶状体的前向移动距离为 0.20～0.25mm[28]。1990 年和 1992 年,Hara 等人报道了弹簧式人工晶状体[29,30]。它由两个6.0mm 的光学区组成,由四个分开的弹性圆形襻固定。假设晶体的光学区分开产生屈光度变化实现调节。这些晶状体制造出来后曾被植入到兔眼中。

Cumming 和 Kammann[31]于 1996 年发表了第一篇关于人眼中植入可调节性人工晶状体的临床经验报告。1991 年初,第一批人工晶状体被植入白内障患者眼内。使用毛果芸香碱和离焦技术,研究者测量到平均 2.75D(1.25～3.50D)的调节力。通过 A 超证实了晶体的移动。

接下来的一个尝试是 BioComFold IOL,这是一种单片式可调节性亲水丙烯酸人工晶状体,整体为盘形结构,光学区两侧有两个半圆形的环状襻[32]。总长度为 10.0mm,双凸透镜光学区直径为 5.8mm。通过一个带孔、向前倾斜的(10°)中间环段将人工晶状体光学区和外周两个隆起的襻连接在一起。为了达到可调节的效果,这个盘状人工晶状体的光学区必须前移。该晶体于 1997 年被植入人眼[4]。它可以比单焦点人工晶状体有更大的前向移动,但没有产生比对照组的标准人工晶状体更大的伪调节幅度。几年后,其中一些晶体因材料钙化而变得浑浊[33,34]。

1CU 可调节性人工晶状体

欧洲开展了 1CU 可调节性人工晶状体的检测和推广。1CU 人工晶状体是一种单片式双面凸可折叠后房型人工晶状体。球面光学区直径为 5.5mm,总直径 9.8mm,有四个襻[5]。1CU 人工晶状体由亲水丙烯酸与紫外线抑制剂构成,屈光指数为 1.46。晶体光学区为双凸直角边缘,有四个改良的弹性襻,当睫状肌收缩时,囊袋收缩晶状体襻弯曲,人工晶状体前移[35]。2001 年,研究人员报道了第一次在 6 名患者的 6 只眼中植入 1CU 人工晶状体的结果[36]。

在另一项试验中,30 名患者一只眼植入 1CU 晶体,另一只眼植入单焦点人工晶状体。在可供评估的20 个案例中,调节引起了 1CU 小幅度前移(0.010 ± 0.028)mm。植入 1CU 的眼中,4%的毛果芸香碱可以引起(0.220 ± 0.169)mm 的前向移动,而单焦点人工晶状体则引起(0.028 ± 0.095)mm 的后向移动[37]。人工晶状体的位移量不足以提供有效的近视力,但两种晶体的移动差异表明，1CU 人工晶状体所含的工程设计概念是合理的。

30 名患者双眼植入 1CU 人工晶状体 18 个月后[38]，远视力屈光矫正后的近视力（distance-corrected near visual acuity，DCNVA）为 0.57±0.12（logMAR 视力），对照组单焦点人工晶状体为 0.69±0.12（$P=0.043$）。两组的平均主观近焦点差值为 0.46D，两组的平均离焦差值为 0.32D。

8 名患者 12 只眼植入 1CU 4 年后，DCNVA 为 0.50±0.25（logMAR 视力），矫正远视力为-0.10±0.06（logMAR 视力）[5]。使用 D′Acomo 屈光调节装置（World Optical Corp Ltd 公司）评估患者平均主观调节幅度为（1.36±0.89）D。使用 AA-1 调节分析仪（Nidek Inc 公司）测量的平均客观调节幅度仅为（0.68±0.49）D。

有人报道了 1CU 植入以后的囊袋阻滞综合征，用 YAG（钇铝石榴子石）激光进行了前囊切开术成功治愈[39]。

Crystalens

Crystalens AT-45（eyeonics Inc，现为 Bausch+Lomb）链式/杠杆硅胶可调节性人工晶状体在 2001 年首次被报道，当时正处于 FDA 审查阶段。这种晶体在 2003 年 11 月获得美国 FDA 批准用于矫正无晶体眼。2004 年 8 月，FDA 批准该晶体用于白内障摘除术后的老视矫正，裸眼可获得近、中、远视力[40]。它的光学区为双凸设计，直径为 4.5mm，其弹性板式链接襻在调节时可以使晶体前移。该人工晶状体的设计包含了连接光学区和襻之间的板状链，使晶体可以在玻璃体表面前后移动。

美国 FDA 审查时[40]，Crystalens AT-45 被植入到 263 名患者的 415 只眼内，并随访 1 年。在远视力矫正后，40cm 处检测近视力，在 80cm 处检测中距离视力。术后 1 年，78.8% 的患者双眼裸眼远视力达到了 20/40 或更好，96.7% 的患者双眼裸眼近视力达到了 20/40 或更好。远视力矫正后，近视力达到 20/25 及以上的眼数比例为 24.8%，达到 20/40 及以上的眼数比例为 90.1%。最佳矫正距离视力为 20/25 及以上的眼数比例为 97%，20/40 及以上的眼数比例为 99.2%。

使用 Crystalens HD（Baush+Lomb）的患者 DCNVA 略好于使用单焦点人工晶状体的患者（$P=0.05$）[41]。相比之下，在一项非对照研究中，植入 Crystalens AT-45 的 25 眼中，超过 60% 的眼的 DCNVA 为 J3（Jaeger）或更好[42]。

10 名患者 20 只眼的 OCT 检查显示，Crystalens-AO 在调节作用下没有发生整体移位[43]，其中 9 个晶体前移，11 个晶体后移（在自然条件下）。用毛果芸香碱刺激调节下的平均位移为（-0.02±0.20）mm。另外，有人用部分相干干涉法测定人工晶状体，分别在 2.00D 调节刺激、毛果芸香碱和环戊通作用后测定人工晶状体的位移，得出结论：Crystalens HD 的主要作用机制不是缘于 IOL 的位移[44]。还有一项研究检测了 10 名患者，发现 Crystalens HD 在调节努力下没有屈光度改变[45]。

由于采用了双球面设计，Crystalens HD 500 调节性人工晶状体与单焦点人工晶状体相比，远距离成像质量有所下降，焦深略有增加[46]。有文章报道了无并发症的白内障手术后，Crystalens 晶体发生 Z 综合征的病例。Nd：YAG 激光囊膜切开术可解决此并发症[47,48]。

双透镜可调节性人工晶状体

Sarfarazi 椭圆型调节性人工晶状体于 2003 年由 Bausch+Lomb 申请认证[49,50]。由 2 个直径 5mm 的光学透镜通过 3 个襻连接而成，由于前透镜的前移产生调节。为了符合晶状体的自然形态，将其设计为椭圆状。此晶体可使灵长类动物的调节幅度增加约 6D，预测可使人类的调节幅度增加 4D。但还没有文献报道这种人工晶状体在人眼中的效果。

同时，Crystalens 也在研发之中，它是一种双透镜可调节性人工晶状体模型，2003 年在尸体眼内植入[51]。现在被称为"双透镜同步可调节性人工晶状体"，2004 年被植入兔眼[52]，2006 年植入人眼[53,54]。

双透镜同步调节性人工晶状体

双透镜同步调节性人工晶状体[49]由 2 个光学透镜构成，放在囊袋内。襻被放置在睫状沟中。屈光度范围+16.00~+28.00D，递增梯度+0.50D，总长度在 9.5~9.8mm。+32.0D 的前透镜直径为 5.5mm，通过弹性襻与 6.0mm 后负透镜相连。双透镜同步调节性人工晶状体的襻在睫状体收缩的同时使前透镜移动 1.5mm。2006 年，双透镜同步调节性人工晶状体已获得 CE 认证。它可以通过 3.8~4.00mm 的切口植入眼内，切口大小取决于屈光度。

在一组前瞻性非对照病例研究中[54]，24 只眼中有 23 只眼（96%）的 DCNVA 为 20/40 及以上。在一项前瞻性多中心临床研究中，74 名患者的 148 只眼植入 Synchrony Vu（Johnson & Johnson 公司）[55]，术后 6

个月的临床数据显示,89% 的眼在目标屈光度的 ±1.0D 内。远、中、近双眼平均裸眼和矫正视力分别为 20/20、20/20、20/25。中间频段对比敏感度在正常范围内。78% 的患者无须戴镜。30% 患者出现异常闪光感。术后 1 个月内,1 只眼行人工晶状体复位。40cm 处的 DCNVA 维持 0.07(logMAR 视力)至少 2 年[56]。术后 4.5 年,用像差测量发现,当瞳孔大小为 3.0mm,调节刺激为 3.0D 时,产生调节约 1.0D[57]。

单透镜调节性人工晶状体(Crystalens HD 公司)与双透镜调节性人工晶状体(dual-optical IOL, Synchrony 公司)的比较表明,白内障术后两种人工晶状体均能恢复远距离视觉功能,但在近距离视觉效果方面存在局限性。双透镜人工晶状体眼具有更好的视觉质量[58]。

在植入双透镜同步调节性人工晶状体的眼内,行经睫状体平坦部玻璃体切割术联合视网膜前膜剥除[59],术中可以完美观察黄斑情况。

NuLens

Ben-Nun 和 Alio[17] 在 2005 年首次报道了一种新的晶体,后来被命名为"NuLens"。这种晶体由一种弹性凝胶构成,被包裹在一个小房腔内,固定在眼壁上[16,18]。在空的塌陷的晶状体囊膜上安装一个活塞,通过活塞的圆孔将弹性凝胶注入囊袋内,形成一个球,发挥透镜功能;球体越凸,屈光力越强。当睫状肌对自然发生的视网膜模糊像刺激做出反应时,通过囊膜上的隔膜对活塞产生作用力。这种力使硅胶弯曲变形,形成动态的高屈光力晶体,直到视网膜对任何距离上的物体产生最佳图像。在 2009 年发表的一篇临床报道中,10 例萎缩性黄斑变性的患者植入 NuLens[16]。超声生物显微镜观察到毛果芸香碱引起 IOL 横断面的改变,测得的最佳阅读距离提示晶体可获得 10D 的调节力。

Tetraflex

2006 年[60] 首次报道了 KH-3500(Lenstec 公司)人工晶状体,后来命名为"Tetraflex"[7]。这是一种单片式球面丙烯酸人工晶状体,屈光指数为 1.46。中心光学区直径为 5.75mm,总直径 12.0mm[60]。与其他设计中的链式襻不同,在睫状肌收缩时,弹性襻可以使囊袋中的晶状体前移。KH-3500 客观调节效果有限。

一项前瞻性、年龄匹配、非随机的 FDA 临床试验将 Tetraflex 与单焦点 IOL 进行了比较[61]。术后 1 年,

75% 植入 Tetraflex 的患者表示,从不戴眼镜或只是偶尔戴,比如在阅读字体较小或灯光昏暗时(21% 从不戴眼镜),而对照组这个数据为 46%(P<0.001,9% 从不戴眼镜)。

在一个 50 只眼的非对照性研究中,植入 Tetraflex[62] 后平均主观调节力为 0.94D,毛果芸香碱诱导的人工晶状体移动平均为 337μm。使用 SRW-5000(Shin-Nippon 公司)对 28 名单眼植入 KH-3500 的受试者进行测量,测得小瞳孔下的客观调节力为(0.39±0.53)D。使用皇家空军双目仪(Royal Air Force binocular, Clement Clarke/Haag-Streit)测得主观调节力为(3.1±1.6)D[60]。

用眼前段 OCT 检查 Tetraflex 植入眼时,发现调节过程中人工晶状体似乎没有前移[63]。近视力的改善可能是由于调节时 IOL 弯曲导致光学像差改变。

在 59 名患者的 95 只眼中植入 Tetraflex IOL[7],89.3% 的患者术后 6 个月 DCNVA 达到 20/40 及以上。

植入 Tetraflex IOL 的患者与非调节性晶状体对照组相比,DCNVA 更好,调节幅度更大[(1.99±0.58)D vs.(1.59±0.45)D,P<0.05][64]。

用频谱 OCT 测量 Tetraflex 植入眼在放松和最大调节状态下的位移,发现 69.6% 的人工晶状体前移,高于对照组(P<0.001)。然而,研究者的结论是,Tetraflex IOL 在自然调节过程中轻微地前移,可能不会产生临床相关的屈光力变化。

对 24 例植入 Tetraflex 的患者进行了研究[64]。UDVA 为 0.26±0.14(logMAR 视力),BCDVA 为 0.22±0.11(logMAR 视力),UNVA 为 0.27±0.15(logMAR 视力),DCNVA 为 0.24±0.12(logMAR 视力)。用离焦法测量主观调节力为(1.54±0.39)D,用光学质量分析系统(vision ometrics)测量客观调节力为(1.27±0.41)D(范围 0.75~2.25D)。眼前段 OCT(visante-1 000, Zeiss 公司)测量前移量为(130.46±42.71)μm。

Li 等人[64] 在 2016 年报道了 Tetraflex IOL 的研究结果,术前用毛果芸香碱诱导晶状体移位,术后在调节刺激、主观调节和客观调节下测得 IOL 移位,发现手术前后具有良好的相关性。说明术前可用毛果芸香碱诱导晶状体移位,来预测调节性人工晶状体手术成功与否。

一项回顾性研究比较了 Tetraflex IOL、折射型多焦点 IOL(ReZoom;Abbott Medical Optics 公司,现为 Johnson & Johnson Vision 公司)和衍射型多焦点 IOL(ZMA00 Abbott Medical Optics 公司,现为 Johnson & Johnson Vision 公司)的手术效果,裸眼和矫正远视力、

裸眼中距离视力无统计学差异（$P=0.39$）。Tetraflex 组远视力矫正后的中距离视力与其他晶体相似。近视力明显低于 ZMA00 组（$P<0.05$）。在大多数空间频率下，Tetraflex 组的对比敏感度更好（$P=0.025$）。ZMA00 组总像差最低（$P=0.000$），Tetraflex 组球差最高（$P=0.000$）。三组的鬼影和眩光发生率相似，Tetraflex 组的光晕发生率较低（$P=0.01$）。

有研究报道了一种囊膜闭锁导致的亲水性丙烯酸 Tetraflex IOL 囊内半脱位[66]。人工晶状体植入术后 7 年需取出人工晶状体囊袋复合体。组织病理学分析显示，多处前囊下纤维化和假剥脱性物质沉积。

Tek-Clear

另一种单透镜设计的人工晶状体 Tekia Tek-Clear，2006 年已被欧盟委员会批准用于治疗老视[50,67]。这种可调节性亲水丙烯酸 IOL 具有对称的光学设计、可阻挡紫外线和直角边缘设计。使用 Tek-Clear 晶体的患者 DCNVA 为 0.25 ± 0.23（logMAR 视力），而使用标准单焦点人工晶状体的患者 DCNVA 为 0.49 ± 0.1（$P<0.001$）[67]。

其他研发中的人工晶状体

有人提出，由于人工晶状体的屈光力是由其物理形状和屈光指数决定的，因此，改变屈光指数可以使不能移动的晶体产生调节力。2007 年，Simonov 等人[26]提出了一种自适应 IOL 原型，原理为利用空间相位调制器无线控制液态晶体。

2008 年，有研究者提出了用透明弹性屈光材料填充空囊袋的概念[15]，该材料可封盖前表面连续环形撕囊口，也可能是封盖后表面连续环形撕囊口，防止后囊膜混浊。2014 年，这个装置在猴眼中了产生了 2～3D 的调节效果[13]。

2008 年，有研究者设计了一种具有旋转聚焦结构和机械框架的概念 IOL，通过睫状肌收缩控制人工晶状体[24]。这种人工晶状体由 2 个光学透镜组成，它们可以围绕与视轴平行的偏心轴旋转。实验室测试表明，它可以产生 8.0D 的调节幅度。目前尚无新的研究报告发表。

OPAL-A 是 2010 年推出的单透镜人工晶状体。单片式设计，材料为亲水丙烯酸，双凸球面光学区直径 5.5mm，有 4 个弹性圈式襻，整体直径 9.8mm，囊袋内植入设计。弹性襻设计是为了调节时使 IOL 前移[9]。在一项研究中，22 只眼植入 OPAL-A[9,68]。6 个月后，DCNVA 为 0.34 ± 0.16（logMAR 视力），客观调节幅度为（0.10 ± 0.34）D，移近试验得到的主观调节幅度为（2.50 ± 0.62）D，离焦曲线得到的主观调节幅度为（0.93 ± 0.35）D。前段 OCT（Visante-1000）和部分相干干涉量度分析法（ACMaster, Zeiss 公司）测得毛果芸香碱刺激的 IOL 前移平均值分别为（0.306 ± 0.161）mm 和（0.270 ± 0.155）mm。

FluidVision IOL 由中空的液态疏水性丙烯酸光学区和大尺寸中空液态襻组成。光学区和襻中的液体是一种折射率匹配的硅油，它在襻和光学区之间来回流动，以改变曲率，从而改变屈光度。2013 年起，研究者用家兔进行了研究[19,20]。与对照组疏水性丙烯酸 IOL 相比，FluidVision IOL 引起的后囊膜混浊较少。

2015 年，McCafferty 和 Schwiegerling[21]报道了一种人工晶状体模型，通过改变两种折射率不同材料之间的界面，在睫状肌收缩时获得可接受的调节力。

Trulign

2015 年，Trulign 散光型 IOL 问世。这是一种能校正散光的多片式硅胶人工晶状体（型号 AT-50T 或 AT-52T），是对上一代 Crystalens 的环曲面改进[8]。板式襻为小圈样聚酰亚胺襻，通过链与光学区相连。散光型 IOL 仅为囊袋内植入设计。它的前表面为球形，后表面为环状。前光学区表面外周有 2 个标记，可保持人工晶状体同轴性，表示散光型 IOL 的平轴。该晶体屈光力范围等效球镜为 $+16.00\sim+27.00$D，屈光梯度为 0.50D，在晶状体平面柱镜分别为 1.25D、2.00D 和 2.75D（换算到角膜平面的柱镜分别为 0.83D、1.33D 和 1.83D）。

最新进展

2016 年出现了一种仿生可调节性人工晶状体。它由薄的可变形的聚合物外壳和一个自动密封阀组成，并由光学透明液体填充其中。填充后即模拟了 29 岁的人眼晶状体。新型晶状体清晰、调节能力强，可在晶状体囊膜、悬韧带、睫状体解剖结构正常的情况下发挥功能[14]。这一概念在尸体眼中得到了验证。如前所述，生前老视的尸体眼在晶状体植入术后能产生 2.0～7.4D 的调节[14]。

同样在 2016 年，Akkolens International BV 开发了一种名为"Lumina"的滑动型人工晶状体。它有 2 个光学区，在垂直于视轴的平面上滑动，组成连续的可变焦透镜。晶体位于睫状沟内，在囊袋的前面。睫状肌收缩直接引起晶体移动，不受囊袋的干扰。这使得眼的焦点可以从远到近连续移动。白内障患者植入这种人工晶状体后,调节刺激为 4.0D 时产生 1.27±0.76D 的客观调节,而对照组单焦点 IOL 则产生 0.07±0.10D 的客观调节。12 个月后,两组患者的裸眼和矫正远视力以及对比敏感度相似[23]。

2016 年,有研究者提出了一种由电压控制的可调节性 IOL,它由金属离子聚合物复合促动器构成。研究人员对其进行了体外变焦测试[25]。将促动器放置在眼内,随着电压变化移动。由于晶体附在促动器上,运动使晶体变形从而改变屈光力。在 ±1.3V 电压下,该晶体能产生约 0.8D 的调节。

结　论

随着对老视矫正的不断探索,植入人工晶状体似乎是正确的选择。这是唯一可使不同距离的物体都在双眼视网膜上清晰成像的方法,所有的健康受试者在童年和成年早期习惯于这样的模式。其他方法或使用眼镜(多焦点眼镜),或只用一只眼睛会降低焦深(单眼视),或会使视觉质量降低(小光圈多焦点人工晶状体)。

可调节性人工晶状体的要求太过复杂是目前为止尚未完全成功的原因。大多数现有和过去的晶体能够对远距离物体产生好或非常好的图像,但在调节刺激下都不能提供超过 3D 以上的客观调节。

目前设计的"未来晶体"肩负着传递眼的真正调节反应的期望。老视矫正手术的最高境界将由可调节性人工晶状体来定义。这些设计将在本书后面的章节中阐述。

（车丹阳　周激波　译）

参 考 文 献

1. Pepose JS, Burke J, Qazi MA. Benefits and barriers of accommodating intraocular lenses. Curr Opin Ophthalmol. 2017;28(1):3-8.
2. Glasser A. Accommodation: mechanism and measurement. Ophthalmol Clin North Am. 2006;19(1):1-12, v.
3. Ostrin L, Kasthurirangan S, Win-Hall D, Glasser A. Simultaneous measurements of refraction and A-scan biometry during accommodation in humans. Optom Vis Sci. 2006;83(9):657-665.
4. Legeais JM, Werner L, Werner L, Abenhaim A, Renard G. Pseudoaccommodation: BioComFold versus a foldable silicone intraocular lens. J Cataract Refract Surg. 1999;25(2):262-267.
5. Saiki M, Negishi K, Dogru M, Yamaguchi T, Tsubota K. Biconvex posterior chamber accommodating intraocular lens implantation after cataract surgery: long-term outcomes. J Cataract Refract Surg. 2010;36(4):603-608. doi:10.1016/j.jcrs.2009.11.008.
6. Cumming JS, Slade SG, Chayet A; AT-45 Study Group. Clinical evaluation of the model AT-45 silicone accommodating intraocular lens: results of feasibility and the initial phase of a Food and Drug Administration clinical trial. Ophthalmology. 2001;108(11):2005-2009; discussion 2010.
7. Sanders DR, Sanders ML. Visual performance results after Tetraflex accommodating intraocular lens implantation. Ophthalmology. 2007;114(9):1679-1784.
8. Pepose JS, Hayashida J, Hovanesian J, et al. Safety and effectiveness of a new toric presbyopia-correcting posterior chamber silicone intraocular lens. J Cataract Refract Surg. 2015;41(2):295-305. doi:10.1016/j.jcrs.2014.05.043.
9. Cleary G, Spalton DJ, Marshall J. Pilot study of new focus-shift accommodating intraocular lens. J Cataract Refract Surg. 2010;36(5):762-770. doi:10.1016/j.jcrs.2009.11.025.
10. Leng L, Chen Q, Yuan Y, et al. Anterior segment biometry of the accommodating intraocular lens and its relationship with the amplitude of accommodation. Eye Contact Lens. 2017;43(2):123-129. doi:10.1097/ICL.0000000000000248.
11. Hao X, Jeffery JL, Le TP, et al. High refractive index polysiloxane as injectable, in situ curable accommodating intraocular lens. Biomaterials. 2012;33(23):5659-5671. doi:10.1016/j.biomaterials.2012.04.052.
12. Hao X, Jeffery JL, Wilkie JS, et al. Functionalised polysiloxanes as injectable, in situ curable accommodating intraocular lenses. Biomaterials. 2010;31(32):8153-8163. doi:10.1016/j.biomaterials.2010.07.065.
13. Nishi O, Nishi Y, Chang S, Nishi K. Accommodation amplitudes after an accommodating intraocular lens refilling procedure: in vivo update. J Cataract Refract Surg. 2014;40(2):295-305. doi:10.1016/j.jcrs.2013.06.028.
14. DeBoer CM, Lee JK, Wheelan BP, et al. Biomimetic accommodating intraocular lens using a valved deformable liquid balloon. IEEE Trans Biomed Eng. 2016;63(6):1129-1135. doi:10.1109/TBME.2015.2484379.
15. Nishi O, Nishi K, Nishi Y, Chang S. Capsular bag refilling using a new accommodating intraocular lens. J Cataract Refract Surg. 2008;34(2):302-309. doi:10.1016/j.jcrs.2007.09.042.
16. Alio JL, Ben-Nun J, Rodriguez-Prats JL, Plaza AB. Visual and accommodative outcomes 1 year after implantation of an accommodating intraocular lens based on a new concept. J Cataract Refract Surg. 2009;35(10):1671-1678. doi:10.1016/j.jcrs.2009.04.043.
17. Ben-Nun J, Alio JL. Feasibility and development of a high-power real accommodating intraocular lens. J Cataract Refract Surg. 2005;31(9):1802-1808.
18. Ben-Nun J. The NuLens accommodating intraocular lens. Ophthalmol Clin North Am. 2006;19(1):129-134, vii.
19. Kohl JC, Werner L, Ford JR, et al. Long-term uveal and capsular biocompatibility of a new accommodating intraocular lens. J Cataract Refract Surg. 2014;40(12):2113-2119. doi:10.1016/j.jcrs.2014.10.011.
20. Floyd AM, Werner L, Liu E, et al. Capsular bag opacification with a new accommodating intraocular lens. J Cataract Refract Surg. 2013;39(9):1415-1420. doi:10.1016/j.jcrs.2013.01.051.
21. McCafferty SJ, Schwiegerling JT. Deformable surface accommodating intraocular lens: second generation prototype design methodology and testing. Transl Vis Sci Technol. 2015;4(2):17.
22. Peng R, Li Y, Hu S, Wei M, Chen J. Intraocular lens based on double-liquid variable-focus lens. Appl Opt. 2014;53(2):249-253. doi:10.1364/AO.53.000249.
23. Alio JL, Simonov A, Plaza-Puche AB, et al. Visual outcomes and accommodative response of the lumina accommodative intraocular lens. Am J Ophthalmol. 2016;164:37-48. doi:10.1016/j.ajo.2016.01.006.
24. Hermans EA, Terwee TT, Koopmans SA, Dubbelman M, van der Heijde RG, Heethaar RM. Development of a ciliary muscle-driven accommodating intraocular lens. J Cataract Refract Surg. 2008;34(12):2133-2138. doi:10.1016/j.jcrs.2008.08.018.
25. Horiuchi T, Mihashi T, Fujikado T, Oshika T, Asaka K. Voltage-controlled accommodating IOL system using an ion polymer metal composite actuator. Opt Express. 2016;24(20):23280-23288. doi:10.1364/OE.24.023280.
26. Simonov AN, Vdovin G, Loktev M. Liquid-crystal intraocular adaptive lens with wireless control. Opt Express. 2007;15(12):7468-7478.
27. Miller D. Accommodation in nature and principles for an accom-

modating intraocular lens. *Ann Ophthalmol.* 1985;17(9):540-541.

28. Hardman Lea SJ, Rubinstein MP, Snead MP, Haworth SM. Pseudophakic accommodation? A study of the stability of capsular bag supported, one piece, rigid tripod, or soft flexible implants. *Br J Ophthalmol.* 1990;74(1):22-25.

29. Hara T, Hara T, Yasuda A, Yamada Y. Accommodative intraocular lens with spring action. Part 1. Design and placement in an excised animal eye. *Ophthalmic Surg.* 1990;21(2):128-133.

30. Hara T, Hara T, Yasuda A, Mizumoto Y, Yamada Y. Accommodative intraocular lens with spring action: part 2. Fixation in the living rabbit. *Ophthalmic Surg.* 1992;23(9):632-635.

31. Cumming JS, Kammann J. Experience with an accommodating IOL. *J Cataract Refract Surg.* 1996;22(8):1001.

32. Epstein RH, Liu ET, Werner L, Kohnen T, Kaproth OK, Mamalis N. Capsulorhexis phimosis with anterior flexing of an accommodating IOL: case report and histopathological analyses. *J Cataract Refract Surg.* 2014;40(1):148-152. doi:10.1016/j.jcrs.2013.10.027.

33. Neuhann IM, Neuhann TF, Szurman P, Koerner S, Rohrbach JM, Bartz-Schmidt KU. Clinicopathological correlation of 3 patterns of calcification in a hydrophilic acrylic intraocular lens. *J Cataract Refract Surg.* 2009;35(3):593-597. doi: 10.1016/j.jcrs.2008.08.048.

34. Kleinmann G, Werner L, Kaskaloglu M, Pandey SK, Neuhann IM, Mamalis N. Postoperative opacification of the peripheral optic region and haptics of a hydrophilic acrylic intraocular lens: case report and clinicopathologic correlation. *J Cataract Refract Surg.* 2006;32(1):158-161.

35. Mastropasqua L, Toto L, Nubile M, Falconio G, Ballone E. Clinical study of the 1CU accommodating intraocular lens. *J Cataract Refract Surg.* 2003;29(7):1307-1312.

36. Kuchle M, Langenbucher A, Gusek-Schneider GC, Seitz B, Hanna KD. First results of implantation of a new, potentially accommodative posterior chamber intraocular lens [in German]. *Klin Monbl Augenheilkd.* 2001;218(9):603-608.

37. Hancox J, Spalton D, Heatley C, Jayaram H, Marshall J. Objective measurement of intraocular lens movement and dioptric change with a focus shift accommodating intraocular lens. *J Cataract Refract Surg.* 2006;32(7):1098-1103.

38. Harman FE, Maling S, Kampougeris G, et al. Comparing the 1CU accommodative, multifocal, and monofocal intraocular lenses: a randomized trial. *Ophthalmology.* 2008;115(6):993-1001.e2.

39. Alessio G, L'Abbate M, Boscia F, La Tegola MG. Capsular block syndrome after implantation of an accommodating intraocular lens. *J Cataract Refract Surg.* 2008;34(4):703-706. doi:10.1016/j.jcrs.2007.11.036.

40. Cumming JS, Colvard DM, Dell SJ, et al. Clinical evaluation of the Crystalens AT-45 accommodating intraocular lens: results of the U.S. Food and Drug Administration clinical trial. *J Cataract Refract Surg.* 2006;32(5):812-825.

41. Alio JL, Pinero DP, Plaza-Puche AB. Visual outcomes and optical performance with a monofocal intraocular lens and a new-generation single-optic accommodating intraocular lens. *J Cataract Refract Surg.* 2010;36(10):1656-1664. doi:10.1016/j.jcrs.2010.04.040.

42. Hantera MM, Hamed AM, Fekry Y, Shoheib EA. Initial experience with an accommodating intraocular lens: controlled prospective study. *J Cataract Refract Surg.* 2010;36(7):1167-1172. doi:10.1016/j.jcrs.2010.01.025.

43. Marcos S, Ortiz S, Perez-Merino P, Birkenfeld J, Duran S, Jimenez-Alfaro I. Three-dimensional evaluation of accommodating intraocular lens shift and alignment in vivo. *Ophthalmology.* 2014;121(1):45-55. doi:10.1016/j.ophtha.2013.06.025.

44. Dhital A, Spalton DJ, Gala KB. Comparison of near vision, intraocular lens movement, and depth of focus with accommodating and monofocal intraocular lenses. *J Cataract Refract Surg.* 2013;39(12):1872-1878.

45. Zamora-Alejo KV, Moore SP, Parker DG, Ullrich K, Esterman A, Goggin M. Objective accommodation measurement of the Crystalens HD compared to monofocal intraocular lenses. *J Refract Surg.* 2013;29(2):133-139. doi:10.3928/1081597X-20130117-09.

46. Kim MJ, Zheleznyak L, Macrae S, Tchah H, Yoon G. Objective evaluation of through-focus optical performance of presbyopia-correcting intraocular lenses using an optical bench system. *J Cataract Refract Surg.* 2011;37(7):1305-1312. doi:10.1016/j.jcrs.2011.03.033.

47. Jardim D, Soloway B, Starr C. Asymmetric vault of an accommodating intraocular lens. *J Cataract Refract Surg.* 2006;32(2):347-350.

48. Yuen L, Trattler W, Boxer Wachler BS. Two cases of Z syndrome with the Crystalens after uneventful cataract surgery. *J Cataract Refract Surg.* 2008;34(11):1986-1989. doi:10.1016/j.jcrs.2008.05.061.

49. Tomas-Juan J, Murueta-Goyena Larranaga A. Axial movement of the dual-optic accommodating intraocular lens for the correction of the presbyopia: optical performance and clinical outcomes. *J Optom.* 2015;8(2):67-76. doi:10.1016/j.optom.2014.06.004.

50. Doane JF, Jackson RT. Accommodative intraocular lenses: considerations on use, function and design. *Curr Opin Ophthalmol.* 2007;18(4):318-324.

51. McLeod SD, Portney V, Ting A. A dual optic accommodating foldable intraocular lens. *Br J Ophthalmol.* 2003;87(9):1083-1085.

52. Werner L, Pandey SK, Izak AM, et al. Capsular bag opacification after experimental implantation of a new accommodating intraocular lens in rabbit eyes. *J Cataract Refract Surg.* 2004;30(5):1114-1123.

53. McLeod SD. Optical principles, biomechanics, and initial clinical performance of a dual-optic accommodating intraocular lens (an American Ophthalmological Society thesis). *Trans Am Ophthalmol Soc.* 2006;104:437-452.

54. Ossma IL, Galvis A, Vargas LG, Trager MJ, Vagefi MR, McLeod SD. Synchrony dual-optic accommodating intraocular lens. Part 2: pilot clinical evaluation. *J Cataract Refract Surg.* 2007;33(1):47-52.

55. Marques EF, Castanheira-Dinis A. Clinical performance of a new aspheric dual-optic accommodating intraocular lens. *Clin Ophthalmol.* 2014;8:2289-2295. doi:10.2147/OPTH.S72804.

56. Bohorquez V, Alarcon R. Long-term reading performance in patients with bilateral dual-optic accommodating intraocular lenses. *J Cataract Refract Surg.* 2010;36(11):1880-1886. doi:10.1016/j.jcrs.2010.06.061.

57. Ehmer A, Mannsfeld A, Auffarth GU, Holzer MP. Dynamic stimulation of accommodation. *J Cataract Refract Surg.* 2008;34(12):2024-2029. doi:10.1016/j.jcrs.2008.07.034.

58. Alio JL, Plaza-Puche AB, Montalban R, Ortega P. Near visual outcomes with single-optic and dual-optic accommodating intraocular lenses. *J Cataract Refract Surg.* 2012;38(9):1568-1575. doi:10.1016/j.jcrs.2012.05.027.

59. Marques EF, Ferreira TB, Castanheira-Dinis A. Visualization of the macula during elective pars plana vitrectomy in the presence of a dual-optic accommodating intraocular lens. *J Cataract Refract Surg.* 2014;40(5):836-839. doi:10.1016/j.jcrs.2014.03.005.

60. Wolffsohn JS, Naroo SA, Motwani NK, et al. Subjective and objective performance of the Lenstec KH-3500 "accommodative" intraocular lens. *Br J Ophthalmol.* 2006;90(6):693-696.

61. Sanders DR, Sanders ML; Tetraflex Presbyopic IOL Study Group. US FDA clinical trial of the Tetraflex potentially accommodating IOL: comparison to concurrent age-matched monofocal controls. *J Refract Surg.* 2010;26(10):723-730. doi:10.3928/1081597X-20091209-06.

62. Dong Z, Wang NL, Li JH. Vision, subjective accommodation and lens mobility after TetraFlex accommodative intraocular lens implantation. *Chin Med J (Engl).* 2010;123(16):2221-2224.

63. Wolffsohn JS, Davies LN, Gupta N, et al. Mechanism of action of the tetraflex accommodative intraocular lens. *J Refract Surg.* 2010;26(11):858-862. doi:10.3928/1081597X-20100114-04.

64. Li J, Chen Q, Lin Z, Leng L, Huang F, Chen D. The predictability of preoperative pilocarpine-induced lens shift on the outcomes of accommodating intraocular lenses implanted in senile cataract patients. *J Ophthalmol.* 2016;2016:6127130. doi:10.1155/2016/6127130.

65. Lan J, Huang YS, Dai YH, Wu XM, Sun JJ, Xie LX. Visual performance with accommodating and multifocal intraocular lenses. *Int J Ophthalmol.* 2017;10(2):235-240. doi:10.18240/ijo.2017.02.09.

66. Kramer GD, Werner L, Neuhann T, Tetz M, Mamalis N. Anterior haptic flexing and in-the-bag subluxation of an accommodating intraocular lens due to excessive capsular bag contraction. *J Cataract

Refract Surg. 2015;41(9):2010-2013. doi:10.1016/j.jcrs.2015.08.009.

67. Sadoughi MM, Einollahi B, Roshandel D, Sarimohammadli M, Feizi S. Visual and refractive outcomes of phacoemulsification with implantation of accommodating versus standard monofocal intraocular lenses. *J Ophthalmic Vis Res.* 2015;10(4):370-374. doi:10.4103/2008-322X.176896.

68. Cleary G, Spalton DJ, Marshall J. Anterior chamber depth measurements in eyes with an accommodating intraocular lens: agreement between partial coherence interferometry and optical coherence tomography. *J Cataract Refract Surg.* 2010;36(5):790-798. doi:10.1016/j.jcrs.2009.11.028.

第十一章

焦深延展型人工晶状体

Robert M. Kershner, MD, MS, FACS

1949 年 11 月 29 日，Harold Ridley 爵士依照他的一位注册医生（住院医生）Steve Parry 的建议，在英国发明并植入了第一枚人工晶状体。从那时起，白内障手术在世界范围内呈指数级增长，出现了大量的新手术技术和设备。全世界范围内植入的人工晶状体多为单焦点。单焦点人工晶状体只有一个焦点，通常选择最佳的远距离视力（图 11-1）。多焦点人工晶状体利用衍射光学技术，将图像中的光在远、中和近处分成三个独立的焦点。可调节性人工晶状体是通过睫状肌的运动对近距离物体进行调节[1]。这些人工晶状体依赖于晶状体囊膜的流动性，这种状态很难在白内障摘除后达到并维持，因为晶状体囊会发生纤维化[2]。的确，研究表明，实际的调节幅度 <1.25D[3]。

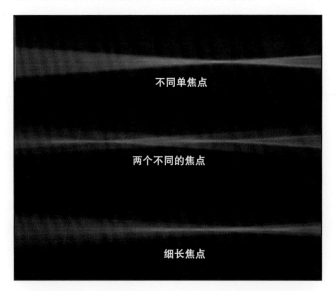

图 11-1　（上）激光投影显示单焦点人工晶状体的一个焦点。（中）激光投影显示多焦点人工晶状体的两个不同焦点。（下）激光投影显示 EDOF IOL 的焦点范围增大（经 Johnson & Johnson 公司同意转载）

因此，理想的人工晶状体是模拟人年轻时的晶状体，根据近距离的视觉需要改变焦距[4]。

在白内障手术技术中，最重要的进步之一是将 Ridley 最初的球面双凸人工晶状体改造成一种不仅能提供清晰的裸眼远视力，而且还能提供良好近视力的晶状体。手术矫正老视的一个创新是提出延展焦深（extended depth of focus，EDOF）或扩大视程的概念（图 11-1）。这种方法背后的原理非常简单。EDOF 人工晶状体靠拉长光线增加景深。有几种不同方法的新兴技术来达到这个目的。制造商将这些 EDOF 人工晶状体推向市场，目的是减少或消除已知的单焦点和可调节性人工晶状体的光学副作用，同时打造患者需要的长期清晰的裸眼近视力。

根据美国眼科学会特别小组的专家共识（American Academy of Ophthalmology Task Force Consensus Statement）[5]，将任何人工晶状体归类为 EDOF 人工晶状体的最低标准如下：

1. 与单焦点人工晶状体对照组相比，EDOF 组应表现出类似的单眼平均矫正远视力。

2. 在 0.2（logMAR 视力）或 20/32（Snellen 视力表）点上，EDOF 人工晶状体的单眼焦深曲线应至少比单焦点人工晶状体大 0.50D。

3. 术后 6 个月，明亮环境下，66cm 处单眼平均矫正中距离视力（distance-corrected intermediate visual acuity，DCIVA）（logMAR 视力）应优于对照组（单侧显著性差异 P<0.025）。

4. 至少 50% 的患者单眼 DCIVA 在 66cm 应达到 0.2（logMAR 视力）或 20/32（Snellen 视力表）。

5. 美国国家标准协会/国际标准化组织推荐的标准视力表亮度应为 85cd/m²（范围 80~100cd/m²）。

6. 单眼离焦曲线应采用远视力矫正屈光度，以 0.50D 离焦梯度测量 - 2.50 ~ + 1.50D 的视力。以 0.25D 梯度测量−0.50~+0.50D 视力。

7. 离焦曲线数据应根据患者瞳孔大小和眼轴长度分级。

8. 在 1.5、3.0、6.0 和 12.0 的空间频率（周/度）下测量中间频段对比敏感度。

TECNIS 新无级人工晶状体

人类角膜的平均净球差为正。在年轻人眼中，晶状体给光学系统提供了一个整体为负的球差，中和了角膜的球差（图 11-2A）[6]。随着年龄的增长，晶状体变厚，导致正球差增加，进而造成视物模糊，对比度敏感度下降（图 11-2B）。大多数球面人工晶体都有净正

球差，所以使这种情况更糟。2000 年初，Pharmacia（现 Johnson & Johnson 公司）推出了美国 FDA 批准的第一个双凸波阵面设计的前表面非球面 IOL，即 TECNIS，来纠正这种光学偏差，并减少球面 IOL 的图像质量下降（图 11-2C）[7-13]。研究表明，IOL 有效地降低了球差和眩光，改善了视功能、对比敏感度和夜间驾驶视力（图 11-3）[14-19]。

眼的屈光指数随聚焦光的波长而变化。人的角膜和晶状体对紫外光（400nm）和红光（700nm）波段间的可见光折射程度各不相同，对长波长光的折射程度大于对短波长光的折射程度。因此，不同的颜色沿光轴聚焦在不同的焦点上，称为纵向色像差（图 11-4A）。色像差会降低图像质量，导致图像边缘模糊和颜色"散射"（图 11-4B 和图 11-4C）。颜色不聚焦会导致模糊和对比度敏感度下降[20-25]。人眼的平均色像差约为 2.0D。人工晶状体会增加这种色像差。

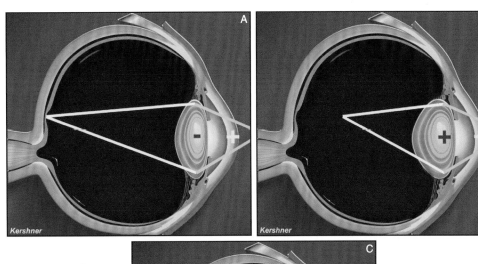

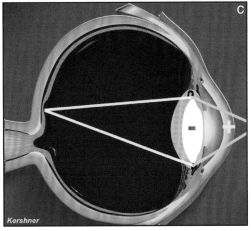

图 11-2 （A）正常角膜的正球差被年轻晶状体的负球差抵消，对所有图像的对比敏感度都很好。（B）老化晶状体的正球差加上正常角膜的正球差，导致对比敏感度下降。（C）非球面人工晶状体的负球差抵消了正常角膜的正球差，提高了所有图像的对比度灵敏度

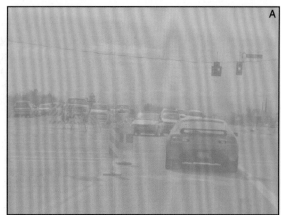

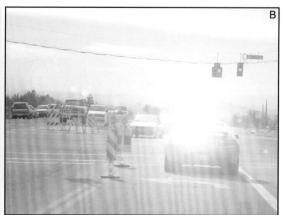

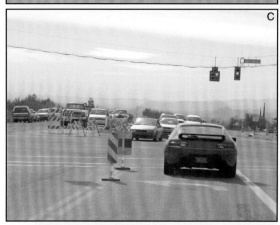

图 11-3 （A）传统的球面人工晶状体导致对比度敏感度下降，这张褪色的图片就说明了这一点。（B）如图所示，传统的球面人工晶状体增加了眩光。（C）这张清晰的图像显示非球面人工晶状体提高了对比度敏感度，减少了眩光

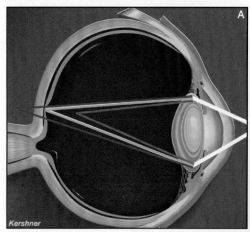

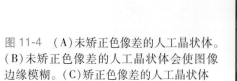

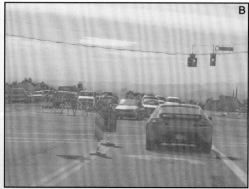

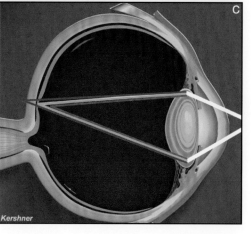

图 11-4 （A）未矫正色像差的人工晶状体。（B）未矫正色像差的人工晶状体会使图像边缘模糊。（C）矫正色像差的人工晶状体

为了纠正老视矫正型 IOL 固有的两个问题,即色像差和球差,TECNIS 将人工晶状体前表面非球面设计与光学区后表面小阶梯消色差衍射设计相结合(图 11-5)。TECNIS 新无级人工晶状体(Abbott Medical Optics 公司)是同类产品中的第一款,已获 CE 认证,并于 2016 年 7 月 15 日获得美国 FDA 批准。它包含吸收紫外线的发色团,总直径为 13.0mm,光学直径为 6.0mm,屈光力范围为+5.0 ~ +34.0D,包括散光型人工晶状体,适用于角膜散光<1D 的成年白内障患者。由于色像差减少、球差完全矫正,这些人工晶状体使图像对比度提高了 14% ~ 35%。

单光学区人工晶状体如何完成这种程度的光学矫正? 前表面对球差进行中和时,消色差衍射后表面只有一个焦点并将其拉长。这种独特的梯形衍射设计是一种新型的衍射光栅,用来反射光线,形成了一个台阶结构,拉长眼的焦点,增加景深,扩大视程(图

11-6)。该技术提供的更大的视程范围,可防止出现多焦点镜片相关的图像模糊[26,27]。

Abbott 公司的一项初步研究对比了 31 例双眼植入 TECNIS 新无级人工晶状体与双眼植入单焦点 TECNIS 的患者,1.50D 离焦时,植入 TECNIS 新无级的患者平均视力达到了 20/20 及以上,然而,平均远视力矫正后的近视力只有 20/30。与单焦点人工晶状体相比,患者的异常闪光感明显降低,患者满意度明显提高[28]。

在一项更大样本的研究中,411 名患者接受了双眼扩大视程人工晶状体植入术,其中一组患者的目标是单眼视,另一组患者的目标是正视。单眼视组的裸眼视力明显改善,只有 14.4% 的眼需要在阅读时配戴阅读眼镜。异常闪光感的发生率很低,超过 90% 的患者没有或只有轻微的光晕、眩光、星芒或其他光学不适[29]。

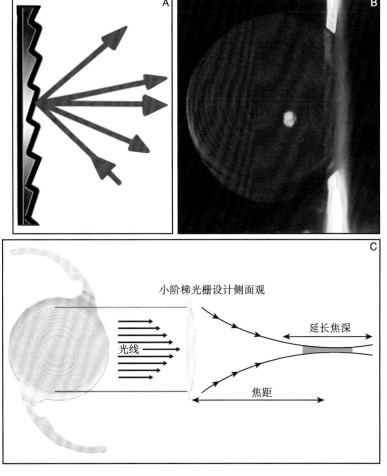

图 11-5　(A)光学区后表面的小阶梯衍射设计减少了色像差。(B)一位植入 TECNIS 新无级人工晶状体的患者出现并发症(经 Arun Gulani 医学博士同意转载)。(C)TECNIS 新无级人工晶状体小阶梯光栅设计专利(经 Johnson & Johnson 公司同意转载)

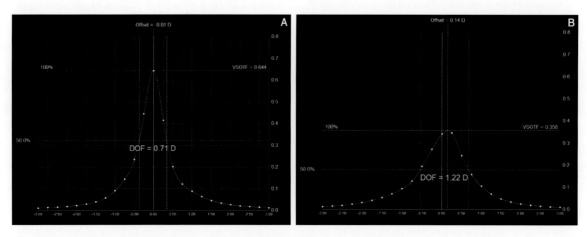

图 11-6　（A）iTracey 全焦点检查显示：传统人工晶状体焦深为 0.71D。（B）iTracey 全焦点检查显示：EDOF 人工晶状体焦深为 1.22D（经 Tracy Schroeder Swartz 博士同意转载）

IC-8 小光圈人工晶状体

AcuFocus 公司生产的 IC-8 小光圈人工晶状体已在欧洲获得 CE 认证。IC-8 晶体基于 KAMRA 角膜植入技术（CorneaGen），内置一个不透明的环形隔板，可以阻挡外周不聚焦的光线，同时允许旁轴光线通过中心孔径（图 11-7）。根据制造商的介绍，小光圈设计打造了一个扩展的、连续的、包括所有距离范围的功能视觉。基于针孔效应，晶体允许中心非聚焦光线直接进入黄斑中心凹，在不降低远视力的前提下，提高了近视力。这种人工晶状体降低了对比度和眩光，但因只有两个焦点，效果不如传统多焦点人工晶状体显著。

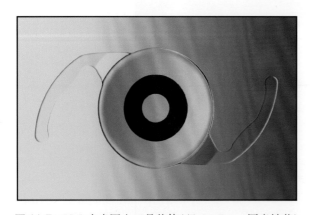

图 11-7　IC-8 小光圈人工晶状体（经 AcuFocus 同意转载）

植入 IC-8 小光圈人工晶状体后 12 个月，视程明显增加，中、远距离视力均达到 20/20，平均近视力为 J1（Jaeger）。据报道，植入 IC-8 的眼和对侧植入标准单焦点 IOL 的眼相比，眩光和对比敏感度下降的症状相似。

附加焦点的小孔型人工晶状体

德国 IOL 制造商 Morcher GmbH 与 Claudio Trindade 博士共同设计了一种小孔型光学 IOL。附加焦点人工晶状体（XtraFocus）是一种轻薄、可折叠的疏水性丙烯酸 IOL，没有屈光力，其性能与前面介绍的 AcuFocus 小光圈 IOL 类似。这种人工晶状体被设计植入在睫状沟内。针孔光学效应减少了照射到视网膜上的光的数量，扩大了焦深，从而改善了中、近视力。制造商列举了该人工晶状体可能的额外适应证，包括矫正不规则散光和因为屈光手术、圆锥角膜、角膜透明边缘变性和角膜穿透伤等原因引起的角膜不规则。

WIOL-CF 多焦点人工晶状体

Medicem 公司的 WIOL-CF 是同类产品中的第一个人工晶状体：一种独特的仿生多焦点 IOL。它由一种专利水凝胶制成，用来模拟人眼晶状体的特性。根据制造商的介绍，这种人工晶状体能够从近到远实现连续多焦点调节。欧洲和韩国的多中心研究显示，这种晶体在所有光照条件下，对比敏感度都超过了人群的正常水平，显示出良好的近、中距离视力。报告显示裸眼远视力 20/20，平均裸眼中距离视力为 J1+，平均裸眼近视力为 J2.6。患者满意度也很高，只有 4% 的患者出现光晕和眩光。93% 的患者近距离阅读不需要眼镜，89% 的患者对结果满意[30]。临床研究表明，人工晶状体植入后透明度可保持 7 年。但这种人工晶状体是否会获得美国 FDA 的批准还未知。

AT LARA

AT LARA(Zeiss 公司)是一种零像差、非球面 ED-OF IOL,目前还未在美国上市(图 11-8)。根据制造商的介绍,它有先进的色像差矫正功能和最优化的对比度敏感度,但需要进一步的研究和比较研究。衍射边缘设计采用了专利光滑微相位技术(Zeiss 公司),较小的衍射角度使光散射量最小化。

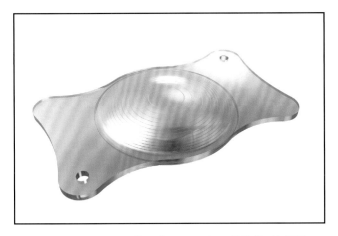

图 11-8　AT LARA 是一种 EDOF 人工晶状体,使用平滑微相位技术减少光散射。这种晶体目前在美国尚未上市(经 Zeiss 公司同意转载)

结　　论

植入人工晶状体用于解决长期困扰人们的老视问题具有无限可能,然而现在我们只触及了问题的表面。尽管 TECNIS 新无级 IOL 是目前美国眼科医生使用的唯一一种 EDOF 人工晶状体,但可以预见,不同设计和不同光学原理的人工晶状体正在为解决这个问题向我们昂首走来。

（车丹阳　周激波 译）

参 考 文 献

1. Dhital A, Spalton DJ, Gala KB. Comparison of near vision, intraocular lens movement, and depth of focus with accommodating and monofocal intraocular lenses. *J Cataract Refract Surg.* 2013;39(12):1872-1878.
2. Alio JL, Vega-Estrada A. Accommodative intraocular lenses: where are we and where are we going. *Eye and Vision.* June 2017;(4):16.
3. Yamamoto S, Adachi-Usami E. Apparent accommodation in pseudophakic eyes as measured with visually evoked potentials. *Invest Ophthalmol Vis Sci.* 1992;33(2):443-446.
4. Kim HJ, Seo JW, Shin SJ, Chung SK. Visual outcome and stability of hydrogel full-optics accommodative intraocular lens. *Korean Ophthalmol Soc.* 2011;52(12):1448-1454.
5. Masket S, Rorer E, Stark W, et al. Special report: the American Academy of Ophthalmology Task Force consensus statement on adverse events with intraocular lenses. *Ophthalmology.* 2017;124(1):142-144.
6. Artal P, Alcon E, Villegas E. Spherical aberration in young subjects with high visual acuity. Paper presented at: European Society of Cataract & Refractive Surgeons; 2006; Dublin, Ireland.
7. Kershner, RM. Can an aspheric IOL improve visual performance. *Cataract and Refractive Surgery Today.* June 2003:1-2.
8. Kershner RM. Improved functional vision with modified prolate IOL. *Clin Surg Ophthalmol.* 2005;Mar.
9. Kershner RM. Retinal image contrast and functional visual performance with aspheric, silicone, and acrylic intraocular lenses. Prospective evaluation. *J Cataract Refract Surg.* 2003;29(9):1684-1694.
10. Kershner RM. Tecnis IOL adapts well to injector system. *Ocular Surgery News.* 2004;22(21):4, 5-53.
11. Kershner RM, Packer M, Fine IH, Hoffman RS. Tecnis innovator-perspectives in lens and IOL surgery. *EyeWorld.* 2003;Jul:39-42.
12. Kershner RM. Next generation IOLs: the Tecnis Multifocal IOL. *Cataract and Refractive Surgery Today.* 2005;3(5):74-75.
13. Kershner RM. New technology IOLs. *Clin Surg Ophthalmol.* 2005;Mar.
14. Piers PA, Manzanera S, Prieto PM, et al. Use of adaptive optics to determine the optimal ocular spherical aberration. *J Cataract Refract Surg.* 2007;33(10):1721-1726.
15. Mester U, Dillinger P, Anterist N. Impact of a modified optic design on visual function: clinical comparative study. *J Cataract Refract Surg.* 2003;29(4):652-660.
16. Bellucci R, Scialdone A, Buratto L, et al. Visual acuity and contrast sensitivity comparison between TECNIS and AcrySof SA60AT intraocular lenses: a multicenter randomized study. *J Cataract Refract Surg.* 2005;31(4):712-717.
17. Kennis H, Huygens M, Callebaut F. Comparing the contrast sensitivity of a modified prolate anterior surface IOL and of two spherical IOLs. *Bull Soc Belge Ophthalmol.* 2004;294:49-58.
18. Packer M, Fine IH, Hoffman RS, Piers PA. Prospective randomized trial of an anterior surface modified prolate intraocular lens. *J Refract Surg.* 2002;18(6):692-696.
19. Martinez Palmer A, Palacin Miranda B, Castilla Cespedes M, et al. [Spherical aberration influence in visual function after cataract surgery: prospective randomized trial.] *Arch Soc Esp Oftalmol.* 2005;80(2):71-78.
20. Thibos LN, Ye M, Zhang X, Bradley A. The chromatic eye: a new reduced-eye model of ocular chromatic aberration in humans. *Appl Opt.* 1992;31(19):3594-3600.
21. Siedlecki D, Jozwik A, Zaja M, Hill-Bator A, Turno-Krecicka A. In vivo longitudinal chromatic aberration of pseudophakic eyes. *Optom Vis Sci.* 2014;91(2):240-246.
22. Perez-Merino P, Dorronsoro C, Llorente L, Duran S, Jimenez-Alfaro I, Marcos S. In vivo chromatic aberration in eyes implanted with intraocular lenses. *Invest Ophthalmol Vis Sci.* 2013;54(4):2654-2661.
23. Siedlecki D, Ginis HS. On the longitudinal chromatic aberration of the intraocular lenses. *Optom Vis Sci.* 2007;84(10):984-989.
24. Zhao H, Mainster MA. The effect of chromatic dispersion on pseudophakic optical performance. *Br J Ophthalmol.* 2007;91(9):1225-1229.
25. Negishi K, Ohnuma K, Hirayama N, Noda T; Policy-Based Medical Services Network Study Group for Intraocular Lens and Refractive Surgery. Effect of chromatic aberration on contrast sensitivity in pseudophakic eyes. *Arch Ophthalmol.* 2001;119(8):1154-1158.
26. Kent C, Kershner RM, Mackool R, Wallace RB, Crotty, RT. The art of implanting multifocal lenses. *Rev Ophthalmol.* 2015;XXII(1):24-31,38.
27. Pedrotti E, Bruni E, Bonacci E, Badalamenti R, Mastropasqua R, Marchini G. Comparative analysis of the clinical outcomes with a monofocal and an extended range of vision intraocular lens. *J Refract Surg.* 2016;32(7):436-442.
28. Sadoughi MM, Einollahi B, Roshandel D, Sarimohammadli M, Feizi S. Visual and refractive outcomes of phacoemulsification with

implantation of accommodating versus standard monofocal intraocular lenses. *J Ophthalmic Vis Res*. 2015;10(4):370-374.

29. Cochener B. Clinical outcomes of a new extended range of vision intraocular lens: International Multicenter Concerto Study. *J Oph Vis Res*. 2016;42(9):1268-1275.

30. Studeny P, Krizova D, Urminsky J. Clinical experience with the WIOL-CF accommodative bioanalogic intraocular lens: Czech national observational registry. *Eur J Ophthalmol*. 2016;26(3):230-235.

第十二章

复杂性人工晶状体病例

Arun C. Gulani, MD, MS; Tracy Schroeder Swartz, OD, MS, FAAO, Dipl ABO

手术适应证把握不当、患者对术后结果的不满意,常常导致患者对高端人工晶状体(premium intraocular lens, IOL)满意度下降。即便手术操作完美,也仍然存在患者对结果不满意的可能。通常情况下是因为手术医师无法完全满足患者的期望,如视力比预期的差,或者医生没有处理好患者术后存在的问题。

医生应在术前进行详细的检查来确定患者没有老视矫正手术的禁忌证。手术前就应当明确禁忌证,并向患者解释清楚为何其不适合植入所期望的人工晶状体,而不是术后分析患者的不满和抱怨。期望值过高或之前接受过屈光手术的患者,往往在老视术后不能满意。表12-1中所列的系统评估方法有助于对患者可能出现的手术并发症进行评估。并发症常常与解剖、晶状体引起的问题、患者症状及期望值有关。

表 12-1 老视眼白内障并发症 Gulani 分析法

手术相关并发症	解剖结构受损(角膜、虹膜等),炎症,光学通路问题(瞳孔、晶状体居中性等)
人工晶状体相关问题	IOL 屈光力,IOL 光学中心与角膜光学中心关系,IOL 受损(破损、裂缝、脱位)
患者症状	不良光感(人工晶状体夹持)、眩光、心理问题

解剖并发症

解剖并发症包括解剖结构改变,如角膜、虹膜或玻璃体视网膜组织病变。任何眼部手术都能增加眼前段及后段炎症,因此应该在术前控制眼部炎症。睑板腺功能障碍、睑缘炎、结膜松弛、过敏性结膜炎、干燥性角结膜炎、春季卡他性结膜炎、蠕形螨感染、眼睑闭合不全、倒睫等其他任何眼前节异常都需要在术前处理妥当。否则,如果这些问题在术后加重,患者会认为是白内障手术所致。

病例 1

57 岁男性患者,接受了飞秒激光联合白内障摘除及 TENICS 多焦点人工晶状体植入术(Johnson & Johnson Vision 公司)。主诉术后几周视力持续下降以及眼不适感增加。他抱怨每天工作结束后,视力太差以致无法轻松开车回家。患者左眼裸眼视力 20/30,使用 $-1.25DS/+1.50DC \times 160$ 矫正至 20/25,验光终点随着眨眼而发生变化。患者无法分辨验光过程中出现的微小改变。裂隙灯检查显示明显的睑缘新生血管、睑缘脂质泡,睑板腺数量下降(3/15 LL 双眼)。泪膜增厚,泪液渗透压达到 350mOsm/L。给予含有脂质的人工泪液每日 4 次,每日口服 50mg 多西环素,连续使用 30 日后,患者角膜中央散光得到改善。验光显示: $-0.75DS/+0.75DC \times 155 = 20/20$。患者自觉夜间开车舒适,不再需要夜间驾驶眼镜(图 12-1)。

在超声乳化手术之前,首先应该诊断角膜结构导致的病变并予以治疗,如上皮基底膜营养不良(图 12-2)、角膜炎、Salzman 退行性变(图 12-3)、Fuchs 角膜营养不良、圆锥角膜。由于人工晶状体的计算依赖于角膜曲率的测量,因此应先处理角膜不规则,然后再进行人工晶状体的计算。不规则散光可导致角膜屈光度的测量误差,从而导致术后残余屈光不正。对于有角膜屈光手术病史、圆锥角膜、角膜变性或营养不良的患者来说,这是一个普遍存在的问题。角膜地形图可以帮助评估角膜表面的不规则性,以及是否需要散光型人工晶状体。如果角膜曲率测量值与地形图模拟角膜曲率 K 值相符,则一切都很简单。如果相差 -1.0D 以上,则增加了存在残余屈光不正的风险(图

12-4)。

　　瞳孔异常,比如虹膜萎缩、较大的虹膜周切孔或者 Adie 瞳孔,都可能引起各种多焦点人工晶状体问题。术后瞳孔形状异常通常见于超声乳化过程中使用虹膜拉钩或者 Malyugin 张力环(Microsurgical Technology 公司)将缩小的瞳孔机械扩大。瞳孔扩大会导致眩光及光晕的增加[1]。

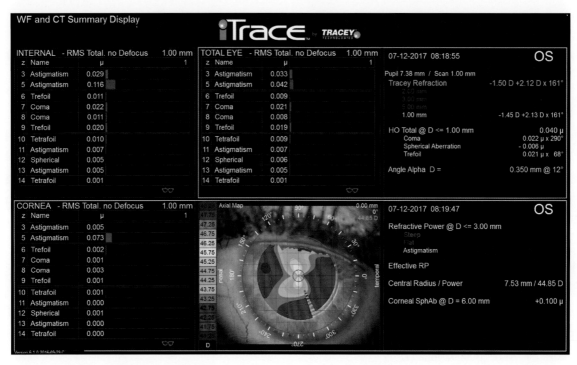

图 12-1　TECNIS 晶状体植入后因为角膜中央散光,近视力受到影响(Johnson & Johnson Vision 公司),最佳矫正视力降至 20/25。通过治疗提高了裸眼视力及最佳矫正视力

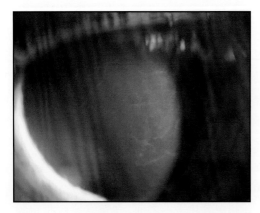

图 12-2　上皮基底膜营养不良可导致角膜不规则散光,从而使 IOL 的计算更加复杂

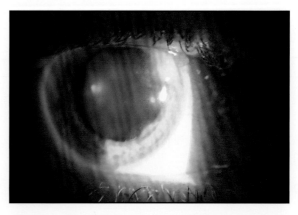

图 12-3　Salzman 退行性变可导致明显的不规则散光,影响视功能

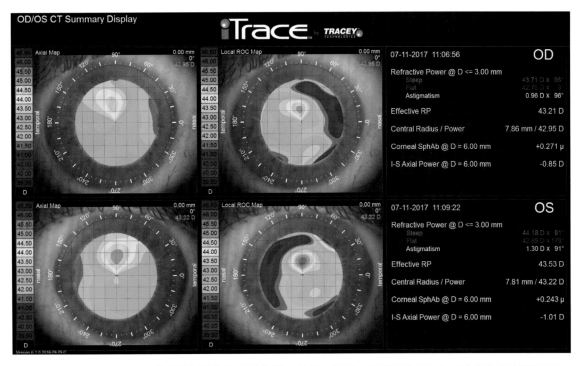

图 12-4 不规则散光表现为曲率计测量值与模拟角膜 K 值存在差异。不规则散光使人工晶状体的计算更复杂，从而引起该患者术后残余屈光不正。注意途中不规则角膜散光

病例 2

58 岁女性患者，要求二次手术。患者几年前行 RK 手术，随后行白内障手术并植入 TECNIS 无极人工晶状体（Abbott Medical Optics 公司）。主诉视觉质量差，夜间眩光及光晕明显。裸眼远视力 20/25，裸眼近视力 20/60。右眼瞳孔对光反射迟钝，扩大变形。Kappa 角和 Alpha 角数值均变大（分别为 0.832mm 和 0.603mm；图 12-5）。由于是手术创伤导致瞳孔的持久扩大，因此试用局部缩瞳药来看患者症状是否可以改善。庆幸的是，她对 0.5% 毛果芸香碱的效果很满意，通过药物治疗，近视力改善为 20/30。

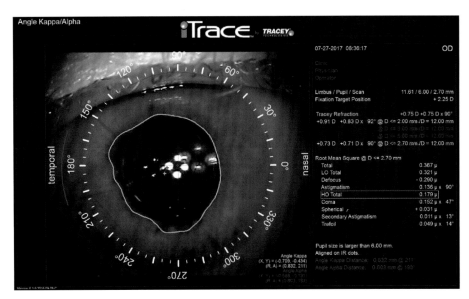

图 12-5 白内障手术中使用虹膜拉钩导致瞳孔形状不规则，影响多焦点人工晶状体植入术后的视觉质量

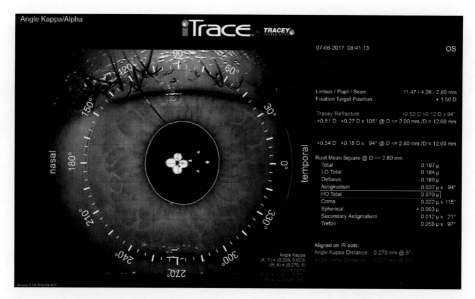

图 12-6　Kappa 角是视轴与瞳孔中心的夹角，Alpha 角是视轴与角膜中心的夹角。角膜中心可以用来预测人工晶状体植入囊袋后的位置

眼球协同性同样需要在术前解决，以确保高端晶状体的成功使用。在选择人工晶状体前，应临床评估 Kappa 角和 Alpha 角的大小。Kappa 角是视轴与瞳孔中心的夹角，这在矫正远视和老视的角膜屈光手术中尤为重要（图 12-6）。

Alpha 角是视轴与角膜中心的夹角。角膜中心代表了晶状体前囊的中心，常用来预测人工晶状体植入囊袋后的位置。目前的人工晶状体技术是利用晶状体襻使人工晶状体在囊袋内居中。如果囊袋内人工晶状体中心与视轴不重叠，则患者不再通过人工晶状

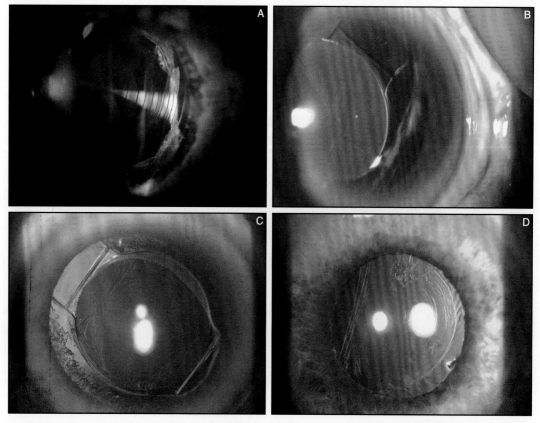

图 12-7　（A）植入 TECNIS 无极晶状体 YAG 激光后囊膜切开术后 1 天。增值条索仍影响患者主观视力。（B）Crystalens（Bausch+Lomb 公司）植入后，YAG 治疗不理想，没有达到改善患者主观视力的目的。（C）Crystalens（Bausch+Lomb 公司）植入后，YAG 治疗不当。（D）ReStor（Alcon Laboratories 公司）人工晶状体后表面见纤维条索，但患者无症状

体中心注视,这就导致高阶像差的产生,对视功能产生负面影响[2]。散光晶状体同样要求中心适度重叠,但与多焦点人工晶状体相比,对人工晶状体中心与视轴中心重叠的要求要低一些。散光晶状体的偏中心可引入新的散光,减少柱镜矫正的效果,从而导致残留屈光不正。

除了光学系统中心一致外,人工晶状体在囊袋中的位置与撕囊也有关系。对于多焦点人工晶状体来说,居中良好、撕囊口大小适中非常重要[3,4]。偏中心撕囊可能会使多焦点 IOL 无法于囊袋内居中。

多焦点人工晶状体对于钇铝石榴子石(yttrium-aluminum-garnet,YAG)后囊膜切开可接受度非常低。如果要使用 YAG 激光进行后囊膜切开,一定要很小心谨慎,因为以后要进行人工晶状体更换就会非常困难了。如果患者在刚开始植入人工晶状体后很满意,以后又因为后囊膜混浊而对视力不满意,那么 YAG 后囊膜切开术是很好的解决办法。

如果患者对晶状体植入后的视力一直不满意,那么 YAG 激光一定是不推荐使用的。后囊膜混浊由于囊膜纤维化可出现屈光度改变或视物扭曲(图 12-7)。进行 YAG 激光治疗时,应该小心地去除光学区后的纤维增值条索,避免激光打在人工晶状体上。

当患者对视力不满时,必须对眼后段的情况检查评估。在多焦点人工晶状体植入前,应先确诊是否存在视网膜的异常。黄斑功能的丢失会影响人工晶状体植入术后的手术效果。出于这样的考虑,术前尤其需要进行黄斑区光学相关断层成像(optic coherence tomography,OCT)检查(图 12-8)。推荐对黄斑区进行断层扫描、3D 立体分析、逐层扫描等以便全面评估。在植入多焦点人工晶状体的患者中,即使患者术后视力 20/20,仍然存在以下问题:早期黄斑裂孔、不对称的黄斑中心凹、视网膜黄斑前膜,以及轻度的视网膜色素上皮层断裂或脱离。

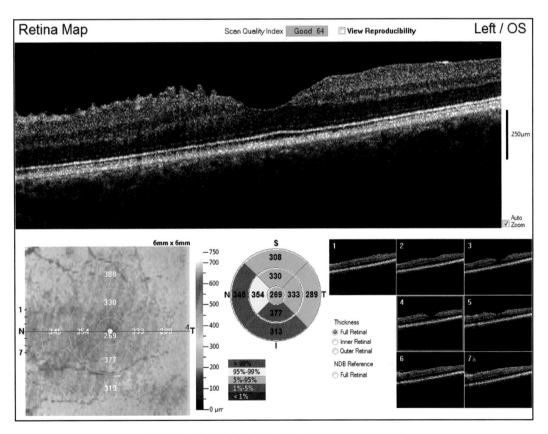

图 12-8　患者视力 20/20,OCT 显示视网膜黄斑前膜

病例 3

67 岁女性患者,植入 TECNIS 无极人工晶状体后远

视力 20/20,但是近视力下降。裂隙灯检查发现有轻度眼表疾病,但这并不足以影响其阅读功能。OCT 显示玻璃体黄斑牵拉,导致黄斑中心凹正常结构消失(图 12-9)。

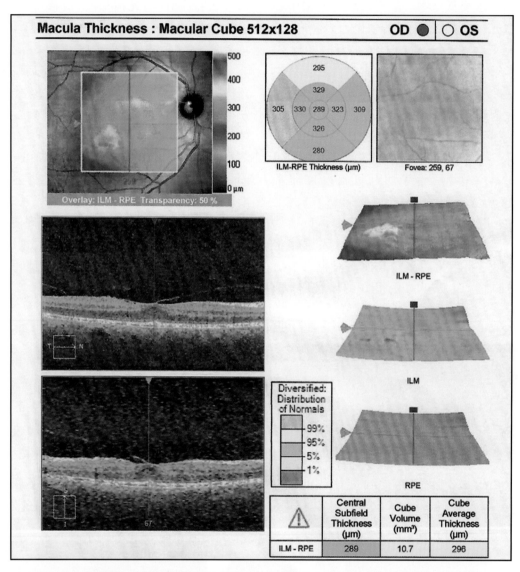

图 12-9　视网膜 OCT 显示轻度玻璃体黄斑牵拉引起黄斑中心凹变形,导致患者阅读障碍

眼内晶状体植入并发症

人工晶状体光学区损伤、晶状体襻断裂或损伤这类情况很少发生,一旦出现就要更换人工晶状体,以保证视觉质量。

病例 4

患者主诉视力波动,随头位改变而出现眩光。散瞳以后发现晶状体襻断裂。后成功更换晶状体(图 12-10)。

手术原因包括人工晶状体有效位置的变异性,人工晶状体偏中心、倾斜、脱位,以及手术源性散光。所有这些问题都导致残留屈光度[5,6]。对于选择高端人工晶状体的患者来说这也是一个问题,因为他们更希望术后不依赖眼镜。当术后有屈光度残留,需要框架眼镜进行矫正时,患者自然不会满意。残留屈光度可以通过屈光手术、人工晶状体更换或双联人工晶状体植入(piggyback lens)来进行矫正。

Gudersen 等人研究了多焦点人工晶状体植入术后的再手术率[7]。观察 416 只眼,再次手术 45 只眼。双眼手术 26 人,再手术 19 人。从首次手术到再次治疗的平均时间为 340 天(6~20 个月)。416 只眼中,双侧植入三焦点人工晶状体(FineVision;PhysIOL SA)有 202

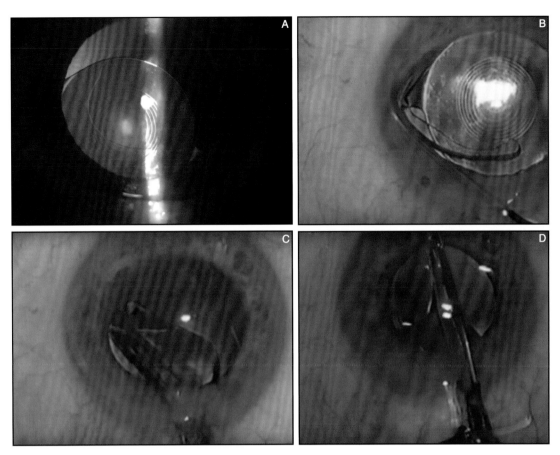

图 12-10 （A）ReStor 人工晶状体脱位。（B）ReStor 人工晶状体的襻断裂。（C）将原 ReStor 人工晶状体移到上方（图片上方人工晶状体），前房及囊袋内注入粘弹剂，将置换的晶状体植入于原晶状体下方的囊袋内（图片下方人工晶状体）。（D）植入新人工晶状体后，剪断原晶状体，然后通过 0.3mm 的小切口取出

只眼,植入复合双焦点人工晶状体(Alcon 公司)有 152 只眼。角膜散光>1D 增加了再次治疗的风险。患者再手术最常见的原因就是近视力差,其次是远视力不佳。近、中、远视力问题占全部再手术原因的 82%。再次手术方式有:Epi-Lasik（1 名患者双眼）,Femto-Lasik（2 名患者 3 只眼）,双联人工晶状体植入(piggy-back lens)（23 名患者 40 只眼）。以上均未出现严重并发症。

角膜屈光手术可以用于矫正残余屈光度。需要注意的是,很多老年患者由于基底膜营养不良导致上皮松解[8]。尽管有研究表明 65 岁以上患者行 LASIK 手术是安全的,但是眼表疾病及干眼症在老年人群仍有较高的发病率[9]。因此,矫正残留屈光度更应倾向于选择表层切削手术而不是 LASIK。对期待通过表层切削手术改善视力的患者,应使其先试戴角膜接触镜,模拟术后屈光状态,体验术后工作和生活需求的满意度,比如使用电脑、在自己习惯的距离阅读、开车时。如果试戴过程中屈光矫正不能显著改善患者的症状,那么不建议进行增效手术。多焦点人工晶状体

植入术后进行电脑自动验光甚至显然验光也存在困难。对有问题的眼进行手工调换试戴镜片可能比使用综合验光仪和自动验光仪更有效。

病例 5

73 岁女性患者,植入 ReStor 晶状体后出现+1.25D 残余屈光度。白内障手术医生给她进行了 PRK 手术解决屈光不正。然而,术后角膜出现了肉眼可见的瘢痕,术后屈光度变为+5.25DS/−1.25DC×180 = 20/50。再次给患者行 PRK 手术去除瘢痕和远视,结果术后形成更致密的角膜瘢痕,残留屈光度为+3.5DS/−2.0DC×178 = 20/200。接着,手术医生又进行了 YAG 后囊膜切开术。患者非常沮丧,只能寻求其他诊疗方案。

角膜瘢痕不仅影响视力,还影响角膜参数,因而影响 IOL 屈光力计算,所以角膜需要优先处理。通过 PRK 去瘢痕模式可以去除角膜混浊、矫正表面不规则,使得角膜透明并可测量。术后最佳矫正视力为+6.0DS/−0.25DC×180 = 20/25。可让患者暂时配戴软性角膜接触镜,直到下一个阶段使用双联人工晶状

体(piggyback lens)矫正。由于 YAG 激光后囊膜切开，不建议更换晶状体。通过双联人工晶状体(piggyback lens)植入(STAAR AQ 2010V, +9.0D)，术后裸眼远视力为 20/20，而最初植入的多焦点人工晶状体在位，使裸眼近视力为 J1(jaegar)(图 12-11)。

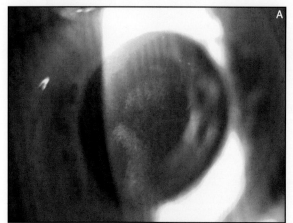

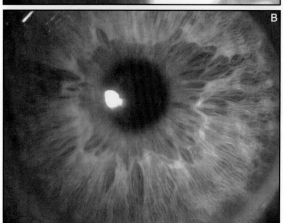

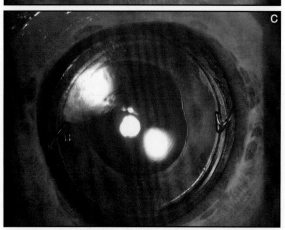

图 12-11　(A)重复 PRK 手术治疗残留屈光度导致的角膜瘢痕。(B)PRK 术后出现了明显的远视，最佳矫正视力为 20/25。(C)使用双联人工晶状体(piggyback lens)矫正残余的远视

有角膜屈光手术史的患者植入多焦点人工晶状体非常困难，但既往角膜屈光手术史不是多焦点人工

晶状体植入术的绝对禁忌证。Vrijman[10]等人报道了植入 ReStor 多焦点人工晶状体术后 3 个月的结果。43 名患者 77 只眼植入 ReStor 多焦点人工晶状体，86%的患者术后屈光度为±1.0D，16 只眼(20.8%)由于残留屈光度接受了增效手术，残余屈光度超过-6.0D 的患者激光术后结果预测性不佳[10]。

LASIK 术、PRK 术、RK 术和 LK 术都能增加高阶像差，在一些特例中角膜甚至会形成多个焦点。这些结果将引起对比敏感度下降，特别是在大瞳孔的情况下。角膜表面已形成多焦点，再联合植入多焦点人工晶状体会引起额外的对比敏感度下降以及视觉质量的总体下降[11]。因此，对于这类患者，详细的角膜地形图检查是非常必要的。对角膜中央散光患者植入散光晶状体非常具有挑战性(图 12-12)。

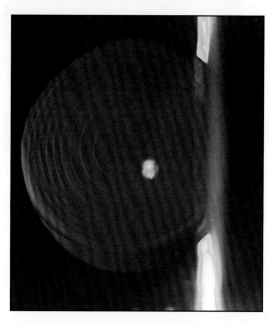

图 12-12　散光型多焦点人工晶状体

病例 6

67 岁男性患者，有 RK 手术史，行白内障手术联合 TECNIS 无极人工晶状体植入后 4 个月。验光显示 +0.25DS/-2.0DC×130 = 20/60，视物有明显的伪影。散瞳眼底检查发现相对于瞳孔，人工晶状体向上偏中心。角膜地形图显示角膜光区偏下、偏小、I-S 值较高 (-10.95D)，角膜彗差增加，球差为+0.895μm。角膜光区偏下而人工晶状体的光区偏上，从而导致复视。Alpha 角为 0.667，所以使用高端人工晶状体并不能使患者获得舒适的视觉体验。更换为单焦点人工晶状体后，患者立刻感觉视物明亮清晰。1 个月后，患者视力提高为+0.75DS/-1.50DC×135 = 20/30(图 12-13)。

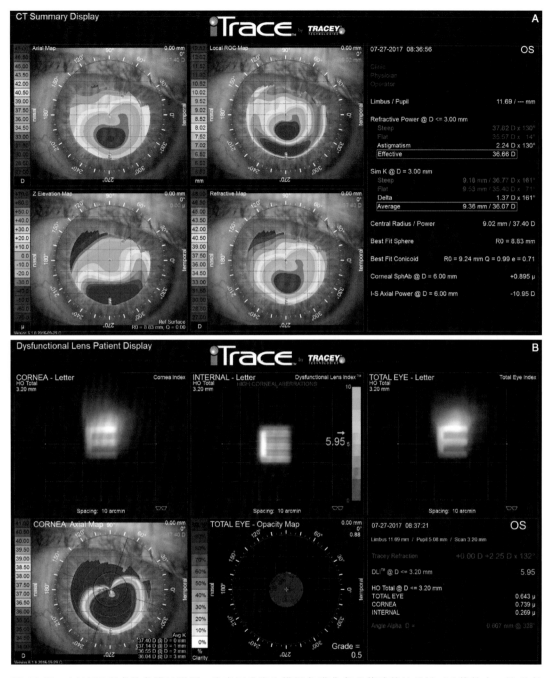

图 12-13 （A）RK 患者的角膜地形图。注意屈光度和模拟角膜曲率 *K* 值读数的差异，*I-S* 值较大。该患者不是 TECNIS 无极人工晶状体植入的合适患者。（B）在轴向角膜曲率图（左下）上的偏心，主观感觉表现为视物变形，图左上方显示彗差。更换 TECNIS 无极人工晶状体后，Snellen E 视力表显示有阴影（中上）。全眼像差（右上）和角膜像差（右上）几乎相同，提示视觉质量与角膜有关，而非 TECNIS 无极人工晶状体。患者不具备 TECNIS 无极人工晶状体植入的最佳适应证

　　大多数角膜的不规则、混浊及残留屈光度均可以通过角膜屈光手术成功解决。PRK 手术和深板层角膜移植都可以治疗角膜混浊。角膜地形图引导的优化表层切削可以矫正不规则散光。Fuchs 角膜营养不良可以通过自动角膜后弹力层剥离角膜内皮移植术（Descemet's stripping automated endothelial keratoplas-

ty，DSAEK）治疗。这些情况应该在白内障术前就得到相应的处理，才能保证多焦点人工晶状体的成功植入。

　　有的时候，因为残留屈光度且患者不满意，需要取出晶状体。当患者要求时就应该取出，特别是患者在植入术后即刻抱怨视力不佳时。这意味着植入的晶状体是主要原因。如果抱怨视力不佳没有在术后

即刻出现,那么后囊膜混浊、眼表疾病以及视网膜改变这些情况都需要排除。人工晶状体取出的适应证包括自发的囊袋内移位、晶状体屈光度不准确、患者不能完成对多焦点人工晶状体的神经适应过程[12]。各种不同的单焦点人工晶状体都可以安全用于替换多焦点人工晶状体,包括囊袋支撑型、虹膜夹持型、睫状沟固定光学面夹持、睫状沟固定无光学面夹持、前房型人工晶状体[13]。需要注意的是,YAG 激光后囊膜切开后很少再进行人工晶状体置换。

患者症状及不满

很多情况下,患者没有接受更多的术前宣传教育,没有为老视治疗手术出现的并发症做好心理准备。尽管手术医生自认为已经把手术做得非常完美,但是患者仍会对出现光晕、眩光、不能阅读很小的字体以及远视力不佳而感到不适和压力。让患者的期望值更实际,可以避免患者术后因不能达到期望值而产生的问题。一些患者可能存在负面因素或者心理因素影响,或者对不适当或意外出现的眩光及光晕未做好心理准备。所以在矫正屈光不正之前,可以给患者试戴角膜接触镜,来判断通过屈光矫正患者的视觉症状是否得以缓解,以打消患者疑虑。这样患者才会放心接受人工晶状体置换。

病例 7

患者植入 + 23.0D 衍射多焦点人工晶状体(SN6AD1 Restor)后对视觉质量并不满意。早期检查裸眼视力 20/40,有明显的眼表疾病。通过睑板腺疏通以及泪点栓塞治疗,患者干眼症状改善,显然验光稳定在−0.25DS/−0.50DC×65 = 20/20。术前给患者配戴角膜接触镜模拟屈光矫正,患者主观症状改善。随后给予患者表层切削手术治疗,术后最终裸眼视力(平光)为 20/20(图 12-14)。

尽管通过激光手术改善了视力,但患者依然对其前一个手术医生很生气,因为患者认为自己没有被告知植入人工晶状体后会出现光晕及眩光的情况。通过与患者及其家人多次面对面针对各种情况进行广泛的讨论,最终使患者意识到视力已经通过手术得到了改善,不再受到网络上所列的症状的困扰。尽管症状得到了改善,但患者一直担心症状可能随时再次出现,对此一直很苦恼,从而产生了一定的精神压力。在为患者详细讲解了视力 20/20 时进行晶状体更换存在的风险,并特地完善了相应的手术知情同意书之后,患者同意并接受更换+23.5D SN60WF Restor 单焦点人工晶状体。术后第 1 天,患者裸眼视力为 20/25,术后 1 周达到 20/20。更换镜片以后,患者对新的人工晶状体感到舒适。

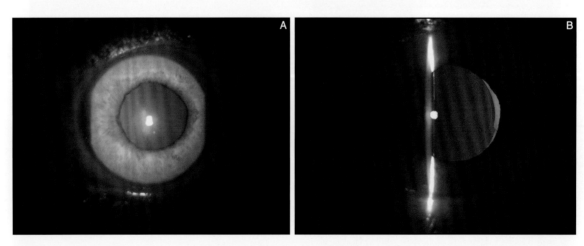

图 12-14　(A)患者植入 Restor 人工晶状体后行 PRK 矫正残留屈光度,术后最佳矫正视力 20/20。患者考虑行二次屈光矫正手术。视力不佳主要由于角膜瘢痕和不规则散光。(B)角膜瘢痕去除模式成功去除角膜 Haze。患者对模拟矫正后的视力很满意,期望做角膜表层激光手术

病例 8

　　患者外伤后出现晶状体脱位,瞳孔散大,需要进行瞳孔修复和白内障手术治疗。我们和患者讨论了手术方案,患者选择不进行瞳孔成形术。我们检查发现,瞳孔散大眼恰好是非主视眼,因而与患者讨论了近视单眼视。这样做虽然非主视眼远视力不佳,但减少了瞳孔散大对视力的影响。主视眼(正常瞳孔)裸眼矫正视力为20/20。看近以及预测性差的眼先行手术,根据第一只眼的结果,手术医生再微调人工晶状体计算的度数,这样第二只眼的可预测性变得更好。患者术后远视力20/20,看近不需要老花镜。患者尽管未行瞳孔成形术,但术后仍对自己的视力很满意(图 12-15)。

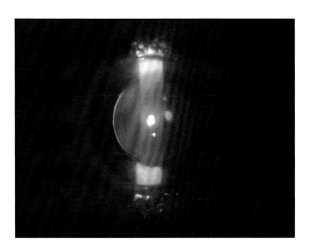

图 12-15　患者外伤后出现永久性瞳孔散大和晶状体脱位。考虑悬韧带已经受到损伤,而不再植入多焦点人工晶状体。但患者又想要同时拥有好的远、近视力,让治疗变得更困难的是,患者不愿接受瞳孔成形术。瞳孔散大的非主视眼先行手术治疗,保持近视使其发挥视近功能,同时掩盖瞳孔散大对远视力的影响。主视眼植入散光人工晶状体后视力为 20/20

病例 9

　　患者行角膜 RK 手术后行白内障手术联合高端散光晶状体植入,术后角膜内皮失代偿,患者想要二次手术。角膜内皮失代偿前患者视力非常好。予患者保留人工晶状体,行改良版 DSAEK 手术治疗。考虑到人工晶状体的散光,角膜内皮移植手术应尽量避免缝线。手术操作也应尽可能减少损伤,同时采用尽可能安全的手术切口,并使内皮植片尽量薄且居中(图 12-16)。

　　多焦点人工晶状体的并发症普遍比单焦点人工晶状体常见。很多例子已经证明,充分的术前准备包括对视光学的理解是手术成功的关键。术后患者对框架镜需求的增加意味着患者对手术不满意的增加。

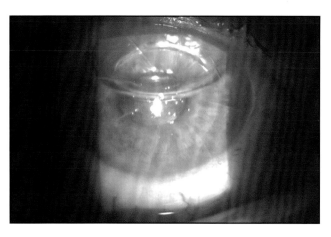

图 12-16　RK 术后白内障患者行散光型 IOL 植入,出现角膜内皮失代偿和视力下降。行改良的 DSAEK,植片较薄、居中良好,通过安全的切口植入,使患者恢复视力并消除了人工晶状体的视觉干扰

致　　谢

　　感谢 Aaishwariya A. Gulani 女士(宾夕法尼亚大学,沃顿商学院)收集、汇总了这些疑难病例。

(普蔼君　周奇志 译)

参 考 文 献

1. de Vries NE, Webers CA, Touwslager WR, et al. Dissatisfaction after implantation of multifocal intraocular lenses. *J Cataract Refract Surg.* 2011;37(5):859-865.

2. Park CY, Oh SY, Chuck RS. Measurement of angle kappa and centration in refractive surgery. *Curr Opin Ophthalmol.* 2012;23(4):269-275.

3. Davison JA. Analysis of capsular bag defects and intraocular lens positions for consistent centration. *J Cataract Refract Surg.* 1986;12(2):124-129.

4. Oner FH, Durak I, Soylev M, Ergin M. Long-term results of various anterior capsulotomies and radial tears on intraocular lens centration. *Ophthalmic Surg Lasers.* 2001;32(2):118-123.

5. Pepose JS. Maximizing satisfaction with presbyopia-correcting intraocular lenses: the missing links. *Am J Ophthalmol.* 2008;146(5):641-648.

6. Alio JL, Abdelghany AA, Fernández-Buenaga R. Enhancements after cataract surgery. *Curr Opin Ophthalmol.* 2015;26(1):50-55.

7. Gundersen KG, Makari S, Ostenstad S, Potvin R. Retreatments after multifocal intraocular lens implantation: an analysis. *Clin Ophthalmol.* 2016;10:365-371.

8. Chen YT, Tseng SH, Ma MC, Huang FC. Corneal epithelial damage during LASIK: a review of 1873 eyes. *J Refract Surg.* 2007;23(9):916-923.

9. López-Montemayor P, Valdez-García JE, Loya-García D, Hernandez-Camarena JC. Safety, efficacy and refractive outcomes of LASIK surgery in patients aged 65 or older. *Int Ophthalmol.* 2017 Jun 23. doi: 10.1007/s10792-017-0614-3.

10. Vrijman V, van der Linden JW, van der Meulen IJE, Mourits MP, Lapid-Gortzak R. Multifocal intraocular lens implantation after previous corneal refractive laser surgery for myopia. *J Cataract Refract Surg.* 2017;43(7):909-914. doi: 10.1016/j.jcrs.2017.06.028.

11. Braga-Mele R, Chang D, Dewey S, et al; ASCRS Cataract Clinical Committee. Multifocal intraocular lenses: relative indications and contraindications for implantation. *J Cataract Refract Surg.* 2014;40(2):313-322.

12. Fernández-Buenaga R, Alio JL. Intraocular lens explantation after cataract surgery: indications, results, and explantation techniques. *Asia Pac J Ophthalmol (Phila).* 2017;6(4):372-380. doi: 10.22608/APO.2017181.

13. Kim EJ, Sajjad A, Montes de Oca I, et al. Refractive outcomes after multifocal intraocular lens exchange. *J Cataract Refract Surg.* 2017;43(6):761-766. doi: 10.1016/j.jcrs.2017.03.034.

第四部分

巩膜相关的老视治疗

第十三章

巩膜插入物

Barrie Soloway, MD; Y. Ralph Chu, MD; Jessica Heckman, OD

从 1855 年开始,Von Hemholtz[1]认为调节和老视与晶状体有关,该理论一直是眼科的主流思想。在过去的 40 年或者更久时间里,很多研究者发现调节和老视与下列组织之间的微妙相互作用有关:前部、赤道部、后极部不同的睫状肌收缩、玻璃体悬韧带以及外胚层晶状体的生长。1987 年,Coleman[2]提出了调节的悬韧带理论,认为晶状体形状的变化归因于悬韧带纤维和晶状体囊膜形成的间隔,由于晶状体一侧的房水和另一侧的玻璃体所产生的压力而使其保持悬吊的形状。Daniel Goldberg[3]和 Mary Ann Croft[4]等更深入地研究了调节的机制,并通过悬韧带的角度来探讨老视的发展。

这些新的调节理论认为,睫状体前移和向心移动,玻璃体前界膜也随之移动。这些移动影响了悬韧带,悬韧带反过来使晶状体的前表面和后表面更陡。这为使用巩膜治疗途径保持动态调节提供了理论基础。

VisAbility 微型植入物(Refoucus Group)是在视轴之外进行老视的双眼视矫正。与角膜基质环植入、单眼视或多焦点激光视力矫正以及晶状体置换等静态调节矫正不同,这种方法可以全程矫正中到近的视力,且不改变远视力。VisAbility 微型植入系统将 4 个小的闭锁微型植入片精确放置巩膜隧道内,而不用去除任何眼部组织。由于没有在视轴方向进行手术或发生结构改变,接受了 VisAbility 手术的患者以后在白内障术前人工晶状体测量时不需要再进行参数调整,同时也有机会进行屈光矫正。早期研究显示,在手动放置微型植入装置以后,经过近 2 年的术后随访,93% 的患者术后近视力达到 20/40 甚至更好[5]。应用现代技术 VisAbility 微创植入系统(包括 VisAbility 接驳器和 VisAbility 巩膜刀)进行手术所获得的初始数据则更好,接受该手术的患者 100% 双眼裸眼近视力为 20/32(J2),90% 近视力为 20/25(J1)[6]。该技术已经得到欧洲及其他国家的 CE 认证。美国目前正在等待 FDA 的临床试验结果。

手 术 过 程

VisAbility 微型植入物的材料是具有生物相容性的聚甲基丙烯酸甲酯。该植入物将 4 个植入片分别放置于 4 个象限角膜缘后 4mm 精确刻制的巩膜隧道内。手术过程的良好重复性在于创新的 VisAbility 接驳器。VisAbility 接驳器(图 13-1)可以固定眼球位置,减少手术创伤,联合 VisAbility 巩膜刀(图 13-2)可以准确重复定位巩膜隧道位置,在隧道制作和 VisAbility 主体结构植入过程中维持稳定的张力。接驳器通过 4 个扭转齿轮稳定固定在角巩缘上。

每个 VisAbility 微型植入物包含两片可以紧锁在一起的部件,从而能保持稳定放置在眼球上(图 13-3):主体片(图 13-4)和锁定插片。用 VisAbility 接驳器和 VisAbility 巩膜刀制作巩膜隧道,然后将主体片插入隧道内。由于睫状前动脉的位置,在 4 个象限内谨慎定位微型植入装置对手术的成功和安全至关重要。尽管有广泛的侧支循环,接驳器放置位置旋转将导致多条睫状前动脉受压迫,从而增加眼前段缺血的风险。不同于斜视手术的血管是被剪断的,如果接驳器放置位置旋转,睫状前动脉将会受到压迫,去除压迫血管的植入物后,血循环会恢复正常。

手术前,患者直坐位,在 6 点和 12 点角结膜缘的位置进行标记。标记前点溴莫尼定眼液,减少结膜下出血。在术中或者术后保持正常瞳孔对光反应很重要,所以术前及术中避免使用散瞳药和肾上腺素。在手术显微镜直视下分辨眼外肌,沿角膜缘放射延伸并精确标记放置中心。这对放置 VisAbility 接驳器以及随后的微型植入装置的位置很重要。图 13-5 显示眼

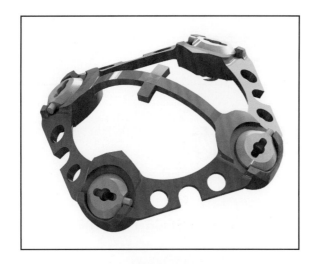

图 13-1　VisAbility 接驳器可以 4 点固定巩膜（经 Refocus Group 同意转载）

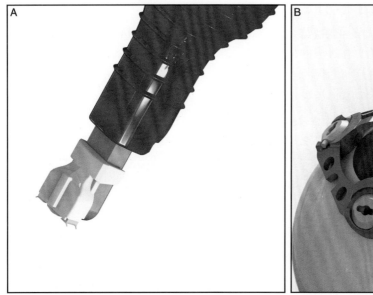

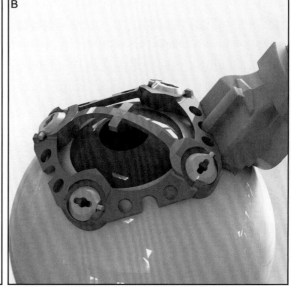

图 13-2　（A）VisAbility 巩膜刀为植入物制作巩膜隧道。（B）VisAbility 巩膜刀和接驳器匹配（经 Refocus Group 同意转载）

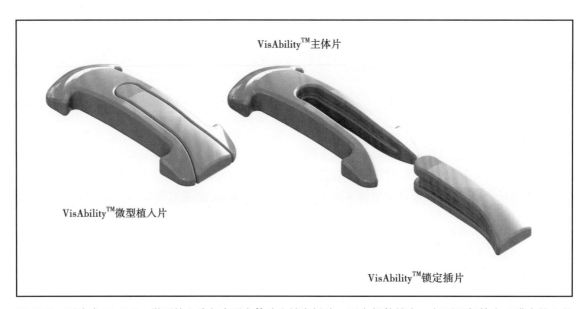

图 13-3　两片式 VisAbility 微型植入片包含了主体片和锁定插片。两个部件锁在一起可以保持在巩膜内植入的稳定（经 Refocus Group 同意转载）

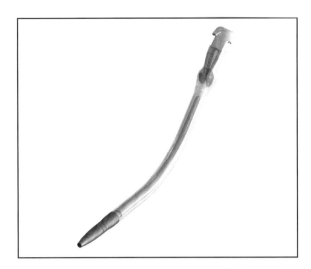

图13-4 通过导入管集合体将VisAbility主体片放置于接驳器和巩膜刀制作的巩膜隧道内。导入集合管由引导头和输送管两部分构成。VisAbility引导头用于引导穿过巩膜隧道,输送管用于包裹主体片的脚,使其穿过巩膜时不会造成巩膜损伤(经Refocus Group同意转载)

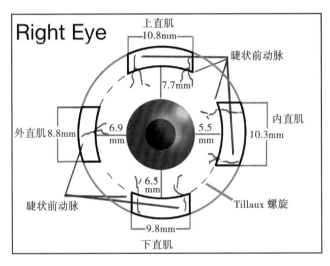

图13-5 眼外肌的解剖位置及其伴随的睫状前动脉

外肌的位置及其伴随的睫状前动脉。一旦标记物被确认,就用VisAbility标记桶(图13-6)来标记接驳器的放置位置。

在局部麻醉下进行手术,以角膜缘3点和9点位为中心分别做两个4mm环形切口。通过切口穿过Tenon囊,暴露巩膜。用一个大的带钝性针头的注射器注入1%的利多卡因(不含肾上腺素)来水分离Tenon囊和前段巩膜,同时360°麻醉眼肌避免眼球旋转。每个象限注入0.25ml 1%的利多卡因,共计1ml,该药量对于整个手术过程已经完全足够。360°环状剪开球结膜包括Tenon囊,注意避免角结膜缘撕裂或拉伸。

360°检查确保暴露的巩膜可以放置VisAbility接驳器。如果在主要位置仍有Tenon囊,则必须去除以确保接驳器能固定安放。为了避免带入结膜,将接驳器塞在上方结膜下,然后用拉钩在4个象限牵拉结膜,

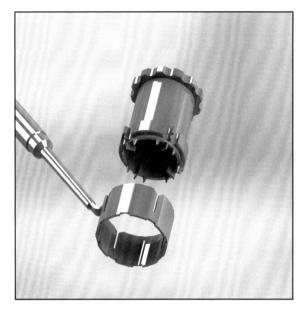

图13-6 VisAbility标记桶精确定位接驳器的放置位置(经Refocus Group同意转载)

再把接驳器移到角膜中心,旋转接驳器,方向与之前6点和12点的定位以及标记桶墨迹位置相吻合。一旦接驳器与标记确认对齐,则打开扭转齿轮使其固定。

使用VisAbility巩膜刀分别在4个象限做巩膜隧道。将巩膜刀的刀套安装在接驳器上,在距角巩缘4mm的位置制作400μm深、4mm长的巩膜隧道。4个巩膜隧道完成之后,将VisAbility主片放入导入集合管(图13-4)。导入集合管包括引导头和输送管两部分。输送管用于放置主片并包裹住主片的脚,避免穿过隧道时损伤巩膜。导入集合管的引导头先穿过巩膜隧道,引导输送管直到主片置于隧道内。一旦使主片置于隧道内,主片肩部会产生抵抗力,使得输送管脱离主片;主片的脚不再受到限制而主动张开,恢复到比巩膜隧道略宽的正常形态。确认没有结膜或筋膜组织被主片带入隧道内,将VisAbility锁定插片滑入主片轨道,滑到底并锁紧,这样两片式微型植入物就完全放置于巩膜隧道内。任何可能带入植入物两脚间的筋膜或结膜都要清理干净。在其他3个象限重复上述步骤。

所有的微型植入物都放置好以后,移开接驳器,使用组织胶止血并使结膜平滑闭合。使用可吸收9-0缝线(Ethicon Vicry)密闭缝合结膜,防止术后结膜收缩导致微型植入物暴露。手术结束以后,下泪小点放置硅胶泪小管栓子以防止术后干眼。患者离开手术室前给予抗生素和糖皮质激素眼药水点眼。

术后需要即刻观察患者眼前段灌注的改变,因为手术有可能导致眼前段缺血。睫状前动脉穿过四条眼外肌进入巩膜,如果微型植入物放置位置不当,眼前段的血供就会受到限制。最早期血流量受限引起

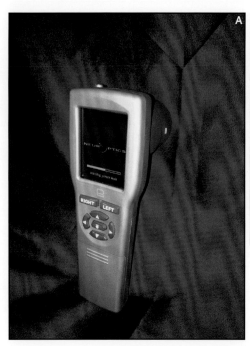
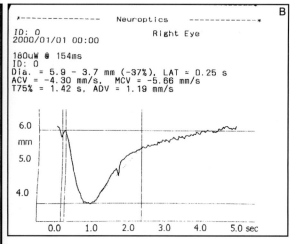

图 13-7 （A）术后即刻使用瞳孔测量仪来检查量化瞳孔功能。（B）瞳孔功能正常的眼检查结果

的并发症为虹膜功能下降,表现为瞳孔散大,对光反射减弱,甚至消失[7]。可以使用瞳孔测量仪来量化瞳孔功能,术后即刻监测患者瞳孔大小(图 13-7)。极少数情况下,术后瞳孔功能受到影响;一旦发现瞳孔功能受限,植入物在术后 6 小时内必须马上取出,则不会造成永久的眼前段缺血症状和体征。

患 者 选 择

　　VisAbility 微型植入物为年龄 45～60 岁的正视性老视患者设计。如果患者有意向接受该手术,则要求显然验光等效球镜结果在－0.75～+0.50D,散光度数不超过 1D[8]。患者最佳矫正远视力达 20/20,近附加度数至少+1.25D,近视力达到 20/25(J1)。在多国临床试验中,LASIK 术后患者行 VisAbility 微型植入物手术,与正视眼患者行 VisAbility 微型植入物手术相比,所得结果相同[9]。由于该手术改善了眼球的自然调节能力,所以患者必须是自然晶状体眼。要求手术的患者的瞳孔功能必须正常,通过超声生物测量或者长波 OCT 检测明确巩膜厚度大于 530μm。既往行眼外肌手术,有自身免疫性疾病、慢性眼部疾病或者全身性疾病的患者不宜行 VisAbility 微型植入物手术。此外,适合手术的患者还需对手术过程有充分的理解,明白达到术后最佳视力所需要的要求。如果患者不能接受术后训练,或者对手术结果抱有不切实际的幻

想,或者视力要求极高,均不适合进行此项手术治疗。

　　对 VisAbility 微型植入物感兴趣的患者,术前需进行综合检查,包括完整的病史询问、裂隙灯下检查、散瞳后眼底检查,以确保眼球结构健康正常。筛查眼表疾病的特殊检查对干眼鉴别诊断很有帮助。确诊以后术前治疗可以避免术后干眼的风险。这类特殊检查包括荧光素钠染色、泪膜破裂时间、睑板腺功能评估,以及眼内散射指数。术前干眼需要优先处理,因为 360°的结膜环形切开会加重干眼。使用超声生物测量或者长波 OCT 测量颞上象限角膜缘后 4mm 的巩膜厚度。

术 后 护 理

　　手术后 1～3 周,患者根据用药指导逐渐减少局部使用糖皮质激素和抗生素滴眼液的使用。术后检查包括测量瞳孔功能、监测结膜位置是否完全覆盖植入片。如果结膜收缩导致微型植入物暴露,则需要重新放置并缝合结膜。随访观察结膜,以防止肉芽肿和囊肿形成,如果形成并有症状,都可以手术去除。

　　在术后早期,患者经常主诉眼疲劳,且注意到他们的近点发生变化。术后前几周患者阅读时出现偏头痛这种情况并非不常见,这与早期毛果芸香碱或其他缩瞳剂使用后的反应相似。如果患者出现偏头痛,可通过口服止痛药乙酰氨基酚、冰敷或者按摩来缓解症状。VisAbility 微型植入物手术后会有结膜下出血,

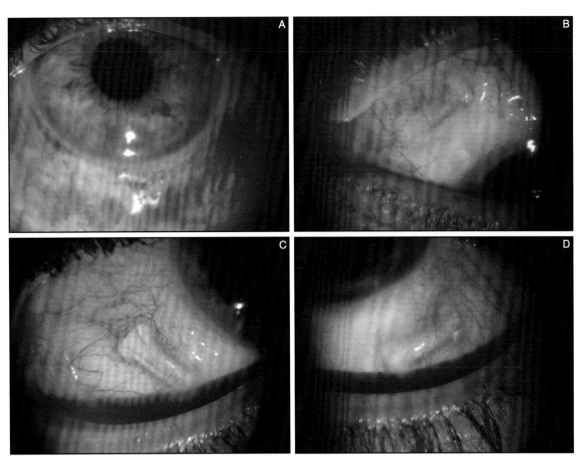

图 13-8　同一眼 VisAbility 微型植入物手术后不同时期的图片。(A)术后 1 天;(B)术后 30 天;(C)术后 90 天;(D)术后 180 天

依照出血的程度不同,需要 1~3 周才能完全吸收。术前给患者宣教这些早期常见的情况,能增加患者在恢复期的耐心,使患者为眼红和偏头痛做好准备。图 13-8 显示 VisAbility 微型植入物手术后,同一眼在不同时期的照片。

最佳术后效果与患者不戴眼镜的阅读时间有直接关系。不鼓励使用近附加镜或者减少阅读量;鼓励患者使用额外照明以帮助达到最佳的长期手术效果。经常会有这样的情况:患者说"我并不经常看书"。这种情况下,让患者找到一种喜欢的视近活动,比如填字游戏或者其感兴趣的手机应用软件,以代替传统的纸质阅读来增加调节功能。根据患者术后需求进行术前教育可以增加患者的耐心,最大化实现术后效果。

临床试验结果

从两个参与美国医疗器械临床豁免研究(US Investigational Device Exemption study)的医疗中心抽样进行样本数据分析:单眼远视力全矫正,近视力 ≥20/40,95%近视力 ≥20/32,63%近视力 ≥20/25[6]。在该研究中,全部患者双眼裸眼近视力 ≥20/32,患者获得更真实的体验;90%的患者在术后 12 个月双眼裸眼近视力 ≥20/25。在远视力矫正的情况下,患者单眼阅读 20/20 视标时所需要的平均近加从基线的 1.65D 降至术后 0.46D。

参加美国医疗器械临床豁免研究(G970152)的一个中心进行患者满意度评估,术后 36 个月,与术前不戴眼镜比较,95%患者认为术后不戴眼镜的近视力显著改善甚至更好[5];只有 5%认为没有变化,没有患者认为变差或者明显变差。

作 用 机 制

调节和老视的最新理论,如 Goldberg[3] 指出由于年龄相关晶状体老化导致悬韧带空间位置的改变;Crawford 分析后部的玻璃体悬韧带,从而假设巩膜微型植入物手术可以恢复调节功能。球差引起景深增加伴随调节力增加,从 iTrace 图上(从上到下)可以看到目标刺激距离分别为 1D、1.5D、2D、2.5、3D 时的调节量(图 13-9)。

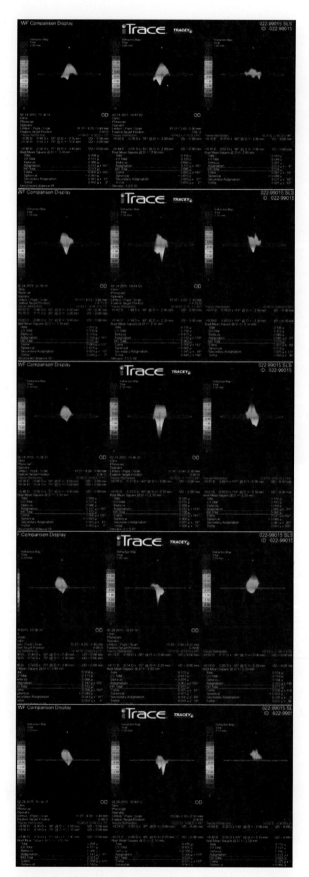

图 13-9　球差引起景深增加伴随调节力增加。从 iTrace 图上（从上到下）可以看到目标刺激距离分别为 1D、1.5D、2D、2.5、3D 时的调节量

结　论

VisAbility 微型植入物全面改善中、近距离视力但不影响远视力。手术是在视轴外双眼进行，从而更自然地改善近视力。由于患者术后的屈光状态仍然稳定[10]，又是自然的老视矫正过程，患者所需的神经适应时间最短。手术成功的主要因素包括：仔细的术前患者筛选、术前宣教、成功的手术植入和角膜缘结膜修复、处理术后干眼、调整患者的期望值，以及鼓励患者不戴眼镜阅读，这些方面使手术效果最佳且持久。

（普蔼君　周奇志　译）

参 考 文 献

1. Von Helmholtz HH. Helmholtz's treatise on physiological optics. In: Southall JPC, ed. *Mechanism of Accommodation*. Vols 1 and 2. New York, NY: Dover Publications; 1909:143-172.
2. Coleman DJ. On the hydraulic suspension theory of accommodation. *Trans Am Ophthalmol Soc.* 1987;84:846-868.
3. Goldberg DB. Computer-animated model of accommodation and theory of reciprocal zonular action. *Clin Ophthalmol.* 2011;5:1559-1566.
4. Croft MA, McDonald JP, Katz A, Lin TL, Lutjen-Drecoll E, Kaufman PL. Extralenticular and lenticular aspects of accommodation and presbyopia in human versus monkey eyes. *Invest Ophthalmol Vis Sci.* 2013;54(7):5035-5048.
5. Schanzlin D. Preliminary results of USA IDE trials of Refocus scleral implants. Paper presented at: American Society of Cataract and Refractive Surgery Annual Meeting; April 2013; San Francisco, CA.
6. Bucci F, Chu R. Improved near vision acuity: subsample analysis of patients receiving scleral implants for the treatment of presbyopia. Paper presented at: American Society of Cataract and Refractive Surgery Annual Meeting; May 2017; Los Angeles, CA.
7. Wilson WA, Irvine SR. Pathologic changes following disruption of blood supply to iris and ciliary body. *Trans Am Acad Ophthalmol Otolaryngol.* 1955;59(4):501-502.
8. Soloway B. Managing the emmetropic presbyopia: surgical technique of bilateral scleral Micro-Inserts for presbyopia reversal. Paper presented at: American Society of Cataract and Refractive Surgery Annual Meeting; May 2017; Los Angeles, CA.
9. Schanzlin D, Meyer J, Katz J, Soloway B. Improvement in both distance and near acuity in hyperopic patients after scleral micro-implant surgery for presbyopia and laser vision correction of manifest hyperopia. Paper presented at: American Society of Cataract and Refractive Surgery Annual Meeting; May 2017; Los Angeles, CA.
10. Soloway B. Refractive stability through 12 month post-operative in patients with scleral implants for presbyopia correction. Paper presented at: American Society of Cataract and Refractive Surgery Annual Meeting; May 2017; Los Angeles, CA.

第十四章

激光巩膜微消融手术

AnnMarie Hipsley，PhD，DPT；David H. K. Ma，MD，PhD；
Karolinne M. Rocha，MD，PhD；Brad Hall，PhD

治疗老视的方法有多种，包括框架眼镜、角膜接触镜、角膜手术或非调节性人工晶状体。框架眼镜和角膜接触镜是主流的治疗方法[1]。然而，这些方法都不是为了恢复真正的生理性动态调节力。尽管这些方法可以有效治疗老视的症状，但仍然需要一种能够恢复动态调节力的手术方法。因为年龄的增长可以导致眼球壁变硬，而影响眼睛其他生理功能，这种球壁硬度变化也有待恢复。激光巩膜消融术能满足这一需求。

准分子激光器发射远紫外光谱（波长 0.19～0.35μm）的光束，近 30 年来已经成功地应用于屈光不正的矫正手术[2,3]。这种波长的激光可以通过破坏组织中的分子键的光化学作用而精确地去除角膜组织并重塑角膜[4]。中红外激光（波长 0.7～1 000μm）在去除组织时对周围组织的热损伤较小，常在临床中使用[5-7]。近红外激光，如掺铒钇铝石榴子石（Erbium：yttrium-aluminum-garnet，Er：YAG）激光相比其他中红外激光有多项优势。Er：YAG 激光是固态激光，使用掺铒钇铝石榴子石作为介质，发射波长为 2.94μm 的中红外光（图 14-1）。水能够大量吸收这种波长的激光，因为其与水的吸收峰（3.00μm）一致。由于光机械作用大于光热作用，所以具有独特的临床应用价值[8]。当 Er：YAG 激光束在靶点上被良好地吸收时，可引起硬组织和软组织的快速气化或消融。

在这里，我们展示了一种新颖、微创、非消融的眼激光治疗技术，它用 Er：YAG 激光利用数学矩阵方法进行热诱导的巩膜微孔化。Er：YAG 激光可以被水吸收，而水是人体软组织的主要成分。为了有效控制深巩膜层胶原的热效应，序列控制的 Er：YAG 激光脉冲

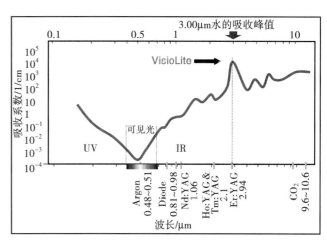

图 14-1 水对不同波长光的吸收率

被传递到巩膜组织进行精确亚消融。组织去除不但非常精确，而且几乎没有附带的热损伤。由于含水量高，因而所有软组织都可以非常有效地消融[8]。自 20世纪 90 年代初以来，脉冲式 Er：YAG 激光器被安全且成功地应用于许多医疗激光手术中，例如美容、皮肤科、泌尿科和牙科激光手术[5-7]。组织中 Er：YAG 激光比可见光波长的吸收量高了近 1 000 万倍，比 Nd：YAG 激光器高了近 1 万倍，显著减少了热损伤，所以Er：YAG 激光器也比多波长的 CO_2 激光器和其他 YAG激光器更受推崇（图 14-1）。当使用激光作为软组织的治疗方法时，控制热损伤具有重要的临床意义，热损伤区域增大会影响伤口愈合，进而影响后续的安全性、有效性和稳定性。

Er：YAG 独特的安全特性是，它在中红外光谱中相比其他任何激光热扩散更低，Er：YAG 在巩膜组织中的应用优势是所需要的热扩散时间和激光脉冲更

短[9]。表 14-1 比较了 5 种激光在巩膜中的吸收、穿透和热扩散时间。Er:YAG 的吸收率最高，与其他波长相比高了 2 个数量级。此外，Er:YAG 的光穿透深度最低，低了 1~3 个数量级。与 Er:YAG 相比，Ho:YAG 和 Tm:YAG 的穿透率高了 2 个数量级，吸收率低了 2 个数量级。高吸收率和低穿透率使得在眼部使用 Er:YAG 激光具有独特的安全性。此外，这种特定的 Er:YAG 波长光谱很窄，因此激光束散射至眼中其他组织的风险极低。

表 14-1　激光在巩膜中的吸收、穿透和热扩散时间

激光	波长(λ)/μm	吸收系数(μa)/cm^{-1}	光穿透深度(δ)/μm	热扩散时间(τ)/ms
准分子	0.16~0.35	5	1~10	1.7
Ho:YAG	2.1	35	89	13
Tm:YAG	2.1	35	89	13
Nd:YAG	1.1	25	1 130	2 100
Er:YAG	2.9	9 000	1	0.001 7

Ho,holmium(钬);Er,erbium(铒);Nd,neodymium(钕)(铥);YAG,yttrium-aluminum-garnet(钇铝石榴子石)

改编自 Welch AJ,Van Gemert MJ. Optical-Thermal Response of Laser-Irradiated Tissue. New York,NY:Plenum Press;1995;Bashkatov A,Genina E,Kochubey V,Tuchin V. Optical properties of human sclera in spectral range 370-2 500nm. Optics and Spectroscopy. 2010;109(2):197-204.

用于治疗老视的激光巩膜消融术始于对前睫状体巩膜切开术(anterior ciliary sclerotomy,ACS)的手术改进。ACS 使用刀或射频刀，对覆盖于睫状肌上的巩膜进行放射状或辐射状切开[10]。ACS 手术旨在增加睫状肌和晶状体之间的空间，拉紧悬韧带恢复动态调节力[11]。ACS 术后的调节力略有改善。然而，远期结果表明，该手术在恢复调节力方面并不成功。Lin 及其同事认为，ACS 术后巩膜伤口的快速愈合是造成远期结果欠佳的原因，并建议用 Er:YAG 激光消融替代放射状巩膜切开术[12,13]。该手术被称为激光老视逆转术(laser presbyopia reversal,LAPR)，而 LAPR 的结果多是混杂的。ACS 和 LAPR 都已经不再采用，然而，尽管其有效性的结果令人信服，但仍留下了一些悬而未决的问题，如巩膜消融疗法对近、中视力的影响可以检测，但如何发生却尚不清楚[11-13]。

恢复动态调节力

随着年龄的增长，动态调节力下降的原因很复杂，至今尚未完全清楚。Von Helmholtz[14]认为，老视中调节能力的降低是由晶状体弹性下降所致。然而，Schachar 认为，晶状体外周与睫状环的距离随年龄增长而下降，导致调节能力下降[15]。最新的研究证据还强调了许多晶状体外因素(主要是悬韧带、脉络膜和巩膜)，它们会因年龄增长导致调节能力下降[16,17]。Goldberg 也通过计算机动画模型展示了晶状体外影响因素，特别是巩膜在调节期间的移动[18]。此外，眼球壁的硬度也与临床调节力下降显著相关[19]。Goldberg 的模型中进一步展示了睫状肌向前和向心运动之间的关系，运动幅度与晶状体的中心屈光力的变化成比例。锯齿缘和睫状肌附着的巩膜突标志间的距离也与晶状体调节有关[18,20-22]。

根据最新阐明的老视生物力学因素[18,21-24]，激光前睫状体切除术(Laser Anterior Ciliary Excision,Laser-ACE)是一种眼部激光治疗手术，旨在通过激光消融产生的基质微孔降低眼球壁硬度，提高巩膜组织顺应性。作为眼睛中的结缔组织，胶原蛋白和弹性蛋白之间通过连续交联形成原纤维和微纤维，增加了巩膜硬度[25,26]。刚性的巩膜压迫其下结构，引起生物力学功能障碍，特别是其中那些与调节力相关的结构[27-30]。睫状肌和调节复合体位于老化的巩膜组织下方，Laser-ACE 在巩膜组织中产生"非交联"效应，直接减轻老化的关键生理解剖结构上的压力。该手术利用 Er:YAG 激光(VisioLite)在"三个关键区域"中产生微消融(图 14-2)，而不接触角膜的任何成分或相关组织。这三个区域包括[18,21-24]：

1. 睫状肌起始处的巩膜突(距解剖学角膜缘 0.5~1.1mm)；

2. 中部睫状体(距解剖学角膜缘 1.1~4.9mm)；

3. 睫状体的纵向肌纤维插入处，正好位于玻璃体悬韧带后部，也就是锯齿缘的前方(距解剖学角膜缘 4.9~5.5mm)。

该手术利用 10~30Hz 频率的激光、30~50mJ/cm^2 的激光能量以及 600μm 的光斑。激光纤维手柄的尖头具有 80° 的弯曲，尖头近距离接触眼睛，在 4 个斜象限中进行 5mm×5mm 矩阵图样(图 14-2)的微消融。每个微孔的深度约为巩膜深度的 90%，透过微孔可看见脉络膜的蓝色色调。

LaserACE 手术过程如图 14-3 所示。在同一天进行双眼手术，每只眼约需 10~15 分钟完成。在该手术前，使用局部抗生素和麻醉剂，口服苯二氮䓬类药物镇静。术中用不透明的角膜保护罩置于角膜上保护角膜。

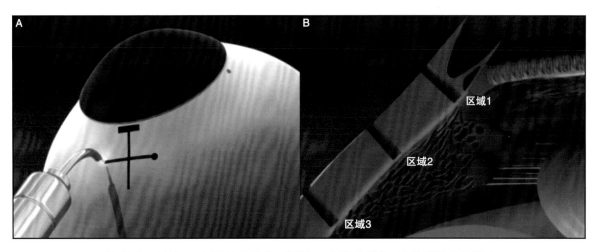

图 14-2　（A）LaserACE 手术技术。（B）LaserACE 治疗的三个生理意义关键区

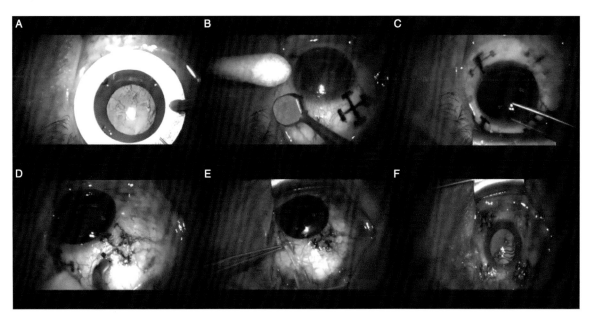

图 14-3　LaserACE 手术过程。（A）标记象限；（B）标记矩阵；（C）角膜保护罩；（D）LaserACE 微孔消融；（E）结膜下胶原；（F）完成 4 个象限（授权翻印自 Hipsley A，Ma DH，Sun C-C，Jackson MA，Goldberg D，Hall B. Visual outcomes 24 months after LaserACE. Eye and Vision. 2017；4：15. https：//creativecommons. org/licenses/by/4. 0/；https：//creativecom-mons. org/publicdomain/zero/1. 0/. ）

用套管将胶原基质粉（Collawound，Collamatrix）直接加在巩膜消融基质上。这种可降解的胶原蛋白能暂时填充微消融区，防止纤维化。术后使用 18mm 平光巩膜绷带镜（methafilcon A）覆盖于消融区，并防止胶原基质粉丢失。术后局部使用抗生素 1 周，局部使用皮质类固醇激素 3 周，依次减量。

临 床 结 果

2016 年，Ace Vision Group 在中国台湾长庚纪念医院对 26 名患者在 LaserACE 治疗后 24 个月的视力表现进行了研究。使用标准早期糖尿病视网膜病变研究视力表，测量裸眼和远视力矫正后的远、中、近视力（40cm、60cm、4m）。使用 Catquest 9SF 量表研究患者主观满意度和主观视功能[31]。此外，使用气动眼压计测量眼内压（intraocular pressure，IOP）和 Randot 立体视觉表来测量立体视觉。

入组的 26 名患者中，有 21 名完成了 24 个月的术后随访。5 名患者因职业行程冲突退出。患者的人口统计数据如表 14-2 所示。术前角膜屈光状态影响了该临床试验中的视力结果。因此，为了评估手术对视力的具体效果，将患者分为四组。屈光度接近 0 的患者被定义为正视眼,将-0.25~-0.5D的患者定义为正视性近视,将+0.25~+0.5D的患者定义为正视性远视,有4名患者曾接受过角膜激光手术。结果显示近、中距离视力显著改善,而远视力则稳定。图14-4显示了这些患者的平均等效球镜屈光度。患者年龄范围为45~64岁,平均年龄为(49.7±4.37)岁。与术前相比,术后24个月内屈光度稳定,差异无统计学意义($P=0.998$)。

图14-5显示了患者术前和术后远(4m)、中(60cm)和近(40cm)距离的双眼视力。与术前相比,术后24个月的裸眼远视力或CDVA差异无统计学意义。有趣的是,正视性远视患者(>0D)的远视力确实有轻微提高。这些参与者的调节能力的改善很可能矫正了少量远视,这使得所有参与者的远视力总体平均值提高,但在术后24个月时无统计学差异。

近、中距离视力比术前有所提高。从术前到术后24个月,裸眼近视力的从0.20±0.16(logMAR视力)(约20/32 Snellen)提高到0.12±0.14(logMAR视力)(约20/25 Snellen)($P=0.0014$),同时,远视力矫正后的近视力从0.21±0.17(logMAR视力)(约20/32 Snellen)提高到0.11±0.12(logMAR视力)(约20/25 Snellen)($P=0.00026$)。术后24个月的中距离视力也得到改善。与术前视力相比,裸眼中距离视力(uncorrected intermediate visual acuity,UIVA)和矫正中距离视力(distance-corrected intermediate visual acuity,DCIVA)在所有时间点均得到改善。术后24个月UIVA和DCIVA的差异无统计学意义。

图14-6显示了从术前至术后24个月,患者双眼近视力的平均提高行数。与早期的老视相比,年龄较大的老视患者通常近视力提高更多。这并不意外,因为老视的近视力下降是渐进的[32]。患者可能在40岁时近视力下降1行,而在60岁时会下降4行[33]。

表14-2　患者术前信息

	正视	正视性近视	正视性远视	LVC近视
性别	男=4 女=2	男=4 女=2	男=3 女=7	男=1 女=3
N	6	6	10	4
等效球镜屈光度(均值±SD)	0	-0.30D±0.11D	0.50D±0.25D	0.25D±0.35D
柱镜(均值±SD)	-0.17D±0.14D	-0.15D±0.22D	0.00D±0.22D	-0.19D±0.38D
CDVA≥20/25	100%	100%	100%	100%
CDVA≥20/20	100%	100%	100%	100%
CDVA≥20/16	100%	100%	80%	100%

CDVA,corrected distance visual acuity,矫正远视力;LVC,laser vision corrected,角膜屈光手术后

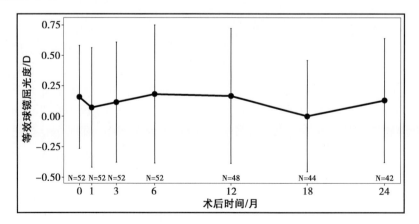

图14-4　LaserACE术后患者屈光度稳定性(等效球镜,图中显示平均数±标准差)

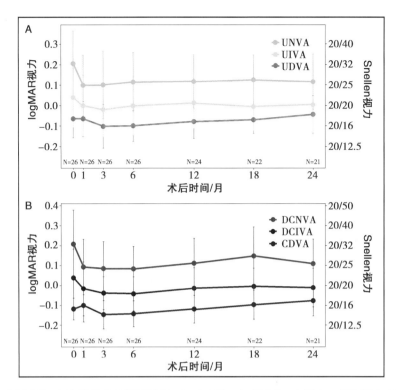

图 14-5 （A）浅色表示裸眼远（4m）、中（60cm）、近（40cm）视力。（B）深色表示矫正的远（4m）、中（60cm）、近（40cm）视力。图示均值±标准差。DCNVA，远视力矫正后的近视力；UDVA，裸眼远视力；UNVA，裸眼近视力（授权翻印自 Hipsley A，Ma DH，Sun C-C，Jackson MA，Goldberg D，Hall B. Visual out comes 24 months after LaserACE. EyeandVision. 2017；4；15. https：//creativecommons. org/licenses/by/4. 0/；https：//creativecommons. org/publicdomain/zero/1. 0/. ）

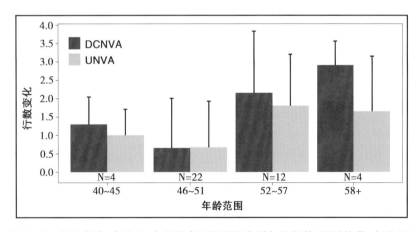

图 14-6 相比术前，术后 24 个月患者双眼近视力增加的行数（图示均值±标准差）

图 14-7 显示了 Catquest 9SF 量表检测的患者主观视功能变化。患者对近距离工作的难度分级范围为 −2（很大难度）~ +2（没有难度）。

患者报告 8 类视觉功能都有所改善。报告最多的改善是手工操作时的视力，从术前的 − 0. 15（SE = 0. 32）提高到术后 24 个月的 0. 94（SE = 0. 34）（P = 0. 005 2）。患者报告的满意度分级范围从 −2（非常不

满意）到 +2（非常满意）。术后 24 个月，满意度评分从术前的 − 1. 00（SE = 0. 22）明显上升到 0. 33（SE = 0. 36）（P = 0. 000 016）。

图 14-8 显示了术后 IOP 的变化。患者眼压从术前的（13. 56±3. 23）mmHg 显著下降至术后 24 个月的（11. 74±2. 64）mmHg（P = 0. 000 063）。Pallikaris 及其同事[17] 在活体人眼中证实，年龄相关的眼球壁

硬度增加具有重要的临床意义,并与年龄相关的眼部功能障碍和疾病有关。LaserACE 手术后眼压的降低也是一个令人振奋的"副作用",促进了进一步研究巩膜微消融手术对老年人眼健康的潜在影响。与术前眼压相比,术后 24 个月患者眼压平均降低约 13%。LaserACE 的降低眼压作用可能对高眼压或青光眼患者有利。

图 14-9 显示了术后立体视的变化。与术前(75.8±29.3)弧秒相比,术后 24 个月立体视提高至(58.6±22.9)弧秒。立体视的改善是值得注意的,因为其他的老视治疗可以降低双眼视力和立体视。无论是通过角膜接触镜或外科手术,诱导单眼视都有意地降低了立体视和双眼视力[34]。双眼视力和立体视的下降也是角膜老视矫正手术的风险因素[35]。

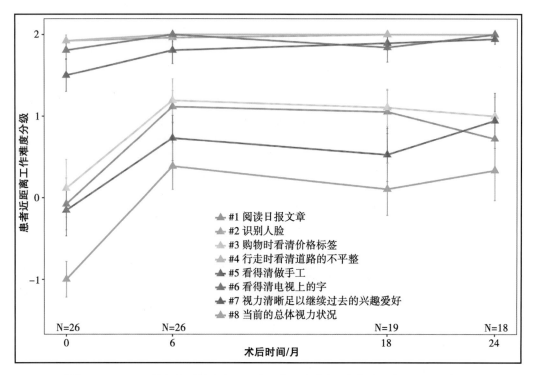

图 14-7　根据 Catquest 9SF 量表得到的患者近距离工作难度分级,难度分级范围从+2(表示没有难度)到−2(表示很大难度)(图示均值±标准差)。(授权改编自 Hipsley A,Ma DH,Sun C-C,Jackson MA,Goldberg D,Hall B. Visual outcomes 24 months after LaserACE. Eye and Vision. 2017;4:15. https://creative-commons.org/ licenses/ by/4.0/;https://creativecommons.org/ publicdomain/zero/1.0/.)

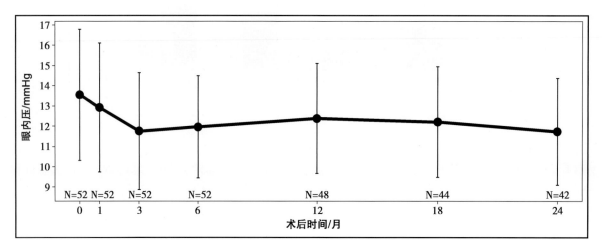

图 14-8　术后患者眼压变化(图示均值±标准差)

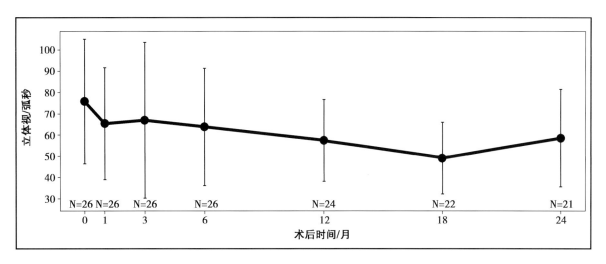

图 14-9 患者的术后立体视改变(图示均值±标准差)

一项既往的国际多中心研究(墨西哥、加拿大、欧洲、南美洲)研究了 LaserACE 手术对 40 名患者 80 只眼的客观调节力的影响[24]。客观调节力的测定是通过使用 iTrace 动态像差仪(Tracey Technologies)测量波前像差,或通过动态刺激像差仪(AMO Wavefront Sciences)测量全眼(Complete Ophthalmic Analysis System,COAS)Shack-Hartmann 像差。图 14-10 显示了术前至术后 18 个月的患者的平均调节幅度。随着时间的推移,平均调节幅度的增加在 1.25～1.5D 之间。注意没有患者调节幅度下降。图 14-11 是内部动态调节的示意图,表示从 0D 增加至 5D 过程中球镜和瞳孔直径(mm)的变化,分别为年轻对照组患者、相同患者 LaserACE 术前和术后的结果。对

于年轻对照组患者(图 14-11A),球镜有很大的改变,瞳孔直径也有相应的改变。在术前,LaserACE 患者的球镜没有随瞳孔直径变化而出现相应的或平行改变。术后,LaserACE 患者的球镜随瞳孔直径变化而发生显著改变。这表明在 LaserACE 术后,瞳孔反射性及球镜反应得到了恢复。图 14-12 和图 14-13 是内部动态调节增加过程中的波前像差和点扩散函数的代表图,分别为年轻对照组患者、同一患者 LaserACE 术前和术后。对照组患者是近视眼,眼镜矫正至平光,LaserACE 患者为近视,LASIK 矫正至平光。在 LaserACE 治疗后,患者的波前像差和点扩散函数与年轻对照组相似,这是调节反应恢复的征兆,一般在年轻患者中更典型。

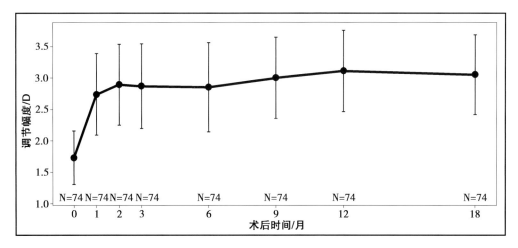

图 14-10 患者术后客观调节幅度的变化(图示均值±标准差)

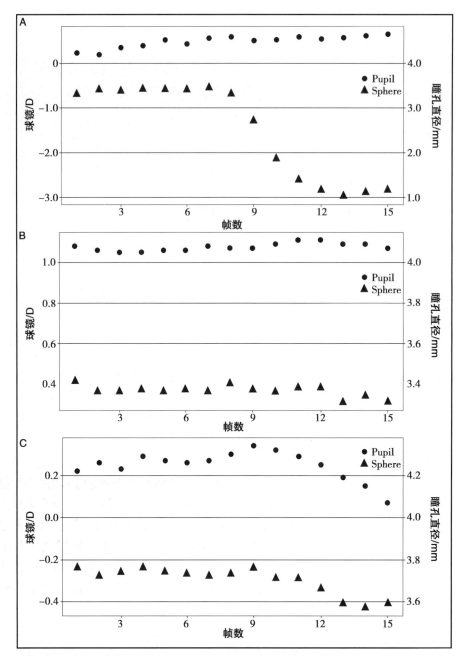

图 14-11 内部动态调节的增加过程中,瞳孔(蓝)和球镜(红)的变化代表图。(A)年轻对照组患者;(B)LaserACE 患者术前;(C)同一患者 LaserACE 术后

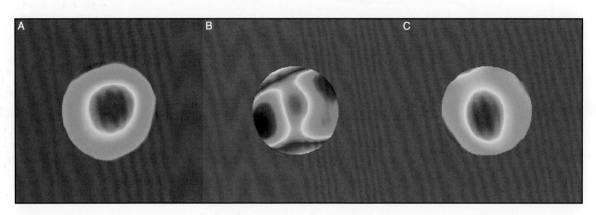

图 14-12 内部动态调节增加过程中的波前像差代表图。(A)年轻对照组患者;(B)LaserACE 患者术前;(C)同一患者 LaserACE 术后

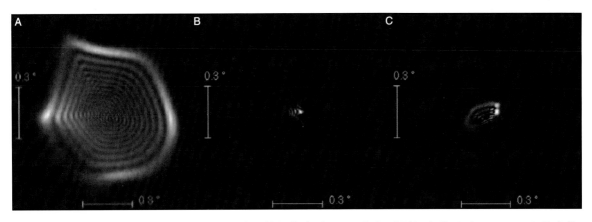

图 14-13　内部动态调节的增加过程中点扩散函数的代表图。（A）年轻对照组患者；（B）LaserACE 患者术前；（C）同一患者 LaserACE 术后

结　论

最初的试验研究与中国台湾的 LaserACE 手术临床试验结果一致，表明 63 例患者 126 只眼在术后至少 24 个月里安全、有效。术后，客观调节力得到改善，并保持至 18 个月。这些结果表明，该手术可以恢复 1.25～1.5D 的调节力。这相当于逆转了老视 5～10 年的进展。此外，术后近视力和中距离视力立即得到改善，且保持至术后 24 个月。在所有患者中均未出现最佳矫正视力下降、持续低眼压或黄斑囊样水肿。从手术后至术后 24 个月内，等效球镜屈光度保持稳定。患者报告的满意度和视功能也在术后得到改善，并保持至术后 24 个月。

LaserACE 手术的治疗部位限于巩膜，与更具侵入性的老视治疗手术相比具有下面几项优势。视力下降的风险被最小化，因为角膜、视轴和自身晶状体保持不变，将来可以进行角膜或白内障手术。另外，因为治疗部位限于巩膜，LaserACE 可以与其他手术联合或在其后进行。之前通过激光手术矫正到正视的 LaserACE 患者与其他患者有相同的视力和调节力的改善。LaserACE 还可能与可调节性人工晶状体、单眼视、迷你单眼视、复合视或老视 LASIK 相结合。此外，数据表明 LaserACE 手术可以在老视进展的任何阶段进行，年轻人需要的治疗比老年人少。到目前为止，还未有患者进行过二次治疗，但根据年龄、巩膜生物力学硬度的治疗算法，二次治疗是有可能的。

未来的研究要增大样本量，随访远期结果，优化治疗算法。患者的选择、晶状体硬化和光学透明性会影响结果。这些研究将旨在全面分析调节生物力测量、像差测量分析、阅读速度以及手术前后的动态功能。此外，还应研究种族差异以及手术的有效时间。还应评估 LaserACE 患者治疗眼与原始眼的比较情况。需要更大样本量来研究近视性正视和远视性正视组间的结果差异（见表 14-1）。随着对调节和巩膜激光治疗机制理解的扩展，出现新的技术进步是可能的。未来的研究还可能发现激光巩膜消融具有另外的受益，如在青光眼患者中显著降低眼内压。

巩膜生物力学正在成为一个有独立临床应用的领域，如青光眼、眼部给药和老视等。这一领域的未来发展尚处于起步阶段，可能会发展成一个有趣的解剖学研究领域。其应用价值可涵盖全眼，治疗潜力很大部分尚未被发现，但新的激光和技术进步使得探索眼部疾病和功能障碍的创新方法成为可能。其重要的意义不仅在于它的光彩夺目，而且可能梦想成真，事实上，它的发展前景已经展现在我们面前。

（王宇晨　曹伊婷　罗岩 译）

参 考 文 献

1. Charman WN. Developments in the correction of presbyopia I: spectacle and contact lenses. *Ophthalmic and Physiological Optics.* 2014;34(1):8-29.

2. Kugler LJ, Wang MX. Lasers in refractive surgery: history, present, and future. *Appl Opt.* 2010;49(25):F1-F9.

3. Manche EE, Carr JD, Haw WW, Hersh PS. Excimer laser refractive surgery. *West J Med.* 1998;169(1):30-38.

4. Trokel SL, Srinivasan R, Braren B. Excimer laser surgery of the cornea. *Am J Ophthalmol.* 1983;96(6):710-715.

5. Marks AJ, Teichman JM. Lasers in clinical urology: state of the art and new horizons. *World J Urol.* 2007;25(3):227-233.

6. Wigdor HA, Walsh JT, Featherstone JD, Visuri SR, Fried D, Waldvogel JL. Lasers in dentistry. *Lasers Surg Med.* 1995;16(2):103-133.

7. Alam M, Hsu TS, Dover JS, Wrone DA, Arndt KA. Nonablative laser and light treatments: histology and tissue effects—a review. *Lasers Surg Med.* 2003;33(1):30-39.

8. Kudryashov I, Katsnelson A. Q-switched resonantly diode-pumped Er: YAG laser. Paper presented at: The International Society for Optical Engineering LASE; March 3, 2010; San Francisco, CA. doi:

10.1117/12.841038.

9.　Welch AJ, Van Gemert MJ. *Optical-Thermal Response of Laser-Irradiated Tissue*. New York, NY: Plenum Press; 1995.

10.　Thornton SP. Anterior ciliary sclerotomy (ACS), a procedure to reverse presbyopia. In: Sher NA, ed. *Surgery for Hyperopia and Presbyopia*. Baltimore, MD: Williams & Wilkins; 1997:33-36.

11.　Hamilton DR, Davidorf JM, Maloney RK. Anterior ciliary sclerotomy for treatment of presbyopia: a prospective controlled study. *Ophthalmology*. 2002;109(11):1970-1976.

12.　Lin JT, Kadambi V. The new mechanism of laser presbyopia reversal and accommodation. In: Agarwal A, ed. *Presbyopia: A Surgical Textbook*. Thorofare, NJ: SLACK Incorporated; 2002: 63-70.

13.　Lin JT, Mallo O. Treatment of presbyopia by infrared laser radial sclerectomy. *J Refract Surg*. 2003;19(4):465-467.

14.　Von Helmholtz H. Mechanism of accommodation. *Helmholtz's Treatise on Physiological Optics*. Vol 1. [Trans from the 3rd German ed.] 1924:143-172.

15.　Schachar RA. Zonular function: a new hypothesis with clinical implications. Ann Ophthalmol. 1994;26(2): 36-38.

16.　Wilde GS. *Measurement of human lens stiffness for modelling presbyopia treatments* [dissertation]. Oxford, United Kingdom: University of Oxford; 2011.

17.　Pallikaris IG, Kymionis GD, Ginis HS, Kounis GA, Tsilimbaris MK. Ocular rigidity in living human eyes. *Invest Ophthalmol Vis Sci*. 2005;46(2):409-414.

18.　Goldberg DB. Computer-animated model of accommodation and presbyopia. *J Cataract Refract Surg*. 2015;41(2):437-445.

19.　Detorakis ET, Pallikaris IG. Ocular rigidity: biomechanical role, in vivo measurements and clinical significance. *Clin Exp Ophthalmol*. 2013;41(1):73-81.

20.　Richdale K, Sinnott LT, Bullimore MA, et al. Quantification of age-related and per diopter accommodative changes of the lens and ciliary muscle in the emmetropic human eyelens and ciliary muscle with age and accommodation. *Invest Ophthalmol Vis Sci*. 2013;54(2):1095-1105.

21.　Croft MA, McDonald JP, Katz A, Lin TL, Lütjen-Drecoll E, Kaufman PL. Extralenticular and lenticular aspects of accommodation and presbyopia in human versus monkey eyes. *Invest Ophthalmol Vis Sci*. 2013;54(7):5035-5048.

22.　Lütjen-Drecoll E, Kaufman PL, Wasielewski R, Ting-Li L, Croft MA. Morphology and accommodative function of the vitreous zonule in human and monkey eyes. *Invest Ophthalmol Vis Sci*. 2010;51(3):1554-1564.

23.　Hipsley A, Dementiev D. VisioDynamics theory: a biomechanical model for the aging ocular organ. In: Ashok G, Urzua G, Dementiev D, Pinelli R, eds. *Step by Step Innovations in Presbyopia Management*. New Delhi, India: Jaypee Brothers Medical Publishers; 2006:269-315.

24.　Hipsley A, McDonald M. Laser scleral matrix microexcisions (LaserACE/erbium YAG laser). In: Pallikaris IG, Plainis S, Charman WN, eds. *Presbyopia: Origins, Effects, and Treatment*. Thorofare, NJ: SLACK Incorporated; 2012:219-225.

25.　Bailey AJ. Molecular mechanisms of ageing in connective tissues. *Mech Ageing Dev*. 2001;122(7):735-755.

26.　Schofield J, Weightman B. New knowledge of connective tissue ageing. *J Clin Pathol*. 1978;3(1):174-190.

27.　Ethier CR, Johnson M, Ruberti J. Ocular biomechanics and biotransport. *Annu Rev Biomed Eng*. 2004;6:249-273.

28.　Fazio MA, Grytz R, Morris JS, Bruno L, Girkin CA, Downs JC. Human scleral structural stiffness increases more rapidly with age in donors of african descent compared to donors of european descent. *Invest Ophthalmol Vis Sci*. 2014;55(11):7189-7198.

29.　Grytz R, Fazio MA, Girard MJA, et al. Material properties of the posterior human sclera. *J Mech Behav Biomed Mater*. 2014;29:602-617

30.　Grytz R, Fazio MA, Libertiaux V, et al. Age-and race-related differences in human scleral material properties: scleral material property changes with age and race. *Invest Ophthalmol Vis Sci*. 2014;55(12):8163-8172.

31.　Lundström M, Roos P, Jensen S, Fregell G. Catquest questionnaire for use in cataract surgery care: description, validity, and reliability. *J Cataract Refract Surg*. 1997;23(8):1226-1236.

32.　Roberts J. *Binocular Visual Acuity of Adults*. Washington, DC: US Department of Health, Education and Welfare; 1964.

33.　Taylor HR, Livingston PM, Stanislavsky YL, McCarty CA. Visual impairment in Australia: distance visual acuity, near vision, and visual field findings of the Melbourne Visual Impairment Project. *Am J Ophthalmol*. 1997;123(3):328-337.

34.　Evans BJ. Monovision: a review. *Ophthalmic Physiol Opt*. 2007;27(5):417-439.

35.　O'Keefe M, O'Keeffe N. Corneal surgical approach in the treatment of presbyopia. *J Clin Exp Ophthalmol*. 2016;7(1):1-4.

第五部分

未来技术与市场营销

第十五章

老视手术治疗的营销

Shareef Mahdavi，BA；Li Jiang，MD；Ming Wang，MD，PhD

美国正在成为老龄化国家，每年有 400 万人出现老视，截至 2017 年，美国的老视人数增至约 1.61 亿。根据 Market Scope 发布的一份全球老视报告，在当今世界 74 亿人口中，有近 18 亿人患有老视[1]。到 2020 年，这个数字预计会飙升至 21 亿。老视患者，尤其是平光老视患者，通常不喜欢戴老花镜，因为他们觉得戴眼镜不方便，且使他们看起来更显老。

如何为这种眼科特定的疾病制订营销方案？面对这样的问题，作者也都存在挫败感。本章旨在阐明这一主题，并帮助眼科医生了解为什么老视的营销难度最大，应如何应对这一困难，以及应该避免什么。

营销是什么？

首先，让我们来阐明营销是什么而不是什么。营销不是销售。在医疗工作中，销售是一个特殊的方面，涉及一方（患者）的同意，给另一方（外科医生和医疗工作）报酬，以换取服务（改善视力）。营销的作用是为销售创造背景和环境。营销包括一系列广泛的任务，从培养意识、发展影响力，到教育和术后支持。营销涉及沟通，在医疗工作中"一切都在沟通"这一原则意味着虽然并非每个人都在销售，但每个人都在营销。

同样，营销远不止广告。广告的定义为"为扩大影响而支付的费用"。事实上，作者更倾向关注那些无偿的营销形式，并延伸至客户服务和客户体验，为实践提供更具可持续性的受益，而非持续投资以促进消费。虽然广告有作用，但它只能用于产生意识和激发兴趣，不能使影响力进行大幅度提升，而这个影响力在患者支付的眼科手术中都需要。这一影响也是营销广泛作用中的一部分。

营销的影响力

目前，老视的营销影响力有几个主要方面，在成功吸引并治愈患者上，每个方面都能具有挑战性。让我们依次来看。

老视治疗的历史

自 Ben Franklin 提出第一个双焦点眼镜的解决方案以来，老视的治疗已经进行了 200 多年。从美国独立战争时代到今天，研究人员、学者和眼科医生未能提出综合的治疗或手术方式来直接治愈老视。到目前为止，专家对老视的根本原因缺乏共识，留下了几种相互竞争的理论。在医疗市场上，还没有一个单一的手术解决方案。目前可用的是一种组合解决方案，从光学器具（眼镜和接触镜）到间接替代方案（单眼视），再到植入物方案（人工晶状体和角膜植入物），但是这些都不能独立地解决问题。虽然许多新兴公司试图通过手术解决方案来治愈老视，但没有一种方法同时获得临床和商业的认可。

老视患者手术治疗意识低

某种疾病在目标人群中具有 100% 的发病率，确实是非常罕见的。老视符合这一定义。具有讽刺意味的是，大多数老视患者并不知道存在手术解决方案。这主要是因为患者不知道他们可能从当前的眼部保健系统获得帮助。一个终身为正视的患者，当他的晶状体调节力下降时，通常不会去看医生，而只是去买一副（或一套）老花镜。这样的费用很低，患者通常可以承担并且认为找到了解决问题的方法。患者不会去医院就诊，因此其也不可能被告知或宣教存在其他的替代治疗方案。本章后文将介绍如何接触到这些不可见的受众。

LASIK 的成功

LASIK 成为世界上应用最广泛的选择性手术的原因只有一个：有效。该手术的有效性和出色的安全性，使其成为眼镜或角膜接触镜的可行的替代方案。LASIK 的满意度调查评分达 95 分左右（100分制），有趣的是，患者将 LASIK 看作改善他们生活的一种自我投资。手术效果立刻显现、恢复期短、提高视力的能力强，使该手术具备"消费套餐"的典型特征。

一个意想不到的结果是，在患者的心目中，其他眼科手术难以与 LASIK 取得的优异成绩相媲美。白内障手术先锋 Sam Masket 医生曾告诉我，"我的白内障患者可能不愿意支付额外的费用，但他们都希望得到类似 LASIK 的结果。"传导性角膜成形术的境遇可能也是来自同样的原因——与 LASIK 相比，其结果可预测较低、稳定性欠佳且有效持续时间短。有趣的是，传导性角膜成形术的患者并未将其结果与其他的老视治疗方案相比较，比如在某些场合下不需要戴老花镜。相反，LASIK 成为消费者的全能基准，到今天仍然如此。

老视手术营销的独特挑战

与 LASIK 和白内障患者不同，老视患者不在眼保健专业人士（眼科医生和视光师）的影响范围内，因为患者通常不会针对这一特定视力问题寻求治疗。因此，用传统的方法对这些现有或潜在的患者营销新手术治疗在很大程度上是无效的。

显然，想要成功推广新的老视手术，需要创新的营销方法。为此，我们必须首先明确影响老视患者的环境和媒体。一旦确定了这些因素，我们就可以设计出新的方法来促进这些患者接受治疗。

需要老视手术的患者在哪里？

虽然很多老视患者不会去寻求专业的治疗，但他们常购买非处方老花镜。随着年龄的增长，老花镜的度数也必须不断增加，大多数老视患者都有几副老花镜。如果患者有明显的近视或远视，他们一定会经常戴框架眼镜或角膜接触镜。相比之下，平光老视者通常不戴任何类型的眼镜，因此，在需要老花镜时他们可能常常难以随手找到。所以，平光老视者的住所里往往有好几副老花镜。（例如我们的一位患者就有 19副老花镜！）这一情况给这些患者带来了极大的不便，使他们感到灰心丧气，因为他们需要不断寻找老花镜。而且，无论有多少副，这些患者似乎总无法在最需要的时候找到老花镜！

这一原因使得平光老视者经常去眼镜店和网站上购买老花镜，这些场所代表了新的为这些患者推销最新的老视手术治疗方法的机会。例如，广告或关键字都可以用来唤醒患者的治疗意识，建议他们找专家就诊。这些宣传资料可以放置在销售老花镜商店的关键位置和网站的搜索结果中。宣传视频内容不需要过于复杂，只需要那些老视患者在术后表达快乐情绪，因为他们不再依赖于老花镜，没有了讨厌的烦扰，恢复了自信，看起来更年轻。

向老视患者营销新疗法，确实给眼科医生和视光师提出了前所未有的挑战。但传统上这些患者不属于我们的治疗范围，因此对这样的患者群体进行营销需要寻求新的方法，而这也为那些愿意对老视患者进行教育的探索者提供了绝佳的机会。

老视营销的目标

作为一种疾病，老视的治疗和其他疾病的治疗截然不同。常规的医患互动过程是这样的：患者提出主诉，接受诊断，医生通常以手术或处方的形式提供解决方案。一段时间后，患者会返回诊所进行进一步评估。这个过程以手术为中心或以手术为焦点。不管我们如何分类和描述眼科亚专业，这个过程确实是从了解患者的病情开始，整个眼科都围绕着这些情况开展诊疗工作。我们有白内障医生、LASIK 手术医生和眼表科医生都加入到这个诊疗过程之中。无论我们喜欢与否，眼科的临床的确是围绕一个或多个手术来开展组织工作。

老视则完全不同，它需要一种独特的方法，我们将其描述为"从患者开始"。医生将围绕患者而不是围绕手术来开展老视营销工作。老视营销的目标不能类同于白内障或 LASIK 手术，比如手术例数、手术的转化率或手术设备的更新换代情况。

老视营销必须聚焦于问题本身和那些 50 岁以上患者的生活需求。因为一半的成年人群可能从未看过眼科医生，所以老视专家注定拥有很大的机会。在这种情况下,如果你选择从患者开始,而不是推销某个手术,那么,你在处理老视问题方面受过的培训、拥有的技能和经验可以让你成为一个老视专家。你的竞争对手是商店里的老花镜,对于大多数患者而言,老花镜是他们阅读障碍时的首选方案。你的营销目标是让人们意识到,有专家可以帮助他们应对这种新出现的沮丧。

三个核心问题

考虑到开展老视诊疗需要多种沟通技巧,首先要回答三个问题:

1. 患者是谁?
2. 他们需要什么?
3. 如何影响他们?

多年来的一个重要观察结果是,医生们通常非常擅长谈论"技术",但难以用患者可以理解和感受的方式进行沟通。在美国,这在 LASIK 和屈光性白内障手术这类自费手术中最为明显,而且延伸到医患沟通的所有方面。认真研究这三个问题,可以使医生发现对患者来说真正重要的是什么(从患者开始)。我们建议在两个水平上考虑这些问题。首先,将老视患者作为一个整体。与你的团队一起,共同了解老视患者的生活。你的团队将能够从医生的角度或者老视患者的亲朋好友的角度来看待这个问题。以下是指导团队讨论的一些问题:

▶ 最困扰老视患者看近的问题是什么?
▶ 如果我们倾听患者关注的问题,会发生什么?
▶ 如何利用患者的沮丧感来获得他们对眼部保健的更多的理解与合作?

老视患者群可以建立在已有的患者基础上,也可以开拓新的群体。

其次,同样的三个问题可以经过修改以适用于你与老视患者的交流。作为与患者互动的一部分,询问的形式往往会将讨论升级为对话。远不同于单纯的病史采集,我们需要合作并理解每个个体的需求,这是关键[2],也是我的公司 Smarter Marketing 2 的策略。如果任何建议都是基于患者的视力需求,你会发现患者更容易接受你的建议,并愿意为此买单,而且患者会尽自己的努力配合医生来实现期望的结果。在同白内障患者的讨论中,我们特别注意到这一点;当医生和患者的谈话主题是生活方式而不是治疗费用时,体现了医务人员对患者不同的关注点。在针对患者个体的谈话中,这三个问题将是:

▶ 您今天为什么特意来这里?
▶ 视觉问题影响了您的生活的哪些方面?
▶ 您需要哪些信息或帮助来作出决定?

一旦开始讨论,你会惊讶地发现,你对患者的假设其实是不存在的,患者的情况和需求千变万化。当你对老视的思考从手术转向"从患者开始"时,这一点就显得更加正确。表 15-1 总结概括了同老视患者的沟通计划。

表 15-1　帮助建立老视治疗策略的问题:理解目标受众以及如何就核心接触点与患者沟通

受众	目标老视者(群体)	老视患者(个人)
接触点	虚拟(互联网)	实体(亲身)
媒介	社会营销(社交媒体)	咨询
目标	以开始和建立关系的方式来产生意识和兴趣	提供个人教育和激励行为
实践者必须回答的核心问题	他们是谁? 他们需要什么? 他们会受到怎样的影响?	您今天为什么特意来这里? 您受视力影响的生活方式的目标是什么? 您需要怎样的教育或帮助来作出决定?

社 会 营 销

在社会营销中,挑战变成了如何以足够的频率去接触那些不可见的患者("接触"和"频率"这两个词常用来定义广告的成本和影响),使患者有采取行动的动力。广告的缺点是费用昂贵,而且在大多数形式中显得过于零碎,不能有效地接触老视患者。社交媒体的优点是为你提供了一个平台,随着时间的推移,为你和你的患者建立信任和信心,使得患者拿起电话来预约就诊,而不是去商店里购置一副新的更高度数的老花镜。与一般的广告的碎片式营销不同,在社交媒体上投入时间和资源的计划应被视为社会营销。它遵循一些相同的规则,但结果是不同的。广告通常会用号召性语言让患者响应并联系诊所。这就是大多数诊所用来衡量广告投入收益比的方法。而对于社交媒体,一套完全不同的准则会影响其有效性。内容是关键,受众会忽略那些与他无关的内容。持续的营销也很重要,只推送一次或偶尔推送的博客不会带来多少关注者。交流基础也是至关重要的,因为社交意味着一种关系。有意义的关系是随着时间的推移建立起来的,需要更加深思熟虑和长远的眼光。在这些关系中,信任产生了。在正确的时间里,信任产生了行动。

与广告和其所需的资金预算相比,社会营销需要时间来撰写和发布内容,培养各种平台的读者群需要时间,回答特定的咨询和问题需要时间,但患者中的大部分都不会来预约就诊。如果你想在社会营销领域中发挥作用,时间就是你必须付出的代价。对于老视患者来说,这是确定你作为该领域专家角色的最佳方式。

不可否认,这是一个长期的努力。鉴于老视治疗采用的是最先进的技术,这种长期的努力是必要的。如前所述,老视手术是一项正在开展的工作,并将持续发展,这一点与消费者对电子产品的体验相似。随着时间的推移,电子技术会更新换代,但这并不阻碍消费者购买现有的电子产品。有一种固有的观点认为,明天的东西可能比今天的东西更好。我们的建议是,在为患者提供老视的解决方案时,医生应该用现有的医疗技术积极投身于当下的医疗实践中,而不是作为旁观者无所作为。

结　论

老视的治疗是眼科最具挑战性的手术,不是因为技术,而是因为涉及患者心理。老视的发病率接近100%,而人们对现有并不完美的解决方案认识不足[3]。完美的方案可能永远不会存在,而对完美方案的期待阻碍了眼科专家在对老视患者的宣教方面发挥更积极的作用。大部分患者都受限于老花镜,而医生无法利用现有的方案来解决患者的问题,这些方案无疑会随着时间的变化而变化。

改变这种观点的最佳方式始于医生的实践,通过更认真地从患者的角度分析老视对患者生活的影响和困扰。由于视觉被视为最重要的感官,眼科很“幸运”地与患者视觉和生命中的两种疾病有关联:老视和白内障[4]。老视标志着“我开始老了”,而白内障的诊断标志为“我已经老了”。当今社会,人人都在追求年轻,而在衰老过程中,眼科医生为保持这两个功能的年轻化发挥了重要作用。在满足每位患者生活方式的需求方面,眼科医生应将老视治疗视为最佳的机会。现在已经有很多的治疗方案和手术方法,未来还会产生更多,但我们始终要记住:从患者开始。

(王宇晨　曹伊婷　罗岩 译)

参 考 文 献

1. 2017 Report on Presbyopia, Market Scope, Inc. St. Louis, MO
2. Mahdavi S. A marketing plan that hinges on listening: the most effective tool for premium IOL conversion is looking at you in the mirror. *Ophthalmology Management*. 2017;21:64, 66, 74.
3. VTI Data on file, 2017.
4. AOAMF Global Multifocal Penetration/Market Assessment study on US, Germany, Japan markets, March 2011.

第十六章

老视治疗的未来

Ming Wang,MD,PhD;Nathan Rock,OD,FAAO

老视患者期望在所有距离内都不戴眼镜,这是对现代屈光手术医生的挑战。而所有的老视手术选择都存在一定的局限或折中,如中距离视力差、对远距离视力的牺牲或某些情况下需要戴眼镜。目前,还没有办法将老视作为一种疾病来治疗,并直接逆转调节丧失。手术矫正老视的未来旨在减少这些不足。

由于老视是晶状体的问题,所以未来的发展大多集中在眼内,这并不奇怪。许多人认为理想的人工晶状体是治疗老视的最佳方法。然而,随着现有角膜治疗方案的优化和新方案的出现,这些方案将继续发挥重要作用。由于巩膜治疗方案可能在美国获得批准,医生对这些技术的兴趣也可能增加。

可调整人工晶状体

目前,人工晶状体的主要问题之一是残余屈光不正。这是老视矫正型人工晶状体的一种特殊挑战,因为微小的屈光度误差就会使远、近或两者的裸眼视力产生显著差异[1]。接受了 PRK、LASIK 和 RK 术等角膜屈光手术的患者,残余屈光不正的问题更大。第四代 IOL 计算公式考虑了多个变量,如 Haigis 公式考虑了前房深度,Holladay 2 考虑到白到白、晶状体厚度、屈光度和年龄等因素,有助于改善这些患者的手术结果[2]。然而,不同公式预测 IOL 屈光力的不一致可导致既往行屈光手术的患者残余屈光不正[3]。越来越多的屈光术后患者正发展成晶状体功能失调综合征或者视功能性白内障,这些患者要求行晶状体置换手术。但是,这些患者通常对视觉有很高的期望值。残余屈光不正采用二次角膜屈光手术治疗预测性不好,也可能产生我们不愿意看到的术后并发症,如屈光性

角膜切除术后雾状混浊、上皮植入或其他角膜瓣并发症。

因此,术后可调整人工晶状体更具有吸引力。成功的手术必须具备几个特性。晶状体必须与眼部组织具有生物相容性。它需要安全可靠地纠正近视、远视和散光等屈光不正,误差为 0.25~0.50D。理想的可调整人工晶状体具有无创的调节方式,调整屈光度无须进入眼前段或在手术室开展。可能的解决方案包括使用多个透镜组合、磁性材料、液态晶状体、飞秒激光和紫外光。使用这些技术的人工晶状体已经"提上日程"并获得了专利,虽然大多数还没有达到临床使用阶段[4]。可调节人工晶状体还没有获得美国 FDA 的批准[5]。

Acri. Tec AR-1 后房型人工晶状体是一种机械可调整人工晶状体,已完成人体试验。该 IOL 包含一个附着在光学区襻连接处的活塞。手术医生通过移动与柱镜相关的活塞来改变人工晶状体的屈光力。调整器械通过两个小的角膜旁中心穿刺口进行调整,可改变大约 2.0D 的屈光力。在术后 18 个月的随访中,晶状体显示出很好的安全性,调整具有很好的屈光稳定性,且没有并发症。这种类型的晶状体设计的缺点是需要在手术室中进行侵入性(尽管最小)调整,这限制了其未来的潜力。然而,这种人工晶状体明确地证明了可调整人工晶状体在临床应用中的有效性[6]。

2008 年,光学可调整人工晶状体[RxLAL (Rxsight);图 16-1]已经在美国和墨西哥上市,其单焦点人工晶状体在 2017 年秋天获得美国 FDA 批准,但还没有广泛应用。三片式单焦点 IOL 光学区由含有光敏剂和可变硅胶大分子单体组成。当紫外光照射时,光敏剂使大分子单体形成聚合物。被照射的晶状体区

域会产生精确的形态变化,从而导致屈光力变化。远视、近视和散光的调整范围可达 2.0D。调整通常需要一两个步骤,一般 2 分钟内完成,最后锁定屈光力。这种调整通过一个安装在裂隙灯上并连接到计算机上的光传送装置完成,计算机设置好光的强度和照射时间。一些临床试验证明了单焦点 RxLAL 精确调整的有效性和安全性。光学调整可用于老视矫正的多焦点人工晶状体定制[7]。

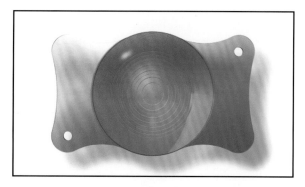

图 16-2　AT LISA 三焦点 IOL。此 IOL 目前尚未在美国上市(经 Zeiss 公司许可转载)

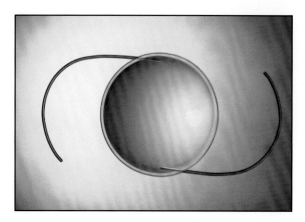

图 16-1　光学可调整人工晶状体(RxLAL)(经 RxSight 公司许可转载)

多焦点人工晶状体

目前的多焦点人工晶状体,包括最近推出的散光型人工晶状体,带来的远视力和阅读视力的提升让人印象深刻,但是还存在远视力折中。多焦点人工晶状体中的环会带来光干扰问题,如光晕、眩光、星芒和对比度降低[1]。当前的衍射型双焦点近附加功能确实会在特定距离改善阅读能力。较高的近附加提供了良好的近视力,但中距离视力下降。较低的近附加提供了良好的中距离视力,而在近距离清晰度下降,但对于阅读较少的患者而言,还是可以减少其对眼镜的依赖。

三焦点衍射型人工晶状体试图通过增加一个中距离视力的焦点来解决这些不足。国际上有三种主要的三焦点人工晶状体,包括 AT LISA 三焦点人工晶状体(Zeiss 公司;图 16-2),FineVision 三焦点人工晶状体(PhysIOL;图 16-3)和 AcrySof IQ PanOptix 人工晶状体(Alcon 公司)。这些晶体目前正在接受美国 FDA 的审查。它们虽然非常有前景,但确实与双焦点衍射型多焦点人工晶状体有类似的局限性,需要仔细选择患者,也会有影响视觉质量的副作用,如光晕[8,9]。

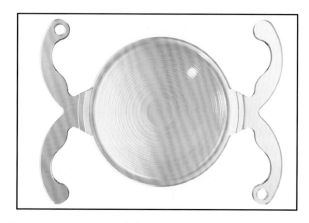

图 16-3　FineVision 三焦点 IOL(经 PhysIOL 公司许可转载)

晶状体设计经历了两个重复的步骤,在远距离焦点上增加了中、近距离焦点。在 AT LISA 三焦点人工晶状体和 FineVision 人工晶状体中,光被均匀分布到远、中和近三个焦点,每个占 1/3。这些人工晶状体的中距离焦点设置为 80cm。AcrySof IQ PanOptix 人工晶状体将 50% 的光分布在远焦点,25% 分布在中焦点,25% 分布在近焦点。中距离焦点为 60cm[10]。

有晶状体眼人工晶状体植入术

有晶状体眼人工晶状体矫正老视具有保留现有调节功能的优点,尤其对于那些没有明显晶状体混浊的患者来说。目前的单焦点有晶状体眼人工晶状体矫正近视具有良好的光学质量和快速恢复视力的能力[11]。老视型眼内接触镜(Presbyopia Implantable Phakic Contact Lens,IPCL Presbyopia;Care Group)是一种由亲水性丙烯酸制成的衍射型多焦点眼内晶状体。这种人工晶状体可用来矫正近视、远视以及散光,矫正范围为-25.0~+10.0D,近附加为+1.50~+3.50D。仍需要长期结果来评估该人工晶状体的安全性和有效性[11]。另一种专为矫正或减少老视而设计的有晶状体眼胶原型人工晶状体(ICL),即老视 EVO+Visian ICL,最近已进入临床试验。该人工晶状体是以 EVO+Visian ICL 为基础设计的,该 ICL 在 2017 年获得了 CE 认证,矫正范围为 −18.00~+3.0D,适用于 21~45 岁的患者[12]。

小孔径人工晶状体

IC-8 IOL(AcuFocus;图 16-4)是一种一片式丙烯酸人工晶状体,有一个黑色的圆形遮挡光圈,孔径为 1.36mm。光圈通过阻挡未聚焦的光线,其增加焦深的方法与 Kamra 角膜植入物(AcuFocus)相同。植入非主导眼,可提供平均为 J1(Jaeger)的近视力,20/20 的远、中距离视力。它的优点是通过光圈增加焦深,比多焦点人工晶状体更能耐受残余屈光不正。IC-8 IOL 带来的视觉不适包括眩光和光晕,但是程度比多焦点人工晶状体轻。该晶体已在欧洲上市,尚未在美国进行临床试验[13]。

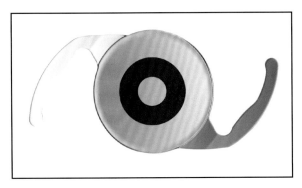

图 16-4 AcuFocus IC-8 小光圈人工晶状体(经 AcuFocus 公司许可转载)

真正的可调节性人工晶状体

老视的理想解决方案是植入模拟自然调节能力的人工晶状体。实现这一目的的可行方案包括人工晶状体、电子植入物和晶状体囊袋内填充,人工晶状体可根据晶状体囊或睫状体的运动改变形状或位置[13]。Crystalens 链板式襻人工晶状体(Bausch+Lomb 公司)确实具有可调节的能力,然而,调节量低于期望值。晶体的活动与囊袋运动之间的关联机制尚不确定[15]。其他国际上可买到的类似 Crystalens 的单透镜人工晶状体,如 1CU(Humanoptics AG 公司)也有类似的局限性[14]。

还有几种人工晶状体正在研发中,它们通过囊袋变化来改变人工晶状体的运动和形态,目的是提供更大的调节力。FluidVision IOL(PowerVision;图 16-5)是一种硅油填充的丙烯酸植入物,可根据调节情况改变曲率。人工晶状体被植入晶状体囊袋中,睫状肌的运动将硅油从襻挤入光学区。该晶体在美国以外的国家已进入临床试验,其初步结果是有前途的。对 26 名患者的初步试验表明,该晶体大约有 3.0D 的调节力,对比敏感度与单焦点人工晶状体相当,超过了多焦点人工晶状体的表现[16]。处于早期研发阶段的这类晶体还包括 Wichterle 连续变焦人工晶状体(WIOL-CF;Medicem 公司)和 Juvene 可调节性 IOL(LensGen 公司)[17]。

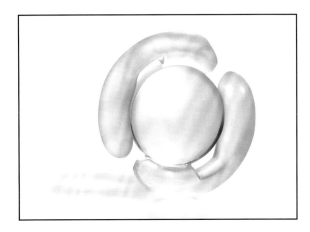

图 16-5 FluidVision IOL(转载经 PowerVision 许可)

植入睫状沟的晶状体提供了另一种解决方案。由于植入物的位置,这种晶状体避免了囊膜纤维化和萎缩等可能阻碍调节的问题。Lumina(akkolens 公司;图 16-6)是双透镜人工晶状体,在一个小的空间内有两个独立的平行透镜(光学区)。该人工晶状体通过睫状体的运动来改变两个透镜的相互位置,从而改变屈光力。另一种正在研究的植入睫状沟的双透镜人

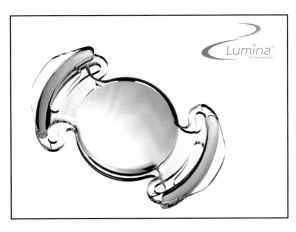

图 16-6 Lumina IOL(经 Akkolens 公司许可转载)

工晶状体是 DynaCurve(NuLens 公司),其晶体光学区随睫状体的变化改变曲率[17]。

电子植入物

电子植入物可以消除囊膜纤维化等影响晶状体运动的因素。目前推出的是 Sapphire AutoFocal IOL(Elenza 公司),这是一种带有电活性液态晶体光学区的单焦点非球面人工晶状体。该晶体包含光电传感器,用于监测与调节相关的瞳孔运动。处理器可以识别不同亮度瞳孔的大小,产生调节作用。小型固态充电电池激活液态光学区。该人工晶状体具有双向通讯能力,可以与另外一只眼和外部进行通讯。这种人工晶状体需要充电,充电距离可达 20cm,因此可以通过睡眠面罩、枕头或颈枕来完成。如果电子设备出现故障,人工晶状体将默认成单焦点 IOL。它能提供 3.00D 的功能性近附加[18]。其他设想的电子植入物能感受睫状体的电脉冲刺激,或通过压力传感器感知睫状肌和囊膜的变化。有晶状体运动障碍的患者可能愿意接受电子植入物[19]。

晶状体晶体再填充

对于悬韧带结构和睫状肌正常、囊袋完整的患者,可在囊袋内注入一种弹性材料填充晶状体,这为老视手术矫正提供了一种有吸引力的解决方案。这项技术必须克服几个障碍,包括将材料从囊膜内漏出、囊膜纤维化和混浊,以及残余屈光不正。有几种可能的解决方案,包括手术只撕开很小的囊膜口,用不同折射率的聚合物填充囊袋,以及用塞子封闭囊膜口[20]。另一种方案是通过小的前后囊膜口进行标准超声乳化。然后将两个人工晶状体放入囊袋中,一个位于前撕囊口,另一个位于后撕囊口,最后用聚合物填充囊袋。目前尚不清楚老年人眼睛的睫状肌是否能提供足够的调节功能[20]。最近对猴眼的研究似乎证实了这项技术有一定的调节幅度,但在应用于临床试验之前,它仍然存在着许多障碍[21]。

表 16-1 列出了美国和欧洲批准的目前用于手术治疗功能失调性晶状体综合征的人工晶状体。

表 16-1 人工晶状体

人工晶状体名	公司	人工晶状体类型	美国 FDA 和欧洲 CE 认证
TECNIS 1-piece (ZCBOO) ; AcrySof IQ (SN60WF) ; enVista ; Toric IOLs*	Abbott Medical Optics, Alcon, Bausch+Lomb	单焦点	☑ FDA ☑ CE mark
Crystalens	Bausch+Lomb	可调节性,双透镜	☑ FDA ☑ CE mark
Trulign	Bausch+Lomb	散光型,单焦点,可调节性	☑ FDA ☑ CE mark
FluidVision	PowerVision	可调节性	☒ FDA ☑ CE mark
Sapphire AutoFocal	Elenza	可调节性	☒ FDA ☒ CE mark
DynaCurve	NuLens	双透镜可调节性	☒ FDA ☒ CE mark
Lumina	AkkoLens	双透镜可调节性	☒ FDA ☒ CE mark
SmartIOL	Medennium	可调节性	☒ FDA ☒ CE mark
Tek-Clear	Tekia	可调节性	☒ FDA ☑ CE mark
Tetraflex	Lenstec	可调节性	☒ FDA ☑ CE mark

续表

人工晶状体名	公司	人工晶状体类型	美国 FDA 和欧洲 CE 认证
TECNIS Multifocal	Abbott Medical Optics	多焦点,衍射非球面	☑FDA ☑CE mark
AcrySof IQ ReSTOR	Alcon	阶梯衍射,多焦点	☑FDA ☑CE mark
ReZoom	Abbott Medical Optics	多焦点	☑FDA ☑CE mark
Lentis Mplus	Topcon Europe Medical BV	多焦点,旋转不对称,双焦点,三焦点	☒FDA ☑CE mark
FineVision	PhysIOL	多焦点,旋转不对称,双焦点,三焦点	☒FDA ☑CE mark
AT LISA	Carl Zeiss Meditec	多焦点,旋转不对称,双焦点,三焦点	☒FDA ☑CE mark
AcrySof IQ PanOptix Toric	Alcon	三焦点	☒FDA ☑CE mark
TECNIS Symfony and Symfony Toric	Abbott Medical Optics	焦深延展型	☒FDA ☑CE mark
Light Adjustable	Calhoun Vision	光学可调整	☒FDA（in clinical trials） ☑CE mark
IC-8	AcuFocus	小光圈 IOL	☒FDA ☑CE mark
Perfect Lens	Perfect Lens,LLC	飞秒激光可调整	☒FDA ☒CE mark
Clarvista Harmoni modular IOL	Clarvista Medical	Multicomponent IOL	☒FDA ☑CE mark
Omega Lens	Omega Ophthalmics	Multicomponent	☒FDA ☒CE mark
Infinite Vision	Infinite Vision Optics	Multicomponent	☒FDA ☒CE mark
Acri. Tec AR-1	Acri. Tec	机械可调整	☒FDA ☒CE mark
Eggleston Adjustable Lens	University of Missouri-Rolla	磁性可调整	☒FDA ☒CE mark

* 表中仅为老视矫正型人工晶状体。

结　论

在过去的 10 年里,老视的手术矫正已经取得了飞速的进步。角膜手术,包括最近批准的角膜植入物,为具有挑战性的患者群体提供了一条新的治疗途径。巩膜治疗可能很快在美国获得批准,这是一种令人兴奋的双眼疗法。我们目前对人工晶状体的选择已经出现了大幅度的变化,这一领域可能是未来最有希望的增长点。随着老视治疗技术的发展和改进,参与老视的治疗将是令人兴奋的。

（倪寿翔　张泳 译）

参 考 文 献

1. Gundersen KG, Makari S, Ostenstad S, Potvin R. Retreatments after multifocal intraocular lens implantation: an analysis. *Clin Ophthalmol.* 2016;10:365-371. doi:10.2147/OPTH.S100840.
2. Devgan U. Which IOL formula should be used for which eyes? *Ocular Surgery News.* May 25, 2014. https://www.healio.com/ophthalmology/cataract-surgery/news/print/ocular-surgery-news/%7Bbf57b195-d532-46da-95f4-c2019665237f%7D/which-iol-formula-should-be-used-for-which-eyes. Accessed June 6, 2018.
3. Hodge C, McAlinden C, Lawless M, Chan C, Sutton G, Martin A. Intraocular lens power calculation following laser refractive surgery. *Eye Vis (Lon).* 2015;2:7. doi:10.1186/s40662-015-0017-3.
4. Ford J, Werner L, Mamalis N. Adjustable intraocular lens power technology. *J Cataract Refract Surg.* 2014;40(7):1205-1223.

doi:10.1016/j.jcrs.2014.05.005.

5. Bethke W. RxLAL: Say Goodbye to Postop Surprise? *Review of Ophthalmology*. https://www.reviewofophthalmology.com/article/rxlal-say-goodbye-to-postop-surprise. Published January 10, 2018. Accessed July 20, 2018.

6. Jahn CE, Schopfer DC. Cataract surgery with implantation of a mechanically and reversibly adjustable intraocular lens. *Arch Ophthalmol*. 2007;125(7):936-939. doi:10.1001/archopht.125.7.936.

7. Villegas EA, Alcon E, Rubio E, Marin JM, Artal P. Refractive accuracy with light-adjustable intraocular lenses. *J Cataract Refract Surg*. 2014;40(7):1075-1084.e2. doi:10.1016/j.jcrs.2013.10.046.

8. Gunderson K, Potvin R. Trifocal intraocular lenses: a comparison of the visual performance and quality of vision provided by two different lens designs. *Clin Ophthalmol*. 2017;11:1081-1087.

9. Mendicute J, Kapp A, Pierre L, et al. Evaluation of visual outcomes and patient satisfaction after implantation of a diffractive trifocal intraocular lens. *J Cataract Refract Surg*. 2016;42(2):203-210. doi:10.1016/j.jcrs.2015.11.037.

10. Bethke W. Bringing things into (tri)focus. *Review of Ophthalmology*. https://www.reviewofophthalmology.com/article/bringing-things-into-trifocus. Published May 10, 2017. Accessed June 6, 2018.

11. Pineda R, Chauhan T. Phakic intraocular lenses and their special indications. *J Ophthalmic Vis Res*. 2016;11(4):422-428. doi:10.4103/2008-322X.194140.

12. Densford F. Staar Surgical wins CE Mark for EVO+ Visian ICL, readies presbyopia study. *Mass Device*. https://www.massdevice.com/staar-surgical-wins-ce-mark-evo-visian-icl-readies-presbyopia-study/. Published May 11, 2017. Accessed June 6, 2018.

13. Dick HB. Best kept secrets: IC-8. *Cataract Refract Sugery Today Eur*. 2017;Jan:48-49.

14. Lindstrom RL. Medical and surgical innovations expected to transform treatment of presbyopia. *Ocular Surgery News*. https://www.healio.com/ophthalmology/refractive-surgery/news/print/ocular-surgery-news/%7B1a1d6e7c-3186-4f1f-9dfd-04ed28441c78%7D/medical-and-surgical-innovations-expected-to-transform-treatment-of-presbyopia. Published April 25, 2017. Accessed July 20, 2018.

15. Dhital A, Spalton DJ, Gala KB. Comparison of near vision, intraocular lens movement, and depth of focus with accommodating and monofocal intraocular lenses. *J Cataract Refract Surg*. 2013;39(12):1872-1878. doi:10.1016/j.jcrs.2013.05.049.

16. Potgieter F. Two years of follow-up with FluidVision IOL show promising results. *Ocular Surgery News*. https://www.healio.com/ophthalmology/refractive-surgery/news/online/%7Bab9a4ae1-4951-4145-a82e-7c0af23a92c5%7D/two-years-of-follow-up-with-fluidvision-iol-show-promising-results. Published September 11, 2015. Accessed July 20, 2018.

17. Saraiva J, Neatrour K, Waring G. Emerging technology in refractive cataract surgery. *J Ophthalmol*. 2016;2016: 7309283. doi:10.1155/2016/7309283.

18. Donnenfeld ED. An "autofocal" accommodating IOL. *Cataract & Refractive Sugery Today*. https://crstoday.com/articles/2013-jun/an-autofocal-accommodating-iol/. Published June 2013. Accessed June 6, 2018.

19. Pepose JS, Burke JS, Qazi MA. Accommodating intraocular lenses. *Asia Pac J Ophthalmol (Phila)*. 2017;6(4):350-357. doi:10.22608/APO.2017198.

20. Nishi Y, Mireskandari K, Khaw P. Lens refilling to restore accommodation. *J Cataract Refract Surg*. 2009;35(2):374-382. doi:10.1016/j.jcrs.2008.10.054.

21. Nishi O, Nishi Y, Chang S, Nishi K. Accommodation amplitudes after an accommodating intraocular lens refilling procedure: in vivo update. *J Cataract Refract Surg*. 2014;40(2):295-305. doi:10.1016/j.jcrs.2013.06.028.

利益声明

Amar Agarwal 博士是 STAAR Surgical 和 Sanoculus 的顾问；他获得了 Bausch+Lomb 的资助；拥有 Mastel 的专利。

Jay Bansal 博士对本书提供的材料没有任何财务或专有权益。

Y. Ralph Chu 博士是 ReVision Optics 和 Refocus Group 的首席研究员和顾问。

Paul. J. Dougherty 博士是 STAAR Surgical，Nidek Inc，Stroma Medical 和 Lenstec 的顾问；拥有 Stroma Medical 和 Lenstec 的股权。

Michael Duplessie 博士对本书提供的材料没有任何财务或专有权益。

Michael Endl 博士对本书提供的材料没有任何财务或专有权益。

David I. Geffen 博士是 Alcon Laboratories，Inc，Johnson & Johnson Surgical 和 Valent Pharmaceutical 的顾问。

Arun C. Gulani 博士对本书提供的材料没有任何财务或专有权益。

Brad Hall 博士是 Ace Vision Group 的顾问。

Jessica Heckman 博士对本书提供的材料没有任何财务或专有权益。

AnnMarie Hipsley 博士是 Ace Vision Group 的员工。

Soosan Jacob 博士对本书提供的材料没有任何财务或专有权益。

Li Jiang 博士对本书提供的材料没有任何财务或专有权益。

Robert M. Kershner 博士对本书提供的材料没有任何财务或专有权益。

Kim 博士是 Aerie Pharmaceuticals，Alcon Laboratories，Inc/Novartis，Allergan/Actavis，Avedro，Avellino Labs，Bausch + Lomb/Valeant，Blephex，CoDa/Ocunexus Therapeutics，Kala Pharmaceuticals，NovaBay Pharmaceuticals，Ocular Therapeutix，Omeros，Powervision，Presbyopia Therapies，Shire，Sightlife Surgical Inc，Simple Contacts，TearLab 和 TearScience 的顾问；拥有 Kala Pharmaceuticals，NovaBay Pharmaceuticals，Ocular Therapeutix，Omeros，Sightlife Surgical Inc，Simple Contacts 和 TearScience 的所有权。

David H. K. Ma 博士对本书提供的材料没有任何财务或专有权益。

Shareef Mandavi 先生对本书提供的材料没有任何财务或专有权益。

Lisa Marten 博士对本书提供的材料没有任何财务或专有权益。

Kristin Neatrour 博士对本书提供的材料没有任何财务或专有权益。

Samuel Passi 博士对本书提供的材料没有任何财务或专有权益。

Jay S. Pepose 博士是 AcuFocus，Inc. 的顾问。

Mujtaba A. Qazi 博士对本书提供的材料没有任何财务或专有权益。

Karolinne M. Rocha 博士对本书提供的材料没有任何财务或专有权益。

Amanda J. Setto 博士对本书提供的材料没有任何财务或专有权益。

Lisa Sitterson 博士对本书提供的材料没有任何财务或专有权益。

Barrie Soloway 博士是 Refocus Group 的医疗总监。

Tracy Schroeder Swartz 博士对本书提供的材料没有任何财务或专有权益。

Atalie C. Thompson 博士对本书提供的材料没有任何财务或专有权益。

David Varssano 博士对本书提供的材料没有任何财务或专有权益。

王明旭博士对本书提供的材料没有任何财务或专有权益。

George Waring IV 博士是 Johnson & Johnson Vision，Alcon Laboratories，Inc，Bausch + Lomb，Allergan，Visiometrics，Oculus，Avedro，Perfect Lens，LLC 和 Ace Vision 的顾问。

Monica Youcefi 博士对本书提供的材料没有任何财务或专有权益。